KB246283

HOT BODY
MENTORING

HOTBODY

정아름의 핫바디 멘토링

정아름 지음

중앙books
JoongAng Ilbo

MENTORING

Prologue

"일흔다섯 살 여인이 섹시할 수 있을까?" 2015년 봄, 나는 이 질문에 거침없이 '예스!'를 외치는 경험을 했다. 촬영과 여행을 위해 찾은 몰디브에서 만난 이들이 전해준 신선한 충격 덕분이다.

몰디브에서 나는 일흔다섯 살의 '복근 할머니'를 만났다. 처음 그녀를 본 것은 리조트에 도착한 첫날 밤 저녁을 먹은 철판구이 레스토랑에서였다.

"어, 어, 아름 씨! 저 할머니예요, 저 할머니! 복근 좀 봐요!"

촬영 장소를 스케치하는 동안 복근이 있는 할머니를 발견했다며 흥분하던 스태프들이 한 노부부의 등장으로 다시 광분하기 시작했다. 식사하는 동안 철판에서는 바닷가재가 지글지글 구워지며 계속 '나를 잡숴 봐'라고 유혹했지만, 내 눈은 계속 그 커플에게 가 있었다.

할아버지는 시종일관 할머니를 사랑스럽게 바라봤다. 복근 할머니를 보면 그의 눈빛을 이해할 수 있다. 플레어스커트에 심플한 반팔 티셔츠를 입고 단발 기장의 머리를 아래로 내려 묶은 그녀는 날씬한 몸매에 소녀 같은 눈빛을 하고 우아하게 와인을 마셨다. 놀랍게도 그들은 결혼한 지 30년이나 된 부부였다!

돌아오기 전날까지 그들과 다양한 장소에서 자주 마주쳤고, 마지막 날 수영장에서 인터뷰에 성공했다. 스태프들의 증언처럼 일흔다섯 살의 나이가 무색할 만큼 하게도 잘 가꾼 멋진 몸매를 지닌 그녀는 과감한 비키니를 무리 없이 소화하고 있었다. 할아버지에게 사랑이 담뿍 담긴 눈빛을 발사하는 그녀의 눈동자는 몰디브 바다처럼 파란색이었다.

'아, 일흔다섯 살의 여인도 저렇게 사랑스러울 수 있구나!' 나는 충격을 받았다. 그녀 안에서 이따금씩 소녀가 보였다. 어떻게 그 나이에 그렇게 멋진 몸매를 가질 수 있는지 묻자 그녀는 조금은 실망스러운(?) 대답을 했다. 일주일에 서너 번씩 운동을 하고 고기와 채소를 사랑한단다. 나와 대화하는 아내를 역시나 사랑이 가득한 눈빛으로 바라보고 있던 할아버지는 헬스장 대신 골프장을 선호하며, 자주 걷고, 이따금씩 즐기는 위스키도 빼놓을 수 없는 삶의 즐거움이라고 말했다. 눈가의 잔주름 하나까지 아름다운 70대 그녀의 미소를 아직도 잊을 수가 없다.

아름다운 노부부를 보며 나는 나 자신에게 물었다. 진정 이상적으로 그리고 있는 10년 후의 모습이 무엇인지를. 그리고 지금껏 지치지 않고 달리고 있는 나 자신의 모습과 미래에 대한 강력한 확신을 얻었다.

여자가 나이가 든다는 것은 표면적으로는 우울한 일이다. 피부는 탄력을 잃어가고, 근육량이 줄어들면서 기초대사량도 떨어진다. 잘못된 자세나 출산 등으로 골격이 변하면서 살이 찌지 않았는데도 옷이 맞지 않고 몸이 무너져 보이기 시작한다.

또한 나이가 들면 왕성하게 분비되던 여성호르몬, 성장호르몬 등 각종 호르몬 분비량이 줄어든다. 여성호르몬 분비량이 줄어드는 폐경기에 이르면 지방 분해 능력이 떨어져 나잇살이 급격하게 찌고, 똑같은 운동을 해도 몸이 잘 만들어지지 않는다.

이처럼 여성이라면 그 누구도 노화와 함께 찾아오는 무수한 육체적 문제들을 피해가지 못한다. 그러므로 특히 노화가 급진행되는 30대부터는 더욱 현명한 마음가짐과 관리가 필요하다. 10대와 20대도 물론 중요하지만, 30대를 어떻게 보내느냐에 따라서 노후의 여성미와 건강, 삶의 행복지수가 결정되기 때문이다.

20대보다 핫, 한 30대를 위해!

2015년 들어 나는 매우 기이하고 즐거운 경험을 했다. 〈SNL〉, 〈개그콘서트〉 등 방송을 통해 대중의 뜨거운 관심 속에서 눈을 떠보니 D컵의 남심을 자극하는 섹시녀가 되어 있었으니 말이다. 공항 출국심사대에서 출국 심사를 담당하는 분조차 어쩔 줄 몰라 하며 이렇게 말했다(참고로 담당자는 여자였다).

"혹시… 그 트레이너 정아름 씨 맞죠?"

"네? 네…."

"와… 와!!!!"

분명 행복하고 감사한 일이다. 초등학교 때 '썸' 탔던 옆 반 남자애도 등장하지 않을까 싶을 정도의 옛 자료나 개인 SNS에 올렸던 사진이 하나둘 공개되고 있는 이 재미난 상황에서 섹시함에 대해 다시 생각해본다. 섹시하다는 것은 과연 무엇일까?

불과 몇 년 전까지만 해도 나는 섹시하다는 말이 싫었다. 어색하기도 했고, 보통 섹시하다는 표현은 주로 외모만을 두고 말하는 것이니 그다지 특별하지 않은 외모로 잘난 척하고 싶지도 않았다.

그러나 이제 나는 섹시하다는 말을 사랑한다. 내 나이 서른여섯, 어리기에 찬사를 받을 수 있는 싱그러운 젊음이 물러난 30대 여성에게 섹시함은 그저 당연히 주어지는 옵션이 아니기 때문이다. 가뜩이나 작지 않게 태어난 덩치에 그나마 계속 섹시하다, 예쁘다는 말을 듣기 위해서는 젊고 어린 친구들보다 더 많이 노력해야만 한다. 어쩌면 합리화일지도 모르는 자기세뇌를 하며, 먹고 싶어도 참고 운동을 하기 싫은 날도 꾹 참고 한 번이라도 더 스쿼트를 하며 중력의 공격과 세월의 흐름과 사투를 벌여야 한다.

예전에는 밤을 새워도 끄떡없는 체력이었건만 이제는 하루만 무리해도 다음 날 정신을 차릴 수가 없다. 트러블이 생겨도 금방 복구되던 피부의 재생력도 떨어지고, 아무리 좋은 화장품을 발라도 20대 때의 발그레한 복숭아 빛 뺨은 돌아오지 않는다. 다크서클도 나날이 진해지는 것 같은데 이를 어쩌면 좋단 말인가. 나이가 들면서 스멀스멀 밀려오는 공포감, 나를 포함해 30대 이상 여성이라면 누구도 피해갈 수 없을 것이다. 고로 우리에게는 선택권이 없다. 조금이라도 더 활력 넘치게 살면서 외모적 섹시함도 유지하려면 보이지 않는 노력은 필수다. 사는 게 참 피곤하지 않은가?

30대의 몸 관리에서 무엇보다 중요한 것은 '마인드'다. 아무리 대단하고 예쁘고 돈이 많아도 세월 앞에는 장사가 없는 법이다. 한 살 한 살 나이 들어가는 것을 비극으로 생각하고, 늙지 않으려고 발악하는 것은 지푸라기라도 잡으려는 것처럼 헛된 일이다. 어리고 파릇파릇한 애들과 경쟁하면서 조급해하거나 자신을 비하하지 말라는 뜻이다. 나이가 들면서 자연스럽게 찾아오는 현상들을 '쿨하게' 받아들이면서 자신을 가꾸어가려는 마인드가 필요하다.

우리에게는 큰 무기가 있다. 예쁘고, 잘생기고, 젊고 싱싱한 외모로는 절대 따라올 수 없는 삶에 대한 노련미, 농익은 섹시함이 바로 그것이다. 물론 섹시함을 외모로만 승부하려 든다면 승산이 희박하다. 어쩔 수 없이 대중과 미디어는 겉으로 보이는 섹시함을 좇기 때문이다. 그러나 이제는 당신이, 그리고 내가 삶에서 행복할 수 있는 진정한 섹시함을 원한다면 몸뚱이 그 이상의 무엇을 위해 자신을 돌아볼 필요가 있다.

지나온 시간에서 오는 농익은 연륜과 여유가 주는 묘한 매력에는 보면 볼수록 빠져들 수밖에 없는 마성이 있다. 대화 속에서, 상대방에게 짓는 미소 속에서, 세련되고 유식하고 깊은 속내에서 풍겨 나오는 마성의 섹시함까지 갖춘다면 우리는 나이 먹는 것을 더 이상 두려워할 필요가 없는 매력적인 30대, 40대를 맞이할 수 있을 것이다. 그러기 위해서 우리가 앞으로 노력해서 쟁취해야 하는 것은 바로 어떤 일에도, 상황에서도 쉬이 무너지지 않는 체력과 이에 걸맞는 건강하고 탄탄한 몸이다.

30대는 앞으로 방치했다가는 계속 떨어지게 될 근육량과 기초대사량의 감소에도 대비해야 할 때다. 근력 운동으로 몸의 근육량을 조금씩 늘려주는 것은 인생의 즐거움을 위한 필수적인 보험이다. 그러니 더 이상 억지로 스무 살 때의 옷에 몸을 끼워 맞추기보다는 엉덩이와 허벅지를 좀 더 탄력 있게 만들어 나이에 어울리는 섹시미를 발산하는 쪽으로 전략을 바꿔보자. 그러면 몸 관리는 고통에서 즐거움으로 변한다. 즉 나이가 들면서 찾아오는 물리적, 신체적 변화를 이해하고 받아들이면 내 연령대에 걸맞은 현명한 해결책과 발전 방향을 정할 수 있다.

지금껏 20년이 가까운 시간 동안 꾸준히 운동을 하고, 몸을 만들어온 사람으로서 내가 해줄 수 있는 가장 현실적인 조언을 나와 같이 나이를 먹어가는 동년배들에게, 또 앞으로의 인생을 위해 건강하고 보기 좋은 몸을 만들고자 노력하는 여러 후배들을 위해 이 책에 담았다. 하루하루를 뜨겁고 열정적으로 살기 위한 탄탄하고 섹시한 몸 만들기의 기본을 소개했기에 제목도 '핫바디 멘토링'이라

정했다. 물론 하고 싶은 이야기를 다 담지는 못했지만, 누군가 이 책을 다 읽을 때쯤은 지금껏 몰랐던 몸에 대한 이해와, 또 막연히 예쁜 몸을 동경하는 것보다 꾸준하게 몸을 관리하고 만들어가는 것이 지금보다 좀 더 성숙하고 나아진 인생을 위한 초석이라는 것을 깨달았으면 한다.

그날그날 해야 할 일만으로도 허덕이며 살고 있다면 일과 사람, 연애, 육아 등에 매일이 힘겹다면, 이를 버틸 수 있는 건강하고 탄탄한 몸을 먼저 만들어보자. 굳이 비싼 돈을 내고 헬스장에서 개인 교습을 받거나 다이어트 식품에 의존하는 대신 집에서도 할 수 있는 간단한 맨손 운동과 집에서도 쉽게 만들어 먹을 수 있는 건강 간식 만들기에 도전해보자. 지금껏 쌓아온 내 노하우를 아낌없이 담아냈으니, 제대로 먹는 건 이제 당신 몫이다.

올해로 서른여섯 살이 되었다. 빼도 박도 못하는 30대의 절정에서 참으로 모순 덩어리이며 아이러니 그 자체인 나 자신을 느낀다. 이제 어리고 젊다는 사실 하나만으로도 아름답고 눈부신 친구들과는 비교조차 불가능한 연식이 된 만큼, 더 늙어 보이거나 노화가 급격하게 진행되지 않도록 나는 여전히 노력하고, 또 운동할 것이다. 일흔다섯이라는 나이에도 늘 소녀 같은 아름다움을 잃지 않고 행복한 삶을 사는 몰디브의 그 여인처럼 나도 나만의 시간을 살며 나의 인생과 사랑을 채워갈 것이다. 그렇게 되면 일흔다섯이 된 정아름도 그처럼 섹시하고 아름답지 않을까?

몸과 외모가 무너지면 누구나 어쩔 수 없이 초라하고 작아지는 자신을 느끼게 된다. 나이가 들면서 퍼지고 처지는 몸을 보면서 우울해할 미래를 원하는 여자는 아무도 없다. 건강한 삶과 몸을 위한 노력은 행복하고 만속스러운 미래의 어느 날을 위한 종신 보험과도 같은 것이다. 여성들이여, 지금부터 남은 인생을 위한 손해 없는 '몸 관리'라는 보험에 들자!

앞으로의 여전히 뜨거울 당신의 핫,한 인생, 그리고 그만큼 아름답고 열정적
인 당신을 응원한다!

어느 날 뜨거운 삶의 중턱에서

정 아 름

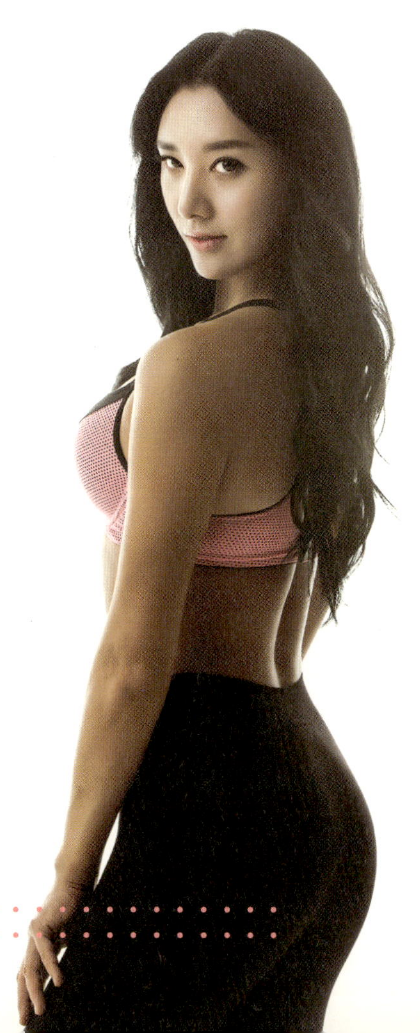

Contents

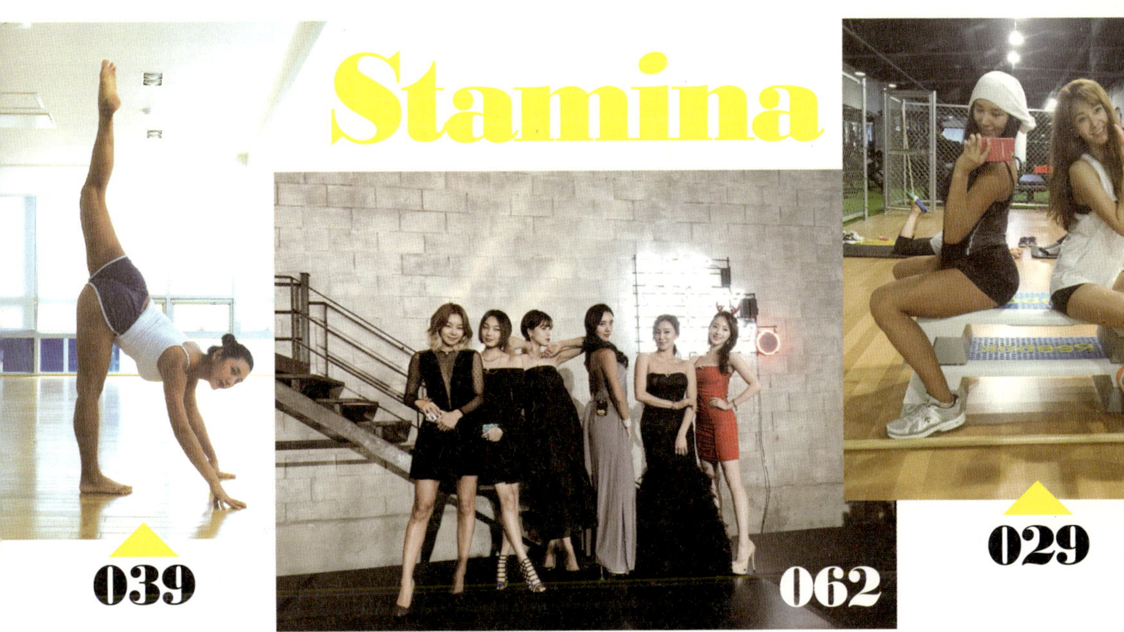

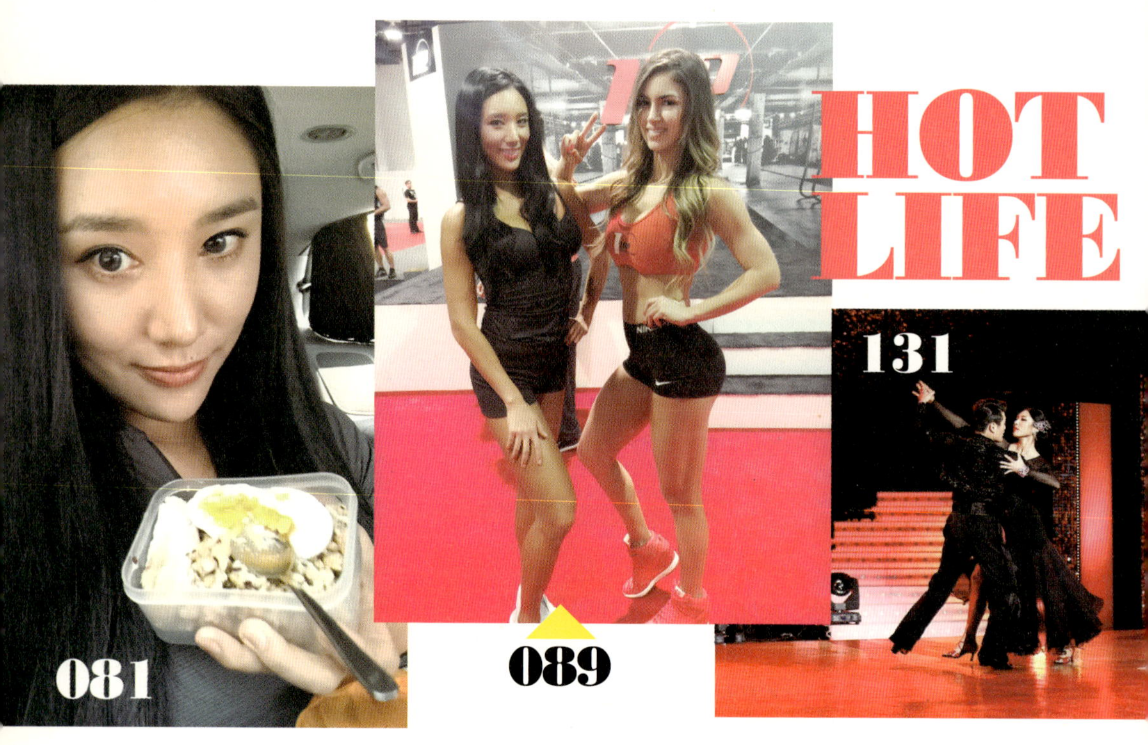

Part 2. 핫Hot한 몸이 핫Hot한 인생을 만든다

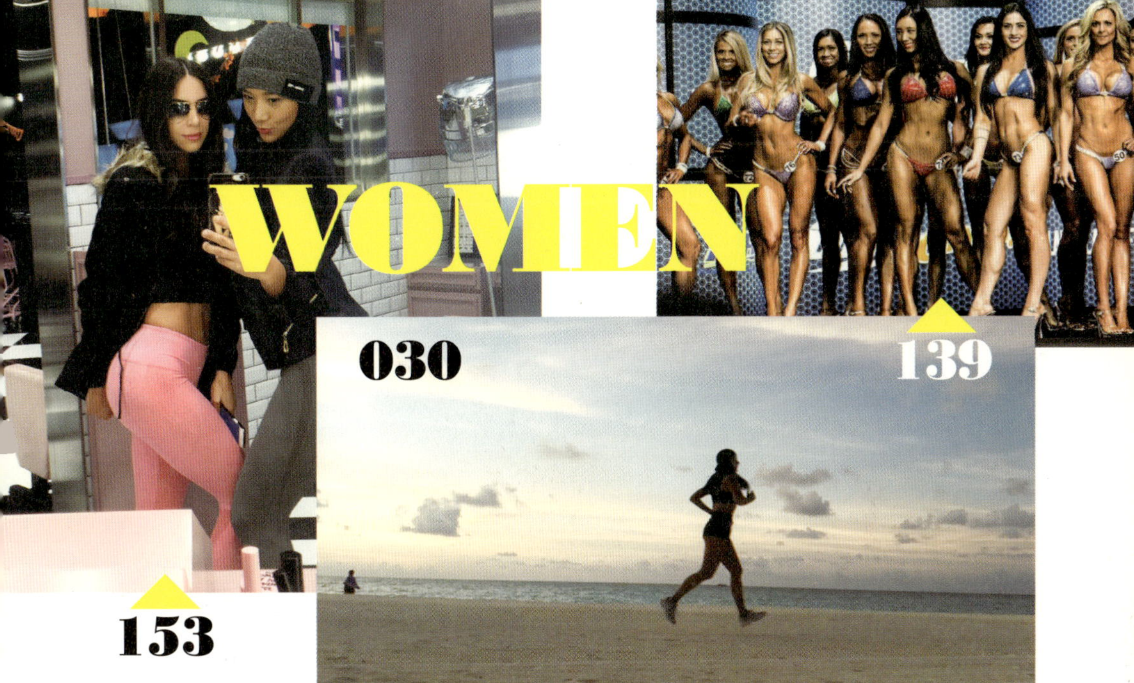

Part 3. 30대 여자의 운동은 달라야 한다

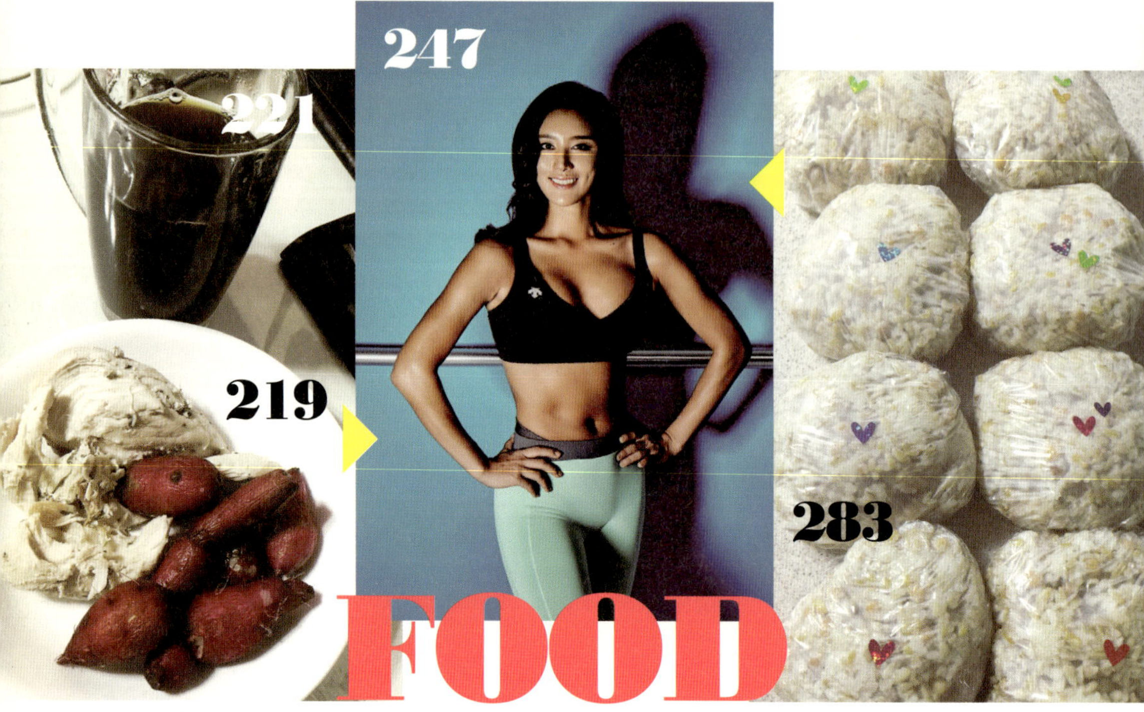

Part 4. 내가 먹는 것이 곧 나의 몸이 된다

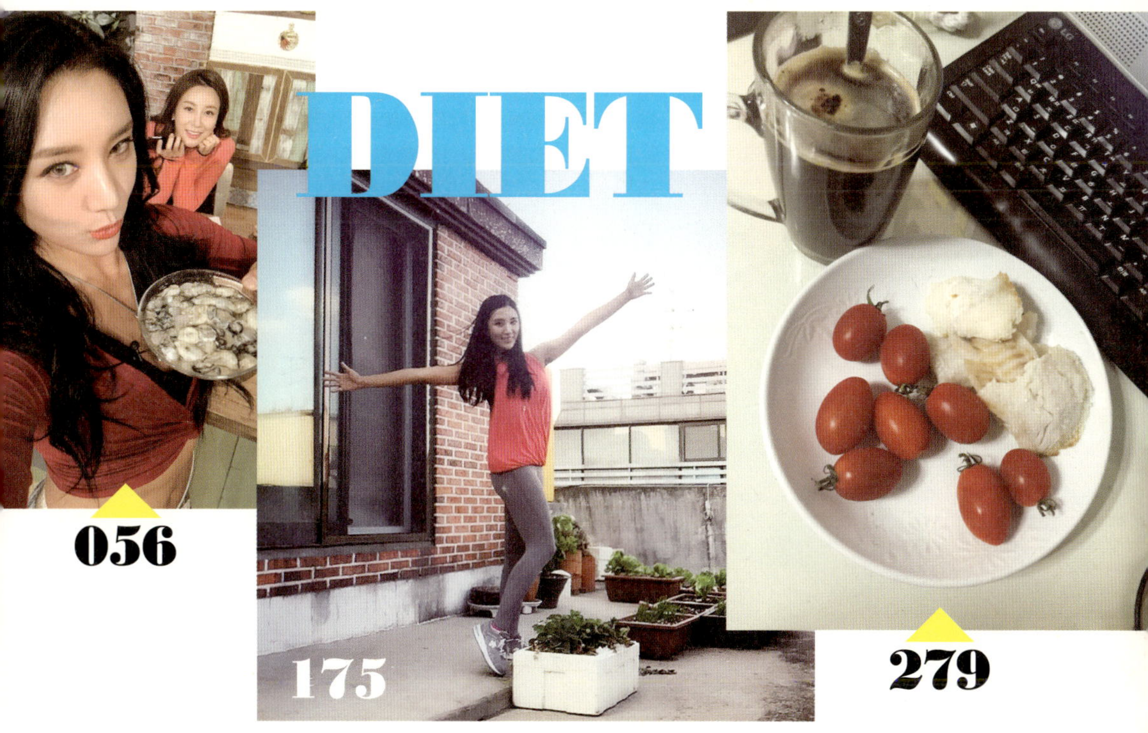

특별부록

HotBody Mentorir

Part 1

지금껏 진로나 커리어를 위한 스펙 쌓기에 여념이 없었다면 생각해보자. 자신이 가진 능력을 뿜어낼 하드웨어는 어떻게 준비되고 있는지를. 능력은 충만하나 하드웨어의 상태가 좋지 않다면 곤란하다. 체력이 바로 능력이고, 실력이며, 우리의 인생을 최고로 이끌어줄 수 있는 스펙이다.

이제
얼굴보다는
체력이다

Body & Life

내 몸에 대한 기준부터 바꿔라!

'머슬녀'가 유행이 된 요즘 나는 자주 관심의 중심에 선다. 인스타그램과 블로그 하나하나가 기사화되고 파헤쳐진다. 과분한 수식어들이 달린다. 몸짱, 글래머, 애플힙, 섹시녀 등등 남김없이 캡처해 대대손손 간직하고 싶을 정도로 감사하다. 그렇게 나는 몇몇 방송에 출연하면서 이슈를 만드는 섹시한 몸매의 소유자가 되었다.

당연히 이러한 분위기는 대환영이다. 인기가 좀 많아지고 사람들이 나를 알아보는 것이 좋아서가 아니다. 내가 생각하는 몸에 대한 인식이 조금씩 확산되고 있기 때문이다. 이제 운동이 필요하다는 생각이 퍼지고, 마른 몸보다는 탄탄하고 건강한 몸이 각광받고 있다.

종종 패션 잡지 촬영을 위해 많은 에디터와 현장 스태프를 만나는데 내 몸을 바라보는 그들의 시각이 예전과 확연히 달라졌음을 느낀다. 마른 몸이 지배적인 패션계에서 나처럼 굴곡진 몸은 기피 대상 1호였으므로 예전에 그들이 촬영할 때 내게 하는 말이 본심을 숨긴 '영혼 없는 칭찬'이라는 것을 단번에 알아채는 경우가 많았다.

"건강미가 있네요.(보통 모델보다 너무 큰데?)"

"힙이랑 가슴이 좀 있는 편이네요.(엉덩이랑 가슴이 커서 사이즈가 안 맞잖아.)"

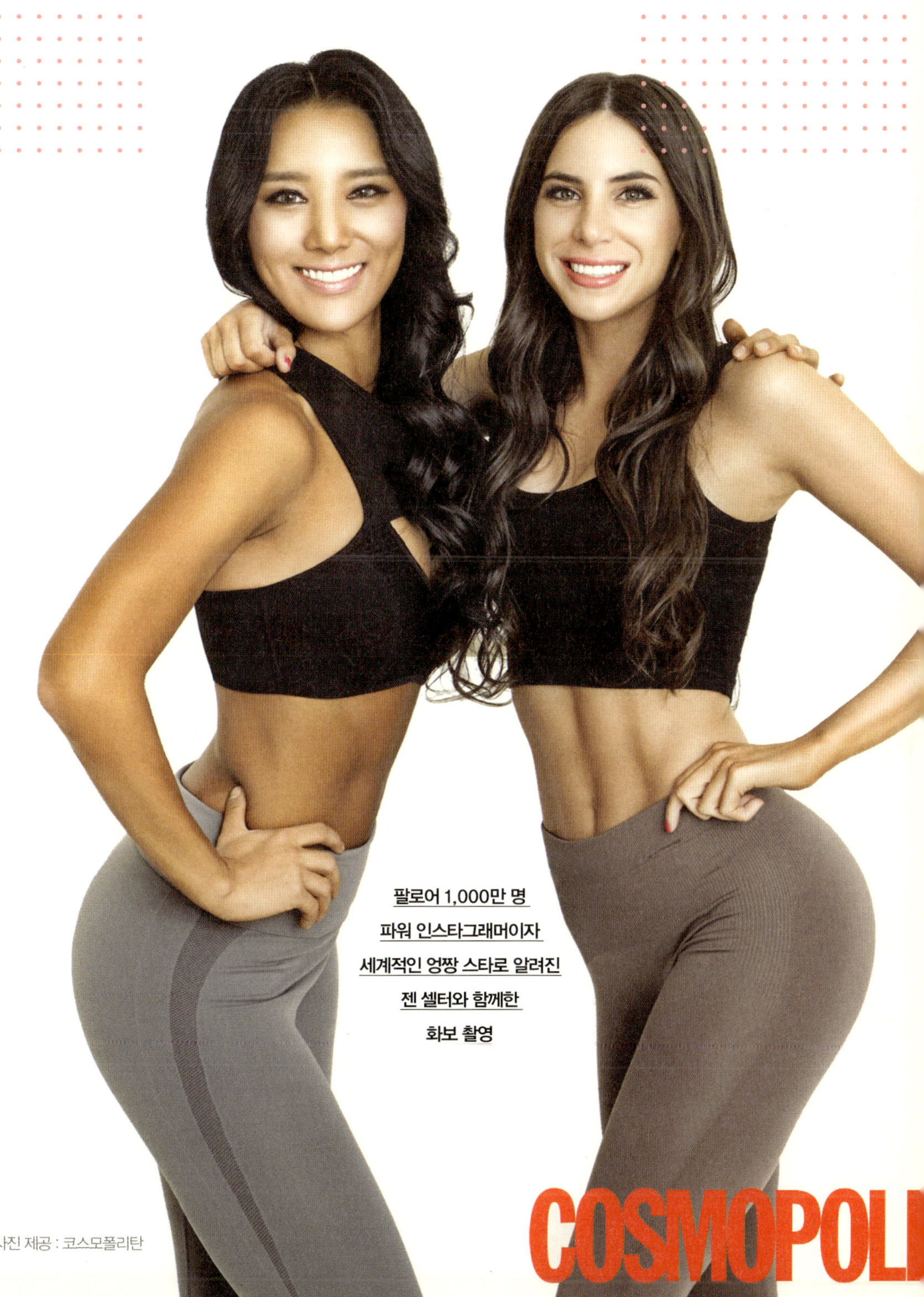
팔로어 1,000만 명
파워 인스타그래머이자
세계적인 엉짱 스타로 알려진
젠 셀터와 함께한
화보 촬영
COSMOPOLI

하지만 요즘은 다르다. 촬영을 할 때마다 내 몸을 만져보며 운동을 시작하고 싶다고, 탄탄한 몸이 부럽다고 말하는 사람들이 많아졌다. 실제로 어떻게 운동을 하고 무엇을 먹는지 묻는 경우도 많아 촬영을 하다 상담을 해주는 일도 빈번해 졌다.

"아, 아름 씨처럼 섹시하고 건강한 몸이면 좋겠는데 이 비루먹은 몸뚱이를 어떻게 해야 할까요? 저도 진짜 운동을 해야겠어요."

그런데 이런 말을 하는 이들은 대부분 정상 몸매이거나 그보다 날씬하고 마른 여성들이다. 그래서 나는 유행처럼 번지는 몸짱 열풍이나 근육녀에 대한 찬사가 그리 반갑지만은 않다. 말라야만 날씬하고 예쁘다고 생각했던 사람들이 이제는 엉덩이도 튀어나오고, 굴곡이 있는 탄탄한 몸매로 변해야 한다는 강박만 가지게 되는 것은 아닐까 심히 걱정스럽다. 마르기 위한 굶기와 몸을 만들겠다고 억지로 운동하기, 이 두 가지는 사실 크게 다르지 않다. 그저 스트레스의 종류만 다를 뿐.

30대 여성, 내 몸을 위한 진정한 기준을 만들라

그렇다면 몸에 대한 진정한 기준은 무엇일까? 아니, 그전에 먼저 우리는 아름다운 몸에 왜 그렇게 집착하는 것일까? 당신이 현재 30대라면 그 해답을 자신에게서 찾을 수 있어야 한다.

30대 여자. 이미 한 남자의 아내일 수도 있고, 아이 엄마일 수도 있고, 싱글일 수도 있다. 업무에서 어느 정도 물이 올라 있을 수도 있고, 일을 쉬고 있는 중일 수도 있고, 또는 새로운 시작을 준비하고 있을 수도 있다. 그 시점에서 생각해보자.

현재 당신이 어떤 상태에 있든 앞으로의 인생을 헤쳐나가기 위해서는 팔팔

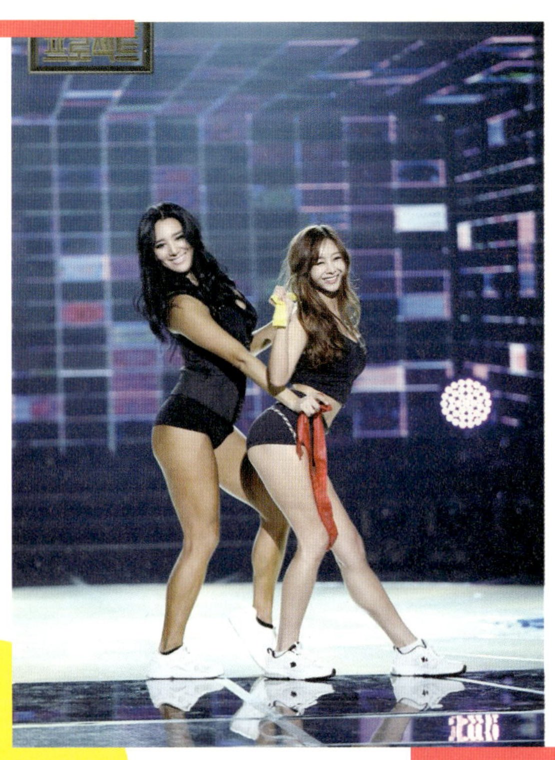
<머슬퀸 프로젝트>에서 지나와 함께

한 체력이 우선적으로 필요하다. 물리적 체력의 한계를 느끼며 포기하거나 타협해야 하는 일은 나이를 먹을수록 점점 더 많아질 것이기 때문이다. 이는 비극적인 일이다. 체력이 있다면 더 적극적으로 일하고, 더 건강하게 앞으로의 인생을 즐길 수 있다. 선택은 당신의 몫이다.

하고 싶은 일이 많고, 그것을 다 해낼 수 있다는 것은 얼마나 즐겁고 감사한 일인지…. 다행히 나는 아직 24시간이 모자라도록 일하고, 운동하고, 사랑할 수 있기에 너무 행복하다. 그래서 나는 매일 아침이 신난다.

성인이 된 여성이라면 이제부터라도 자신의 몸과 인생을 건강하게 챙길 줄 알아야 한다. 이는 나 자신을 위한 것이기도 하지만, 더 나아가 내가 사랑하는 이들과 함께 행복해지기 위한 것이기도 하다. 유행처럼 번지는 아름다운 몸을 동경하기보다는 앞으로의 인생을 위한 '건강한 몸'을 만드는 데 포커스를 둬야 한다는 것이다. 내 몸조차 제대로 돌보지 못하는데 사랑하는 인생의 동반자나 아이의 삶을 과연 건강하고 발전적으로 만들어줄 수 있을까?

10대, 20대가 이상적인 몸에 대한 정답을 찾아 헤매야 하는 시기라면, 30대부터는 자신만의 아름다움을 깨닫고, 건강한 몸에 대한 개념을 제대로 잡고 이를 가꾸면서 즐겨야 하는 시기다. 그래서 10대와 20대 때는 쉽게 얻기 힘든 수식어가 30대에는 가능하다. 몸에 대해서든, 사고방식에 대해서든 간에, 30대는 '멋있다'는 칭찬을 들을 수 있는 나이다. '예쁘다'나 '날씬하다'보다 더 중독성 있으면서도 고유의 개성을 인정하는 수식어인 '멋있다'는 30대에게 적용될 수 있는 최고의 찬사다.

지금보다 어렸던 시절의 미모를 되찾기 위해 늘 전전긍긍하고, 유행에 따른 몸을 만들기 위해 지금껏 억지 운동을 해왔다면, 이제 아름다움에 대한 자신만의 기준을 세울 때다.

10대, 20대가 정답을 찾아 헤매야 하는 시기라면 30대부터는 자신만의 아름다움과 건강한 몸에 대한 개념을 잡고 이를 가꾸면서 즐겨야 하는 시기다.

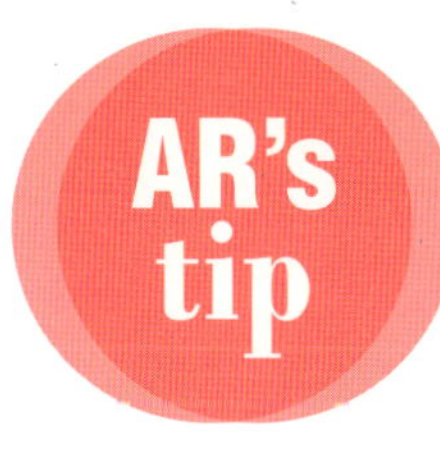

일상에서도 자세의 긴장을 유지하라

예전에 한 유명 여배우가 진행하는 것으로 유명세를 탄 토크쇼 프로그램이 있었다. 한번은 진행자의 겹쳐진 뱃살이 캡처된 사진이 돌며 이슈가 되었다. 그 무렵 비슷한 타 프로그램에서도 남자 출연진들이 여성들의 몸매에 대해 왈가왈부했던 것이 네티즌들 사이에 이슈가 되곤 했는데, 이를 계기로 다이어트와 몸에 대한 생각을 새삼스럽게 정리해본다.

사진상으로 보면 사실 진행자의 배가 좀 나와 보이기는 했다. 그러나 순간 캡처 사진 한 장만으로 그 사람의 배가 나왔다 나오지 않았다는 것을 운운할 수는 없다. 이는 많은 이들이 가장 착각하는 부분이기도 한데 지방이 거의 없어 복부 피하지방층이 매우 얇아져 있는 상태라고 해도 허리를 구부리고 숙이면 누구나 피부는 접힌다. 살이 아니라 가죽이 접히는 것이다.

그렇게 지방이 없는 이들도 하물며 가죽은 접히건만 일반적인 배를 가진 사람의 경우는 어떻겠는가. 당연히 자세에 따라 삼겹살, 오겹살이 될 수 있고, 배가 불룩 나와 보일 수도 있다. 즉 복부에 어느 정도의 긴장을 유지한 것과 힘을 풀고 있을 때의 비주얼은 상당히 다를 수 있다는 것이다. 많은 연예인들이 '헉' 소리가 나도록 멋진 복근 사진을 공개하지만 이런 사진도 모두가 복부를 긴장하고 근육의 텐션을 최대한 유지하면서 자신이 가장 멋지게 보이는 각도를 잡아 찍은 것이다. 한 장의 사진만 두고 그 사람이 살이 쪘네 안 쪘네, 복부에 지방이 많네 적네를 논하는 우를 범하지는 말자.

거울을 보고 실험해볼 수도 있다. 힘을 완전히 풀고 구부정하게 숙이고 있는 것과 호흡을 들이마시면서 최대한 복부에 긴장이 가도록 유지한 모습은 완전히 다른 비주얼을 만들어내지 않는가. 그렇기에 여기에서 팁 하나를 던져본다. 평소 멋진 몸매를 만들어가고 싶다면 항상 복부에 자연스러운 긴장을 유지하는 습관을 들여야 한다.

　다음의 방법대로 호흡만 하더라도 복부 깊숙한 복횡근이 계속 자극되어 탄탄한 코어와 복부 만들기에 도움이 된다. 참, 누가 나를 순간적으로 캡처할 수도 있다는 이미지 트레이닝도 좋다. 멋진 몸을 만들고 싶다면, 다이어트에 성공하고 싶다면 우선은 먼저 아름다움에 대한 나만의 기준을 세운 후, 당당한 자신감을 탑재해야 한다. 그렇지 않다면 매번 달라지는 세간의 평가를 당할 때마다 위축되고 소심해질 수밖에 없고, 다이어트와 운동이 언제나 괴롭게 느껴질 뿐이다. 나 스스로 확신할 수 있는 나만의 아름다움을 믿는 것이 무엇보다 중요하다. 다음 일상에서 자세에 긴장을 줄 수 있는 방법을 소개한다.

■ 일상에서의 올바른 복부 긴장

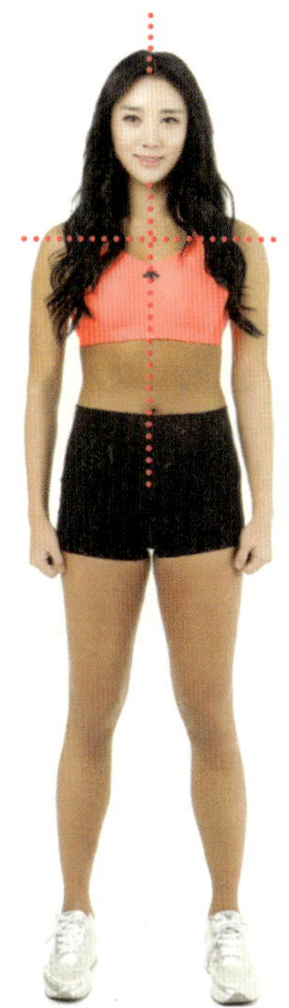
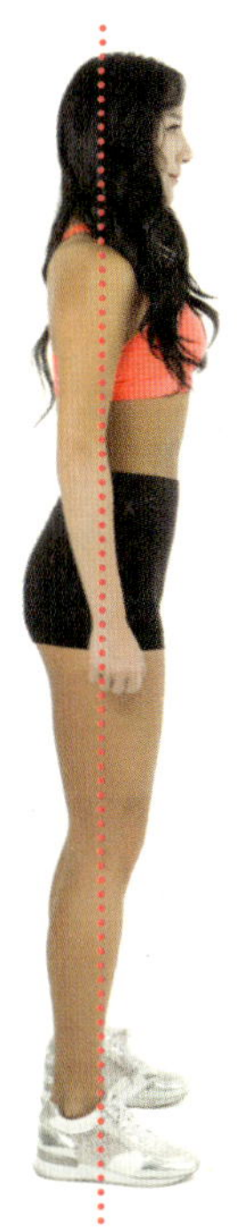

← 01

구부정하게 어깨를 말고 등을 숙이지 않는다. 항상 등 뒤 날개뼈 사이를 넓히지 않고 살짝 조여주면서 겨드랑이 뒤쪽도 조여준 자세를 유지한다.

← 02

턱은 당겨 척추를 일직선으로 유지한다.

03

호흡을 들이마시면서 갈비뼈를 넓혔다가 내쉬면서 최대한 조이고, 배꼽은 등 쪽으로 붙인다는 기분으로 끌어당겨 항상 바지를 입었을 때 버클과 배꼽 사이의 간격을 넓혀준다고 생각한다. 이 상태에서 편안하게 호흡한다.

운동할 시간이 없다고 주장하는 오피스 워커와 귀차니스트들을 위한 앉아서 살을 빼는 방법이다. 시간을 정해서 매일매일 실천한다면 의외로 큰 수확을 거둘 수도 있다.

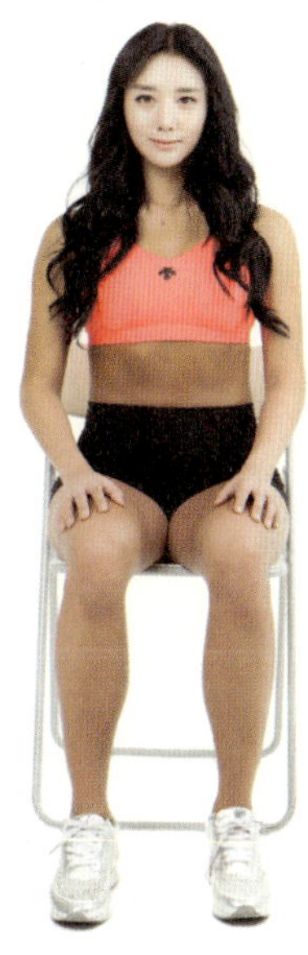

← 01 바르게 앉기

무엇보다 중요한 부분이다. 삐딱하게 앉거나 자세가 틀어져 있다면 좋은 몸 상태를 만들 수 없다. 게다가 앉아 있는 시간이 길어질수록 몸은 더 틀어지게 된다. 의자에 앉았을 때 엉덩이 아래 양쪽 뼈가 의자에 고르게 닿아 있어야 한다. 다리를 꼬거나 비스듬히 앉으면 안 된다.

← 02 앉았을 때의 각도

앉았을 때 옆에서 본 척추의 모습이 자연스러운 커브를 유지해야 한다. 앉았을 때 특히 중요한 부분은 꼬리뼈와 천골의 위치다. 자세가 앞으로 기울어져 있다면 척추에 무리가 가게 된다. 쉽게 말해 골반을 앞으로 기울여 앉으면 안 된다는 뜻이다. 허리를 자연스럽게 세우고 앉는 습관을 들인다.

03 턱은 살짝 당긴다

턱이 위로 들리게 되면 척추에는 좋지 않은 커브가 생긴다. 턱을 살짝 당긴다는 느낌으로 앉는다. 살짝 흉하지 않은 이중턱이 좋은 자세다.

04 복부 긴장 유지

복부에 제대로 된 긴장을 유지하는 것만으로도 복근운동을 한 효과가 있다. 호흡을 들이마시고 내쉬었을 때 배꼽을 등 쪽으로 가깝게 붙여 유지한다. 그 상태에서 편안하게 호흡한다.

05 어깨와 팔꿈치 내리기

앉아서 일을 하다 보면 자꾸 어깨와 팔꿈치가 들리기 쉽다. 어깨는 아래로 내리고, 날개뼈는 모아주고, 팔꿈치는 아래를 향하도록 한다. 그렇지 않으면 목과 어깨에 피로가 쌓이고 통증을 느끼게 된다.

06 앉아서 가끔씩 복근운동 하기

앉아 있을 때도 복근운동을 할 수 있다. 몇 가지 방법이 있는데 의자에 앉아 뒤로 비스듬히 기울여 버티는 것만으로도 복근을 자극할 수 있다. 가장 큰 장점은 티가 나지 않는 운동이라는 것이다. 또 의자 끝에 걸터앉아 두 다리를 살짝 들어 올려 계속 복근을 수축해주면 하복부를 함께 자극할 수 있다. 귀에 이어폰을 꽂고 좋아하는 노래 한 곡이 끝날 때까지 계속 반복해서 움직여준다.

■ 등 척추 건강 체크

다음은 척추 건강 상태를 스스로 알아볼 수 있는 간단한 자가진단법이다.

1. 바로 섰을 때 양쪽 어깨의 높이가 같아야 한다.

2. 인사하듯 몸을 앞으로 숙였을 때 양쪽 등 높이가 같아야 한다.
   (허리를 90도로 구부렸을 때 날개뼈가 튀어 나와 있는지 확인한다.)

3. 골반이 한쪽으로 내려가 있거나 골반뼈가 튀어 나와 있다.
   (이럴 경우에는 신발 높이를 맞춰준다)

4. 신발 한쪽이 다른 쪽보다 빨리 닳는지 확인한다.

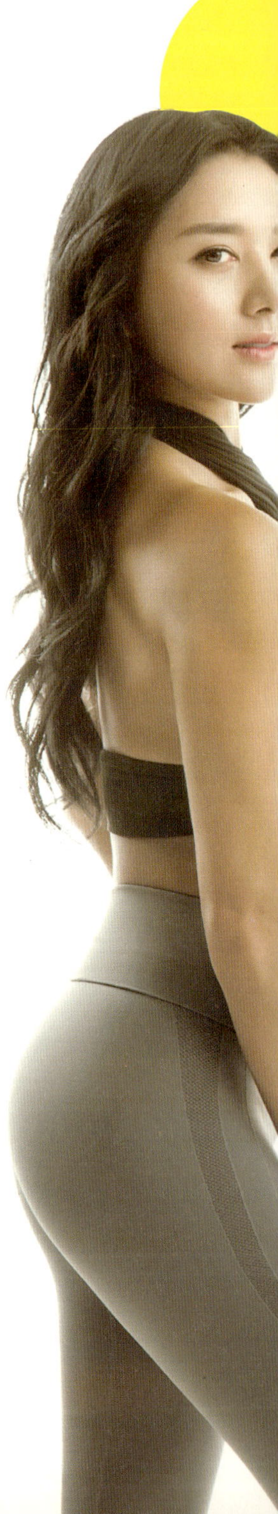

장시간 쪼그리고 앉아 허리를 굽히고 일하는 경우나, 혹은 잘못된 생활습관 때문에 등 척추 건강을 망치는 사람들이 많다. 배가 나온 경우도 척추에 좋지 않은데 이는 배가 나오게 되면 요추(허리뼈) 부분이 휘고, 그쪽 근육이 약해져서 배를 내밀게 되기 때문이다. 자연스럽게 복부 내 장기도 아래로 처지고 배가 더 나오게 되면서 척추에 무리가 간다. 여성들은 높은 하이힐 때문에 척추가 휘기도 한다.

척추 라인이 곧지 못하면 척추와 골반 관절에 붙어 있는 근육이 꼬이고, 순환이 잘 되지 않는다. 순환이 잘 되지 않으면 전신에 노폐물과 군살이 쌓여 살이 잘 찌는 체질로 변하기 쉽다. 척추 라인이 무너지는 것을 방치한다면 일단 비주얼적으로 예쁘지 않은 등 라인을 갖게 되고, 골다공증에도 노출되며, 더 나아가서는 폐·심장까지 안 좋아질 수 있다. 척추가 휘면 그만큼 앞으로 자세가 굽어지니 폐가 눌려서 폐활량이 감소하고, 심장 기능까지 저하되기 때문이다. 또한 혈액순환 장애는 물론, 불규칙한 호흡으로 면역력까지 떨어져 질병에 쉽게 노출된다.

평소 허리가 약해지는 생활습관으로 인해 허리가 약해진 사람이 무의식적으로 기침, 재채기, 심한 변비로 갑자기 배에 힘을 주면 복압이 상승하면서 척추뼈 마디 사이에서 쿠션 역할을 하는 디스크의 압력도 함께 높아져 디스크가 돌출될 가능성도 있다. 이처럼 자세가 우리 몸에 끼치는 영향은 생각보다 어마어마하다.

바른 자세로 설 수 있다면 척추 라인을 곧게 하는 것은 물론, 숨어 있는 키를 찾을 수도 있다. 아래 숨은 키를 찾아주는 일상 스트레칭 방법을 소개한다.

1. 손바닥이 위로 보이는 상태로 두 팔을 쭉 뻗어준다.

2. 등 뒤의 어깨뼈가 만난나는 느낌으로 팔꿈치를 몸통 안쪽으로 모아준다.

3. 정지 동작은 1~1.5초 정도, 여성은 10회, 남성은 20회 정도 반복한다.

체력은 인생 최고의 스펙이다

이 책을 통해 고백하자면 나는 간헐적 흡연가이며 술을 사랑한다. 나와 같은 몸을 목표로 삼고 있는 이들의 상상과 기대를 무너뜨려서 미안하지만 나 역시 몸에 좋지 않은 것을 사랑하는, 의지박약 기질이 다분한 평범한 인간이다. 만약 내가 담배를 물고 있거나 술잔을 기울이는 장면을 목격하더라도 충격 받지 말기를 부탁한다.

그렇지만 체력 하나는 내 나이의 그 누구에게도 뒤지지 않는다고 자신한다. 일요일 오전에 방송하는 〈출발 드림팀〉이라는 예능 프로그램에 종종 출연하는데, 실제로 몸을 부딪쳐 경기를 하는 방송에서 수차례 우승을 차지했다. 매번 좋은 경기를 하지는 못했지만 초반 3회 연속 우승으로 스태프들에게 '우승의 여신'이라는 별명을 얻기도 했다.

그중 가장 기억에 남는 것은대방을 밀어 떨어뜨리는 경기다. 나보다 어린 아이돌 가수들이나 운동으로 몸을 만들었다는 동생들을 제압했다. 달리고 뛰고 넘는 장애물 경기에서도 마찬가지로 짜릿한 우승을 했다. 12명의 출연자 중 나는 가장 나이가 많았지만, 체력은 누구에게도 뒤지지 않았던 것이다.

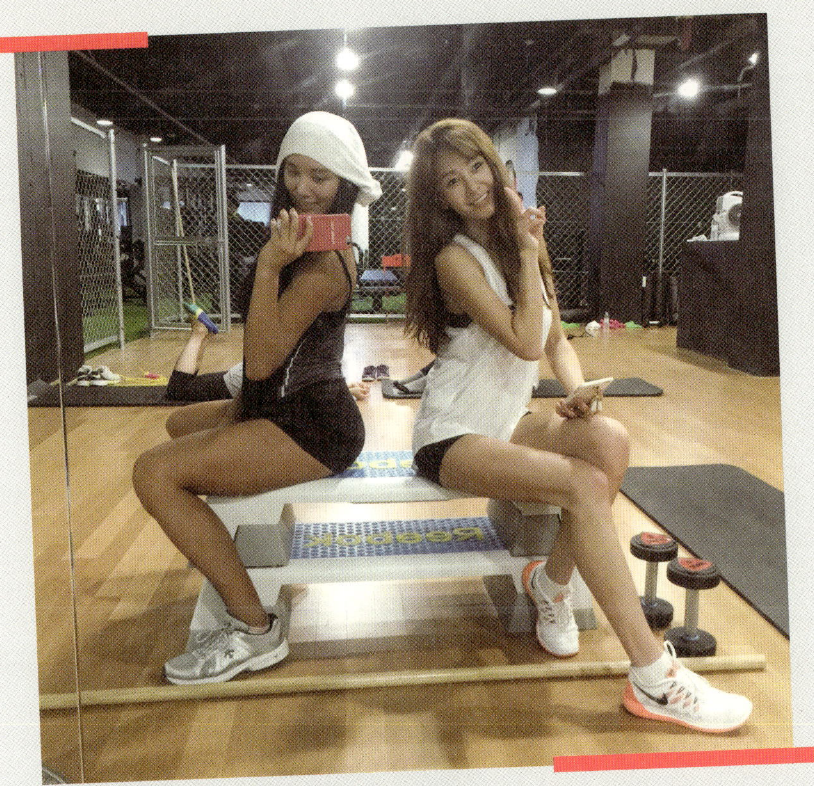

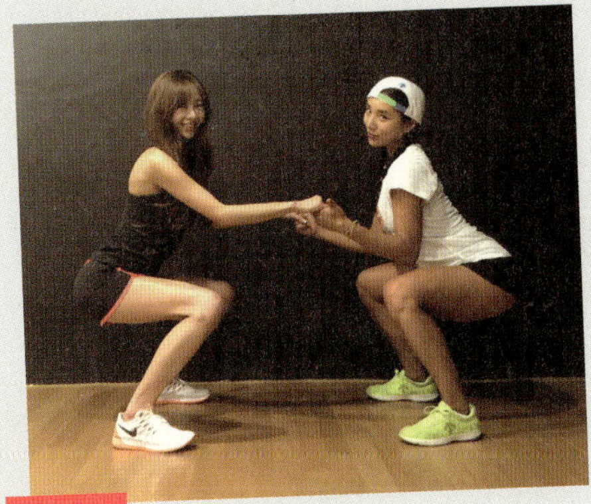

매번 서로에게 동기 부여가 되는,

내가 키워 더 예쁜

동생 지나와 운동 중 몇 컷

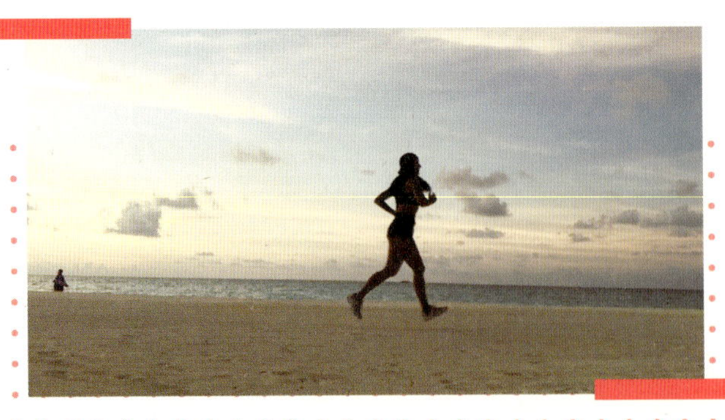

나는 평소 보통 사람들보다 훨씬 많은 일을 소화한다. 내 몸을 관리하기 위한 운동은 기본이고, 수업도 해야 하고, 방송에 출연하거나 잡지에 원고를 보내주어야 한다. 운동을 하는 척, 몸에 대해 아는 척하는 퍼포먼스형 트레이너가 아니기 때문에 작가나 기자가 적어준 대로 연기를 하고 포장을 할 수도 없다. 따라서 출연할 방송과 잡지에 기고할 내용에 따라 자료를 정리하고 만드는 일도 내가 직접 해야 한다. 나만의 콘텐츠를 만드는 일도 날마다 해야 한다. 블로그와 인스타그램에 올릴 글을 쓰고 사진을 찍는다. 강연, 이벤트와 행사, 광고 등의 일을 진행하기 위해 미팅도 해야 한다.

이렇게 일만 하고 살 수는 없으니 남자친구 얼굴을 보며 숨통이 트일 시간도 반드시 필요하고, 가끔은 친구들과 속풀이 수다도 떨어야 하며, 쇼핑으로 지름신도 영접해야 한다. 아, 또 있다. 피부나 바디 관리를 위해 받으러 가는 일도 은근히 귀찮지만, 몸을 관리하고 보여주는 것이 업이다 보니 반드시 챙겨야 할 업무가 됐다.

이 모든 것들을 챙기려면 나는 네다섯 시간 이상 잠을 자지 못한다. 언제 잠들더라도 새벽같이 깨고, 일어나자마자 계획대로 움직여 하루에 세워 놓은 목표를 다 해치워야 직성이 풀린다. 이런 삶이 숨 막힌다고 생각할지도 모르겠지만, 놀고 먹고 미루면서 모든 것을 누리길 바란다면 욕심도 그런 욕심이 없다. 가지려면, 원한다면, 부지런히 움직여야 하는 법이다.

이렇게 내 욕심과 열정을 든든히 받쳐주는 것이 바로 고마운 내 몸이고, 체력이다. 운동을 통해 체력을 다져 오지 않았다면 절대로 소화하지 못했을 1인 다역을 그래도 무리 없이 해낼 수 있었다. 다른 이들도 크게 다르지 않은 듯하다. 원하는 것을 꾸준히 해나가고 이루기 위해서는 반드시 강한 몸과 체력이 필요하다.

지금껏 진로나 커리어를 위한 스펙 쌓기에 여념이 없었다면 생각해보자. 자신이 가진 능력을 뿜어낼 하드웨어는 어떻게 준비되고 있는지를. 능력은 충만하나 하드웨어의 상태가 좋지 않다면 곤란하다. 체력이 바로 능력이고, 실력이며, 우리의 인생을 최고로 이끌어줄 수 있는 스펙이다.

물론 며칠 운동하고 건강한 음식을 챙겨 먹었다고 해서 하루 이틀 또는 일주일 사이에 많은 것이 달라지지는 않는다. 조급한 마음도 버리고, 노력에 비해 지나치게 빨리 무언가를 얻기를 기대하는 욕심도 버리고, 지금부터 지속적으로 자기 관리를 하겠다는 의지를 다지자.

그러면 몸에 쏟는 꾸준한 노력과 인내가 주는 긍정적인 영향을 비단 체력뿐만 아니라 인생에서도 경험하게 된다. 어려운 것을 참고 이겨내고 버티면서 노력하여 결과를 쟁취해본 사람과 단 한 번도 자신을 컨트롤해본 적이 없고 어려움을 이겨낸 경험이 없는 사람은 몸뿐만 아니라 인생의 깊이도 다를 수밖에 없다.

스스로의 노하우가 결합된 '지속가능한 운동'

운동이나 다이어트를 시작하는 이들에게 왜 운동을 하려고 하는지 이유를 물어보면 의외의 데이터를 얻게 된다. 비키니를 자신 있게 입기 위해서? 또는 캡틴 아메리카도 울고 갈 몸을 만들고 싶어서? 정작 사람들은 '살 빼고 몸 만들면 이러이러한 게 좋습니다'라는 말보다 이런 말에 더 공감한다.

"사실 일하고 사람들 만나고 연애도 하려면 힘에 부치니까, 체력 때문에 운동을 해야 하는 것 같아요. 제 친구도 이젠 힘들어서 하루만 밤을 새워도 골골하고 술도 못 마시겠대요."

이런 멘트를 날렸을 때 사람들은 매번 절대 공감의 물개박수를 친다. 그렇지 않아도 요즘 너무 피곤하고, 조금만 일하거나 시달려도 지쳐서 아무것도 못하겠다며, 이러다 큰일 나겠다는 위기감이 밀려온다고 봇물 터지듯 하소연을 한다.

나날이 체력이 떨어지는 것을 느끼며 불안감에 떨고 있다면 그때가 바로 주저하지 말고 자기 몸을 사랑해줘야 할 때다. 그리고 이미 경험한 사람으로서 확신을 가지고 말하건대, 돈이 들지 않고 가장 확실한 효과를 내는 최고의 방법은 '지속가능한 운동'이다.

"언니는 진짜 체력이 미친 것 같아. 에너지가 후덜덜이야."

"새벽에 보면 어느 순간 누나가 인스타 '좋아요'를 누르고 있더라고. 그러고는 몇 시간 있다가 또 움직이던데, 대체 잠은 언제 자?"

지인들은 내게 인간이 아닌 것 같다는 말을 자주 한다. 평소 잠자고 쉬는 시간에 비해 몸과 뇌를 움직이는 시간이 살인적으로 많기 때문이다. 타고난 성격이 안달복달하는 편이라 그렇기도 하지만, 프리랜서 생활을 오래 하다 보니 자연스럽게 시간을 쪼개어 쓰는 데 달인이 되었다. 이제는 어떻게 하면 하루를 완벽하게 채워서 쓸 수 있을지를 본능적으로 생각하고 실행에 옮기는 데 익숙하다.

보통은 그날의 메인 스케줄 위주로 일정을 짠다. 가장 중요한 일정을 뺀 나머지 시간에 반드시 운동하기, 원고 집필, 피부 및 바디 관리, 미팅이나 개인적인 만남을 잘 끼워 넣는다. 무엇보다 방송과 촬영이 많아 녹초가 되어도 나 자신을

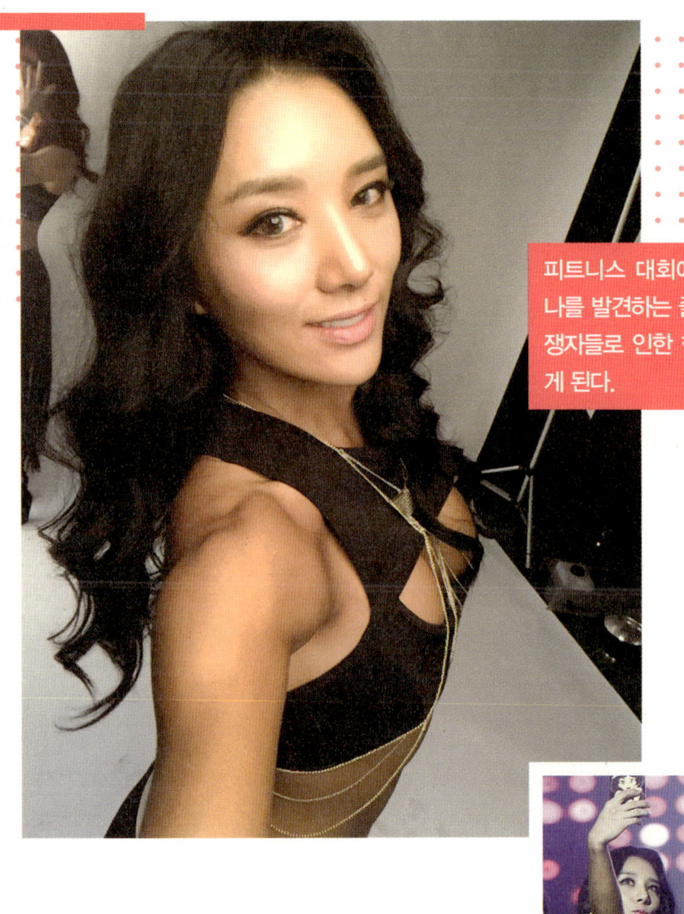

피트니스 대회에서는 매번 준비된 나를 발견하는 즐거움과, 쟁쟁한 경쟁자들로 인한 한계를 동시에 느끼게 된다.

물론 그 과정에서 몸에 대한 새로운 동기를 부여하기도 한다.

위한 운동을 건너뛰지 않는다.

그 과정에서 자기 나름의 컨디션 관리와 조절도 자연스럽게 깨닫고 배우게 된다. 마구 밀어붙일 줄만 알았던 20대 때와는 달리 내게 좀 더 맞는 운동 방식과 먹거리가 어떤 것인지 알게 된 후에는 관리가 쉬워졌다.

과로한 날에는 가벼운 스트레칭과 유산소 운동을 하면서 웨이트 트레이닝 시간을 줄이고, 컨디션이 엉망일 때는 먹는 것에 더욱 조심한다. 그럴 때일수록 소화도 잘되지 않고 혈액순환도 좋지 않아서 군살이 쉽게 붙기 때문이다. 가끔 여행으로 피로와 스트레스를 한 번에 풀기도 한다. 이렇게 나만의 방법과 노하우가 지속적인 운동을 통한 몸 관리와 결합되면 그 덕분에 누릴 수 있는 인생의 다채로움은 상상 이상으로 크고 즐겁다.

이미 아줌마라 불려도 할 말 없는 나이가 되어 버렸지만, 어린 여자들과 겨루어도 자신 있는 것이 바로 체력이다. 10대도 울고 갈 강한 체력! 단언컨대 전문 운동선수를 제외하면 아직까지 내 또래 중에 나보다 체력 좋은 여성을 본 적이 없다. 덕분에 나는 남들보다 하루를 더 알차게 쓸 수 있고, 적지 않은 일을 처리하면서도 틈나는 대로 놀 수 있으니 정말로 좋지 아니한가! 방송이나 언론에서 나를 찾아주는 곳이 점점 더 많아지면서, 요즘은 강한 체력을 소유하고 있음에 새삼 더 감사하다. 그 비결은 바로 나의 컨디션과 라이프 스타일을 적절하게 결합한 꾸준한 운동의 힘이다.

크롬, 마그네슘으로
다이어트와 건강 동시에 챙기기

Chrome+Magnesium

갑자기 초콜릿이 먹고 싶을 때? 빵이 먹고 싶을 때? 유난히 어떤 음식이 먹고 싶어 계속 생각난다면 이는 곧 내 몸이 보내는 '결핍 신호'일 수 있다. 단순 식욕과 감정의 문제일 수도 있으나 특정 영양소가 부족할 경우 뇌는 몸에게 어떤 음식을 먹게 만드는데, 그 중 제대로 된 영양소를 공급해주지 않으면 뇌가 이상반응을 보여 끝내 '폭식'은 물론 당뇨를 불러일으킬 수 있다.

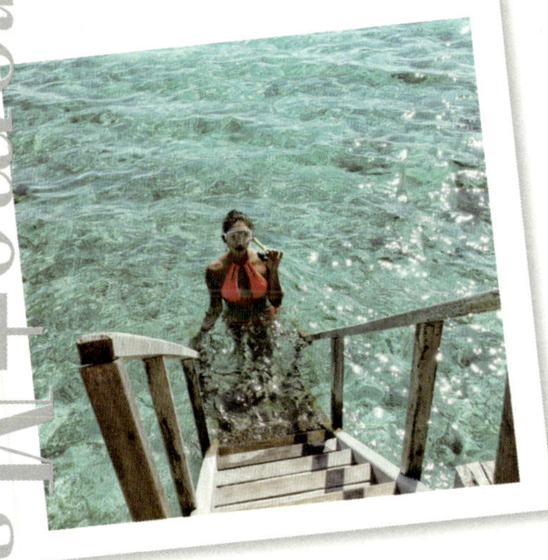

영국 건강식품협회(HFMA) 연구 결과에 따르면, 우리 몸에 특정 영양소가 부족하게 되면 뇌가 신호를 보내서 먹고 싶게 만든다고 하는데 이는 배가 고파서가 아니라 '마그네슘' 부족일 경우 나타나는 현상이라는 것이다. 초콜릿, 특히 다크 초콜릿에는 다량의 마그네슘이 포함되어 있는데 이를 몸이 기억하는 결과다. 또 빵이나 흰쌀밥 같은 탄수화물이 당길 때도 단순 식욕일 수 있으나 아미노산 부족을 의심해볼 수 있다. 그런데 아미노산이 부족하면 고기 같은 아미노산이 들어 있는 음식을 찾는 대신 왜 빵, 밥 같은 탄수화물 음식을 찾는 것일까? 이유는 아미노산이 '행복 호르몬'이라고 불리는 '세로토닌'을 만들어주기 때문이다.

세로토닌이 부족하면 흔히들 탄수화물 중독 증세를 보이는데 밥, 빵은 순간적으로 혈당을 올려 뇌에 만족감을 준다. 드라마나 영화에서 실연당한 여주인공을 생각해보자. 고기를 뜯고 있는 경우는 없다. 침대에 앉아 눈물을 흘리며 아이스크림이나 초콜릿을 먹거나 폐인 같은 모습으로 양푼에

밥을 비벼 흡입하고 있지 않은가. 그러나 이런 것들은 모두 진통제 같은 임시방편이므로 과하게 빵이나 밥이 당긴다면 아미노산이 부족하지 않은가 체크해볼 필요가 있다. 아미노산이 풍부한 음식으로는 대부분 고기를 떠올리지만 낙지·아몬드도 아미노산이 풍부하니 이것들을 먹는 것도 좋은 방법이다. 이제 연인과 헤어져 세상이 무너진 듯 우울하다면 과자 몇 봉지를 뜯어 비우는 대신 낙지 숙회와 생아몬드를 꼭꼭 씹어보면 어떨까.

또 특정한 음식이 먹고 싶다기보다 폭식 증상이 일어나는 경우라면 크롬 부족을 의심할 수 있다. 크롬은 굉장히 생소한 영양소이지만 중요한 역할을 한다.

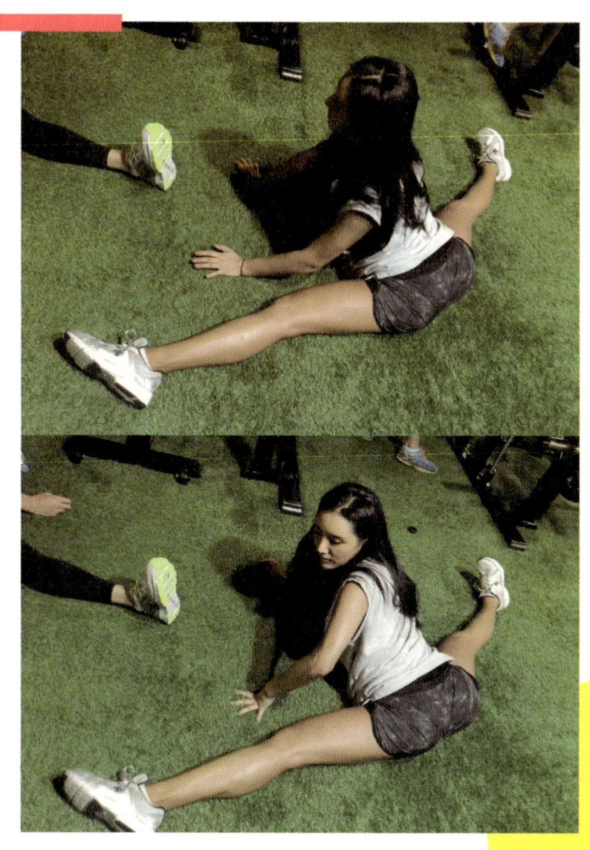

사람이 살아가는 데 꼭 필요한 다섯 가지 영양소가 있다. 탄수화물, 단백질, 지방, 비타민 그리고 미네랄이다. 무기질이라고도 부르는 미네랄은 우리 몸을 열차에, 단백질·지방을 석탄에 비유했을 때 불이라고 할 수 있겠다. 아무리 열차가 좋고 석탄이 빵빵해도 불이 없으면 말짱 도루묵이다. 미네랄이 결핍되어 있다면 탄수화물과 단백질이 에너지화되어 쓰일 수 없다. 흔히 말하는 칼슘, 마그네슘, 나트륨 같은 게 바로 미네랄인데 크롬 역시 미네랄의 일종으로 혈당을 안정화시켜준다.

크롬은 혈당을 조절하는 인슐린이 작동을 잘하게 도와 당 흡수와 이용률을 높여준다. 식욕이나 갈증을 느껴 음식물을 충분히 섭취해주면 '배부르니 그만 먹어야 한다'는 포만감을 일으키는 호르몬이 작동해야 하는데 크롬이 부족하면 인슐린이 있어도 작동을 못한다. 인슐린 저항성이 생기고 결과적으로 식욕 포만감을 일으키는 호르몬이 정신을 차릴 수 없어 배가 불러도 무한 흡입을 하게 되는 것이다. 게다가 크롬이 부족하면, 단 음식 중독 증상을 보이면서 탄수화물에 대한 갈망이 일어난다. 다이어트할 때 단것을 절대 못 참고 당이 부족해서 기운이 빠진다고 하는 케이스라면 크롬이 꼭 필요한 경우다.

크롬은 이미 몸을 만드는 사람들 사이에서는 친숙하다. 지방을 분해하는 데 없어서는 안 될 필수 요소이기 때문이다. 게다가, 혈관 벽을 청소해주는 좋은 콜레스테롤 증가에도 일조하는 것으로 알려져 있어 미국에서는 다이어트나 근육 증강 보충제로 사용하고 있으며 일반인들도 크롬 영양제를 챙겨 먹는다.

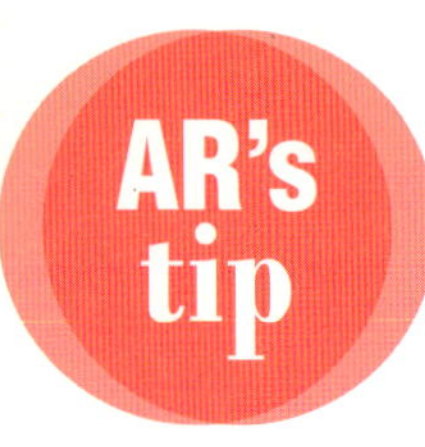

마법에 걸린다고 두려워 말라

여자들이 운동을 하지 못하는 이유에는 여러 가지가 있는데, 한 달에 한 번씩 찾아오는 그날도 대표적으로 운동을 하지 않는 것을 합리화하도록 만들어준다. 몸도 무겁고 컨디션도 좋지 않아 운동을 하지 않는 게 좋겠다고 자체 판단한 후 생리 기간 동안 몸이 힘들다는 핑계로 먹고 또 먹으며 계속 스스로 위안을 한다. '나 지금 생리 중이니까 괜찮아'라고. 그러나 월경 기간 중 적당한 운동을 하면 월경으로 인한 복통을 진정시키는 효과가 있다. 또 운동으로 땀을 흘리면 몸속에 있던 수분이 빠져나가게 되는데 이로 인해 복부가 팽창되는 불편감도 줄어들 수 있고, 또한 엔도르핀이 방출되어 월경 기간 중 느끼는 불쾌하고 우울한 기분이 개선될 수 있다. 월경 기간 중 운동을 쉬려고 하는 마음에 브레이크를 걸어주고 싶은 이유는 심리적인 부분도 있다. 이것 빼고 저것 빼고, 이날 빼고 저 날 빼며 핑계를 대다 보면 정작 운동을 할 수 있는 시간이 나지 않는다. 보통 월경 기간은 개인차가 있지만 3~7일 정도로, 전체적인 통계로 보면 사춘기부터 폐경 때까지 3500번 정도 반복하게 된다. 인생에 있어 그렇게 긴 세월을 합리화하며 보낼 것인가! 피할 수 없으면 즐겨야 한다.

월경증후군 증상은 150여 가지로 알려져 있다. 일반적으로 유방통, 두통, 부종, 변비, 설사, 식욕 증가 등 신체적인 증상이 있다. 또 우울함, 집중력 저하, 피로감, 신경과민 등의 정서적인 증상들도 나타난다. 심한 경우 자제력을 잃고 소리를 지르거나 폭력적인 성향을 보인다. 원인은 정확히 밝혀지지 않았지만 호르몬 · 신경전달물질 등의 변화로 추정한다.

> 월경 기간 중 적당한 운동을 하면
> 월경으로 인한 복통을 진정치키는 효과가 있다.
> 엔도르핀이 방출되어 월경 기간 중 느끼는
> 불쾌하고 우울한 기분이 개선될 수 있다.

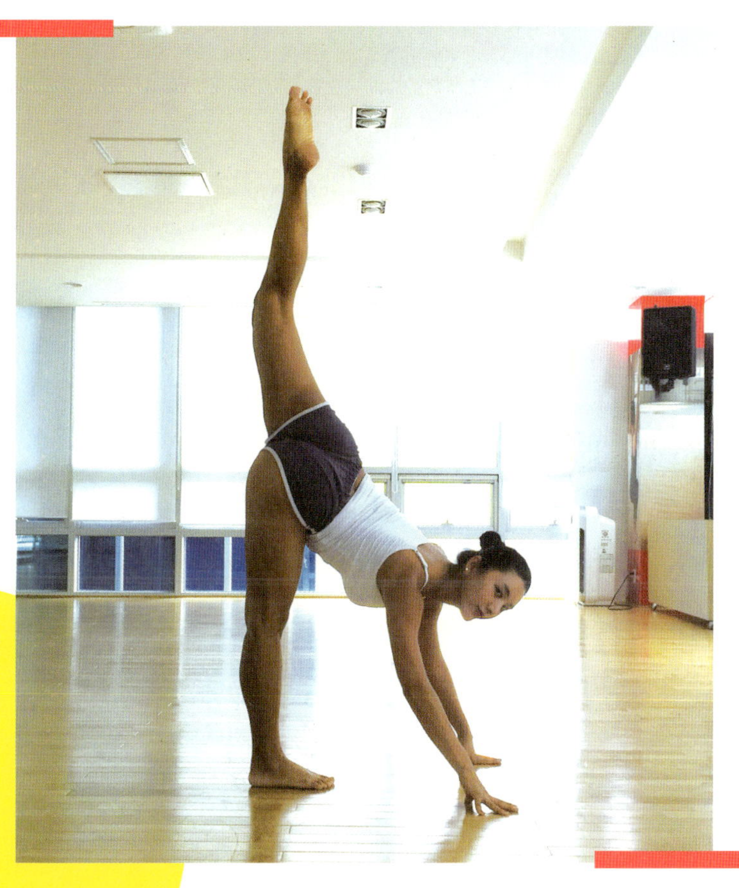

월경통도 큰 고민 중 하나인데 여러 가지 유형이 있다. 어딘가 아프다고 콕 집어 말할 수 없이 온몸이 으슬으슬하고 쑤시는 '쑤심형', 배 아픔이 아니라 배에서 심장 박동이 느껴지며 머리에서 지끈거리는 느낌과 두근거리는 증상이 아랫배에서 나타나는 '바동형', 모든 게 아르르 헐리는 느낌이 들고 주로 양이 많은 2~3일 즈음에 발생하는 통증인 '헐림형', 그리고 마지막으로 아랫배가 칼로 도려내는 듯이 아프고, 허리를 제대로 펴지 못할 정도로 통증이 심해서 3~4시

간 간격으로 진통제를 먹어야 겨우 견딜 수 있다는 '발동동형'으로 나눌 수 있다.

재미있는 건 운동을 제대로 열심히 하는 여자들 중에는 나처럼 월경통이 없거나 혹은 있어도 그리 심하지 않다고 하는 이들이 많다. 월경통의 원인에는 여러 가지가 있겠지만, 월경통은 월경 기간 중 자궁 안의 혈액순환이 원활하지 않아 생기는 통증이므로 월경통이 심한 건 건강상으로 좋은 게 아니다. 운동을 통해 기본적인 건강 상태와 체력이 좋아지고 골반의 위치가 바로 잡히면서 그와 관련된 근육들이 발달하면서 신진대사가 원활해지다 보면 어느 정도 월경통에서 벗어날 수 있게 된다.

고로 월경과 운동을 연관 지어 핑계 대지 말고, 월경 기간이라면 그에 맞춰 강도를 낮추거나 조금은 릴랙스한 상태에서 운동을 하는 것이 궁극적인 건강한 삶에 도움이 된다. 적당하게 운동을 해주는 것이 나쁜 생리혈의 배출을 도와준다. 유산소 운동을 통해 몸 안의 염증 지수를 낮추면 생리통도 완화된다. 운동하고 땀이 많이 나면 갑자기 체온이 떨어져서 근육이 수축되고, 이것이 생리통을 더 심하게 만들 우려가 있기 때문에 얇은 옷을 여러 겹 겹쳐 입어 주는 게 좋고, 물도 평소보다 30% 정도 더 많이 마시는 게 좋다. 나는 월경 기간에 지나친 하복부 운동이나 강도가 센 하체 운동은 피하고, 상체 위주로 운동을 하거나 스트레칭과 유산소 운동을 충분히 하는 식으로 운동한다.

월경이 끝나고 나면 이제 호르몬이 안정되고 예뻐지는 일주일을 맞이

한다. 모든 것이 제자리를 찾는 이때가 바로 다이어트와 몸 만들기에는 최적의 시기다. 식단과 운동을 더욱 '빡세게' 해보아도 좋다. 하는 만큼 효율이 높을 수 있는 시기이기 때문이다.

한 달에 한 번 걸리는 마법, 귀찮고 힘들지만 이 타이밍을 잘 활용하면 다이어트와 몸 만들기의 루즈함이 사라지면서 스스로 똑똑하게 컨트롤하고 몸 관리를 하는 방법을 깨닫게 된다. 생리하기 일주일 전까지는 늘 동일한 루틴(routine)으로, 월경 기간 중엔 약간 강도를 낮춘 운동과 몸 상태에 맞춘 음식을 적당히 섭취하면서 현상 유지를 해준다. 월경이 끝나고 나면 이때부터 1~2주까지를 본격적인 다이어트와 운동을 위한 기간으로 잡는다.

투자 대비 최고의 만족, 좌훈

월경 전과 월경 기간 동안엔 최대한 내 몸을 아껴주는 것이 필요하고 몸을 따듯하게 보호해주어야 한다. 그런 의미에서 실천할 수 있는 생활 속 습관 중에 족욕과 좌훈이 있다. 좌훈은 월경 기간 중에는 할 수 없지만 월경 전과 월경이 끝난 직후부터 가능하다. 몸을 따듯하고 건강하게 만들어주는 것은 족욕도 마찬가지다. 따듯한 성질을 가지고 있는 생강이나 쑥을 사용하면 더욱 좋은데, 족욕과 좌훈을 하면 부종 제거에 효과가 있고 덩달아 피부도 맑아진다. 또 월경 부기 감소를 위해 칼륨이 많이 함유되어 있는 율무를 볶아서 차로 우려 마셔도 좋다.

투자 대비 최고의 만족을 느낄 수 있는 셀프 관리로는 좌훈을 강력 추

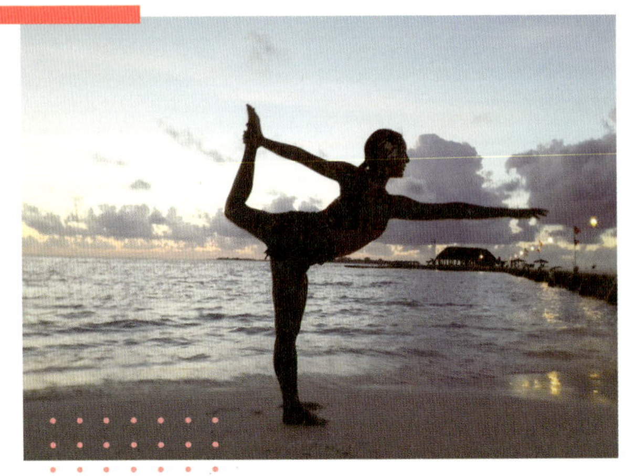

천한다. 다소 엽기적으로 보일 수 있겠지만 나는 좌훈기를 컴퓨터 의자 대용으로 쓰면서 좌훈을 즐길 만큼 좌훈 마니아다. 디톡스, 다이어트, 여성 질환 예방과 건강을 모두 챙길 수 있기 때문이다. 반신욕이나 족욕이 좋긴 하지만 나처럼 가만히 앉아 있는 것을 견디지 못하고 물을 받는 것조차 귀찮아하는 귀차니스트들에게는 간편하게 할 수 있는 좌훈이 더 유혹적이다. 인터넷에서 안에 넣는 쑥팩까지 포함하면 10만 원 안쪽으로 구입할 수 있는데 소량의 물만 끓여서 할 수 있으므로 시간을 뺏길 염려도 없다. 좌훈기의 가격은 천차만별, 그러나 사용해본 결과 '저렴이'들도 효과적인 측면에서는 큰 차이가 없다. 좌훈제를 끓이면 수증기가 올라오는데 이는 여성 기관이나 환부에 강력한 살균작용을 한다. 출산을 한 후라면 산후 조리를 할 때 상처가 잘 아물 수 있게 도와주고 세균 감염으로 인해 생기는 질염에도 도움이 된다. 소염과 진통작용 또한 효과 중 하나인데 염증을 가라앉히는 작용을 해서 염증을 진정시켜주고 통증이 완화될 수 있도록 해준다.

좌훈을 하면 피부가 좋아지는 효과도 덤으로 얻을 수 있다. 실제로 이 책의 표지를 촬영하던 날은 생리가 터지기 며칠 전인 마의 기간이었다. 웬만하면 피하려고 했으나 어쩔 수 없이 촬영을 강행할 수밖에 없었다. 좋은 컨디션을 위해 아침에 좌훈을 충분히 하고 촬영했는데 피부 상태나 몸 상태가 나쁘지 않았음을 나는 좌훈의 효과라고 믿고 있다. 좌훈을 해서 속이 건강해지면 피부 상태는 확실히 개선된다. 뭔가 밝아진 느낌이 든다고 해야 할까? 여성의 내분비 호르몬과 관련된 기관에 대한 개선 효과가 있어서 피부 트러블을 진정시켜주면서 피부가 한 톤 맑고 밝아질 수 있게 해준다. 민감성 알레르기 피부도 개선된다고 하니 이너뷰티로 인해 피부를 예쁘게 만드는 방법인 셈이다. 피부 자체의 트러블보다 자궁이나 난소에 생긴 문제로 인해 생긴 피부 트러블이라면 확실한 효과를 기대해도 좋겠다. 좌훈을 할 때는 허브나 약재를 사용하는데 이 자체도 피부에 영양을 공급하고 탄력을 준다.

좌훈의 장점으로는 질과 자궁의 수축 효과도 있다. 수증기를 통해 질과 자궁이 자연스럽게 수축되므로 더 강력한(?) 효과를 원한다면 좌훈을 하는 동안 케켈 운동을 반복해본다. 좌훈 체험 후기 같은 것들을 훔쳐보면 이런 멘트들을 발견할 수 있다. '남편이 좋아한대요.' 단 산후 좌훈은 출산 3주 뒤부터 하는 것이 적당하므로 주의할 것.

좌훈을 하면 다이어트에도 도움을 받는다. 하복부의 혈액순환이 원활해지므로 몸속 지방이나 노폐물을 몸 밖으로 배출하기 쉬워지고 이로 인해 뱃살이 들어간다. 많이 붓는 체질이라면 부기 감소를 기대해도 좋다. 이렇게 좌훈은 몸에 도움이 되는 각종 성분들을 온몸으로 흡수한다는 특징을 가지고 있으며, 신진대사에 필요한 충분한 영양을 세포에 공급해준다.

여성은 생리를 하면서 혈액을 몸 밖으로 배출하므로 늘 새롭고 신선한 영양소와 혈액이 필요한데 좌훈을 하는 과정에서 몸에 필요한 새로운 피를 만드는 데 도움을 받을 수 있다. 좌훈을 하면서 흘리는 땀도 일반 사우나에서 나오는 다른데, 몸속에 남아 있던 노폐물과 독성 물질이 몸 바으로 배출되는 과정 중에 운동을 한 것과 비슷한 효과를 기대할 수 있다.

몸의 데이터를
정확히 파악하라

뉴욕을 배경으로 과감하고 섹시하며 자유롭고도 복잡 미묘한 남녀 관계와 30~40대 여성들의 심리를 섬세하게 묘사한 덕분에 많은 팬을 거느렸던 드라마 〈섹스 앤 더 시티〉.

"거기를 본 적이 있어?"

네 주인공 가운데 가장 과감한 인물인 사만다의 질문이다. 당연히 '예스'라고 답하는 캐리와 미란다와는 달리 가장 여성스럽고 소심한 샤롯은 자신만 그런 경험이 없음을 알게 된다. 그리고 몰래 방문을 걸어 잠근 채 거울로 자신의 몸을 구석구석 살펴보고는 생전 처음 마주한 자신의 은밀하고 오묘한 아름다움에 감탄한다. 그 장면을 보고 호기심이 발동한 나도 역시 똑같이 방문을 잠근 채 드라마 속 여주인공처럼 거울을 꺼내 들고 은밀한 관찰을 감행했다.

자신의 그곳이 어떻게 생겼는지 모른다는 샤롯에게 아름다운 너의 몸을 보라던 적극적인 사만다의 조언은 30대 여성들에게 반드시 필요한 선물이다. 예쁘고 건강한 몸을 원한다고 하면서 스스로 쉽게 확인할 수 있는 자신의 몸 상태조차 제대로 알지 못하는 이들이 많다. 나이가 들수록 점점 동안과 젊음에 대한 욕구는 강렬해지지만 정작 자기 몸이 어떤 상태이며, 어떤 모습인지는 생각해보지 않는다.

20대와 30대 초반에는 1년을 기준으로 루틴이 있었다. 우스갯소리로 인간은 살이 쪘을 때와 빠졌을 때로 나뉜다는 말을 종종 하곤 하는데 내가 딱 그랬다. 약간의 무절제로 살이 붙었다가 모니터 속의 충격적인 내 모습을 확인하고 정신을 차린다. 다른 사람은 몰라도 나는 안다. 사진 속, 화면 속 내 턱이 이중으로 겹치면서 덩치는 더 커 보이고 있다는 것을. 그러면 바로 다이어트에 돌입해 한두 달의 피나는 노력 끝에 다시 봐줄 만한 상태로 돌려놓는다.

그러나 어느 순간 깨달았다. 그렇게 기복이 있는 다이어트가 나를 늙게 만든다는 사실을. 그렇게 한 번씩 다이어트를 하고 나면 예전보다 더 쉽게 지치고 얼굴도 왠지 모르게 늙어 보이는 듯했다.

그래서 일상 속에서 몸을 유지하고 관리할 수 있는 라이프스타일을 익히기로 마음먹었다. 더욱 체계적이고 꾸준하게 규칙적으로 운동하고, 생활습관을 조절하는 것이다. 그리고 서른다섯 살이 된 지금까지 실천하고 있다. 이런 노력을 통해 나는 오히려 20대보다 지금이 더 활력 있고 나아진 상태가 되었다고 생각한다.

당신의 몸을 각별하게 사랑하는 방식을 정하고 실천하라. 운동을 하면 예전보다 더 날씬해지고 탄력이 생길뿐더러 체력이 좋아진다. 맛있고 건강하게 챙겨먹으면 피부도 컨디션도 살아난다. 처음에는 티가 나지 않지만 작은 노력이 쌓이면 정직한 우리 몸은 어느 순간 만족할 만한 결과를 돌려준다.

설사 그것이 100% 마음에 들지는 않을지라도 이미 자기 자신을 사랑하는 과정에서 사신도 모르게 삶이 좀 더 활력 넘치고 즐거워지고 있다는 것을 느낄 수 있다. 그때부터는 결과와 상관없이 관리를 하는 자기 자신이 사랑스러워지고, 그렇게 조금씩 높아진 자신감은 노화에 대한 두려움을 완벽히 없애준다.

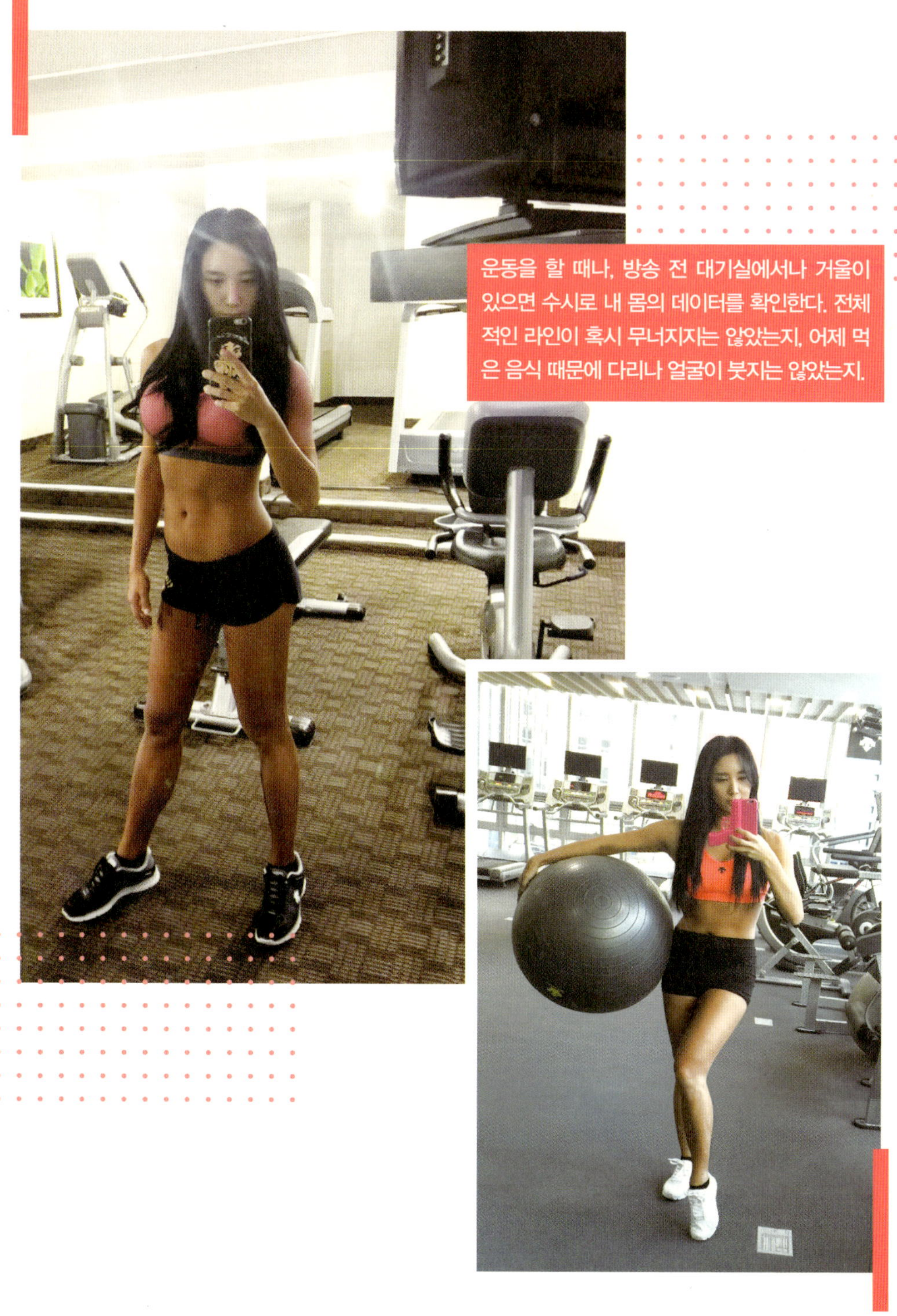

운동을 할 때나, 방송 전 대기실에서나 거울이 있으면 수시로 내 몸의 데이터를 확인한다. 전체적인 라인이 혹시 무너지지는 않았는지, 어제 먹은 음식 때문에 다리나 얼굴이 붓지는 않았는지.

지금 당장 시작할 수 있는 것들은 굉장히 많다. 일주일에 몇 번씩 횟수를 정해 놓고 꼼꼼하게 팩을 하기, 아로마오일로 반신욕이나 족욕 하기, 하루에 스쿼트 100번 하기, 일주일에 두 번은 꼭 헬스장 가기, 주말에 자전거 타기 등등. 이것이 바로 문자로 주입하는 정신적 힐링 대신 나의 몸에서 답을 찾는 길이다.

운동의 의지를 다지고 재미를 붙이기 위한 방법으로 매일 운동 셀카를 찍어 보는 것도 좋다. 집에서든 헬스장에서든 운동하는 자신의 모습을 예쁘게 찍어서 소장하고 SNS에 올려 친구들과 공유하면 매일매일 시간이 흐르면서 발전하는 몸의 상태를 관찰할 수 있다. 몸에 피트되는 운동복을 예쁘게 입고 자신에게 어울리는 각도로 운동 셀카 찍기를 즐길수록 운동 시간이 즐거워지면서 어느새 자신도 모르게 아름다워져 있는 자신의 몸을 발견할 수 있다. 실제로 나는 운동 셀카 마니아다!

거울에서 답을 찾아라

진정으로 자기 자신을 사랑하면서 아름다워지고자 한다면 먼저 자기 몸에 대한 관찰과 학습이 선행되어야 한다. 그래야 장점과 단점을 찾아 장점은 강조하고, 단점은 보완하며 현재 자신의 몸 상태가 어떤지, 어떤 부분을 위해 노력해야 할지 답을 찾을 수 있다. 어깨와 등, 척추는 곧고 바르고 예쁜 곡선을 유지하고 있는지, 골반이 틀어지거나 기울어지지는 않았는지, 피부는 탄력이 있는지, 셀룰라이트의 정도는 어떤지, 무릎의 방향은 바르게 앞을 향하고 있는지를 세밀하게 관찰해야 한다.

그렇게 자신의 몸에 대한 데이터가 있어야만 그에 맞는 관리 솔루션이 나올 수 있다. 많은 여성들이 몸 관리에서 대부분의 문제는 자신의 몸에 대해서는 잘 모르면서 '카더라' 통신에서 좋다는 다이어트, 유행하는 관리법만 좇는 데서 기인한다. 거울 속의 자신은 어깨가 앞으로 굽어져 있는 상태인데 정작 본인은 등살을 빼길 원한다. '나는 왜 저렇게 등살이 수북할까' 고민하면서 인터넷에서 등살 빼는 법을 찾아 열심히 따라 한다.

나는 그래서는 아무리 인터넷 운동법을 따라 한다고 해도 날씬한 등 라인을 가질 수 없다고 확신한다. 그 이유는 이렇다. 어깨가 앞으로 잔뜩 말려 있는 상태에서는 머리의 무게가 앞쪽으로 실리게 되고, 따라서 무게중심 역시 앞쪽에 있을 수밖에 없다.

똑똑한 우리 몸은 앞으로 고꾸라지지 않기 위해 자연스럽게 중심을 잡는 방법을 생각해내는데, 그것이 바로 등에 지방을 쌓는 것이다. 그래야만 앞쪽에 있는 무거운 머리 무게를 버틸 수 있다. 그런 까닭에 어깨가 앞으로 굽어 있고 상체의 자세가 좋지 않은 이들 중에는 유독 등이 수북하거나 상체 군살로 고민하는 이들이 많다.

등살이 고민이라면 먹이를 찾아 헤매는 하이에나처럼 인터넷을 떠돌며 등살 빼기 운동법을 수집할 것이 아니라, 거울을 보고 자신의 어깨가 바르게 되어 있는지를 먼저 파악해야 한다. 어깨의 자세가 바르지 않다면 제대로 펴서 올바른 자세를 의식적으로 인지하고 평소에도 자연스럽게 몸에 밸 때까지 수시로 어깨 펴기를 실시해보아야 한다. 그리고 일주일 후 다시 거울을 보며 체크를 한다. 이런 사소한 습관과 관찰이 그토록 간절히 없애고 싶던 등살을 없애줄 수도 있다. 등살 빼는 운동은 그다음이다. 등살뿐 아니라 어느 부위의 살이든 마찬가지다.

똑똑하게 거울 보는 법

우리 집에는 전신 거울이 네 개 있다. 집이 좀 더 넓거나 내 마음대로 할 수 있었다면 나는 아마 여느 헬스장 GX룸(Group Exercise Room)처럼 집 전체에

48

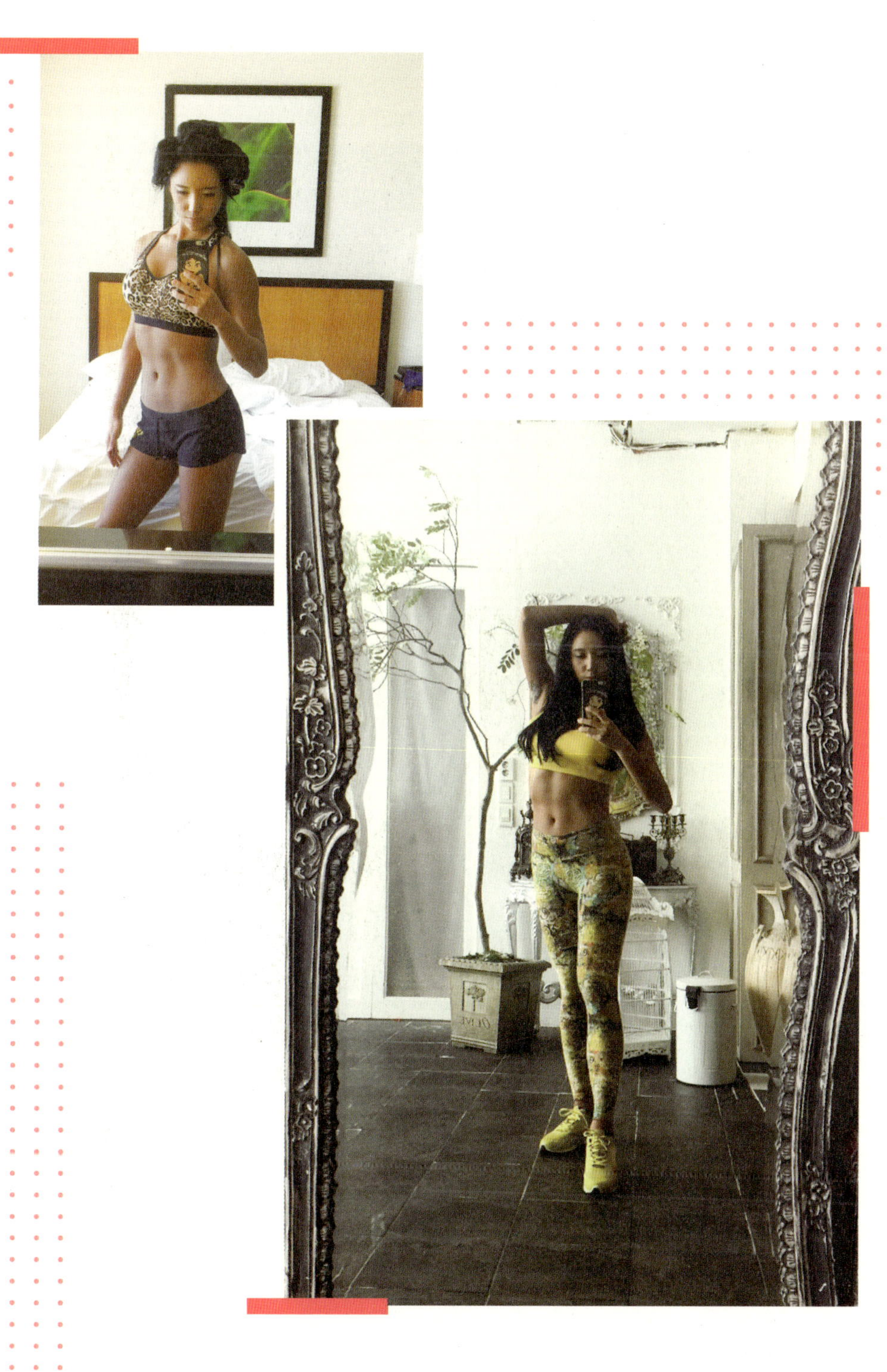

거울을 설치했을지도 모르겠다. 그만큼 여기저기에서 거울을 자주 보면서 내 몸의 상태를 체크하곤 하는데, 이는 굉장히 중요한 몸매 관리 노하우다. 자주 들여다보고 오늘은, 지금은 자기 몸이 안녕한지 확인하는 것에서부터 몸매 관리의 방향이 잡힌다.

언젠가부터 나는 하루에 한 번씩, 또는 그보다 더 자주 실오라기 하나 걸치지 않고 거울 앞에 서는 습관이 생겼다. 앞, 옆, 뒤 꼼꼼히 살펴보고 빤히 들여다본다.

제일 먼저 살펴보는 것은 전체적인 느낌이다. 여자라면 누구나 살이 붙었을 때와 몸이 가벼웠을 때의 느낌이 어떻게 다른지 그 차이를 안다. 마음속으로는 괜찮다고 위안하지만 거울은 여실히 내가 지금 어떤 상태인지를 적나라하게 말해준다.

그다음에는 내가 초점을 맞추고 있는 주요 부위다. 열심히 운동하는 힙이 전보다 더 올라붙었는지, 보완할 부분은 없는지를 살피고 허리와 복부 라인이 좋아지고 있는지 관찰한다.

늘 신경 써야 하는 부분은 몸의 기본 틀의 정렬이다. 발바닥은 잘 붙이고 있는지, 무릎의 방향은 정면을 향하고 있는지, 골반의 위치가 지나치게 앞으로 숙여지거나 뒤로 빠지지 않고 옆에서 보았을 때 예쁜 사선을 유지하고 있는지, 배꼽을 당기고 복부를 긴장시켰을 때 라인이 슬림하게 빠지는지, 어깨뼈가 앞쪽으로 말려 있지 않고 앞에서 보았을 때 쇄골과 어깨가 수평을 이루고 있는지, 목선이 길고 우아하게 빠졌는지를 살펴야 한다.

요즘은 인터넷으로도 쉽게 전신 거울을 구입할 수 있으니 당장 전신 거울을 장만하자. 방, 거실 벽, 옷방에 전신 거울을 하나씩 두고 옷을 입었을 때나 벗었을 때 늘 몸을 살펴보자. 머리부터 발끝까지 다 볼 수 있는 큰 거울을 구입해서 가장 자주 편하게 볼 수 있는 곳에 두면 유용하게 활용할 수 있다.

유용한 팁이 하나 있다. 자신의 몸을 거울을 통해 체크하는 것이 익숙지 않을 때는 컬러 테이프로 십자 표시를 해두면 좋다. 기준 선이 있으므로 대비해서 보았을 때 자신의 몸이 얼마나 틀어져 있는지, 라인이 예쁜지를 좀 더 정확하게 관찰할 수 있다.

이렇게 몸을 늘 세심하게 들여다보는 습관 덕분에 나는 내 몸의 장단점을 더 잘 파악할 수 있게 되었고, 현재의 몸 상태를 위주로 내게 꼭 필요한 솔루션을 찾기 시작했다.

예를 들어 나는 선천적으로 허리선이 가늘지 않은 대신 골반과 힙, 허벅지는 타고났다. 고로 나를 위한 관리법은 허리선이 더 굵어지거나 군살이 붙지 않도록 신경을 쓰면서 장점인 힙과 허벅지는 계속해서 키워 나가는 것이다. 즉 내게 강력한 힘을 선사할 수 있는 것은 타고난 부위를 더욱 아름답게 만들려는 노력이다! 알몸으로 거울 앞에 서면 그런 내 장단점을 더 잘 파악하며 나아가야 할 방향을 정할 수 있다.

거울을 통해 몸을 살필 때 피부 상태에 대한 파악도 잊지 않아야 한다. 워낙 까무잡잡하면서 예민하지 않은 건강 피부라 크게 신경 쓸 것은 없지만 하얗지 않은 대신 나만의 초콜릿 빛 윤기 나는 피부를 유지하기 위해 거울 속 내 피부가 예뻐 보이는지 관찰한다.

만약 푸석해 보이거나 톤이 고르지 않다고 느껴지면 그날은 오일과 로션으로 더욱 공들여 바디마사지를 한다. 안토니우스를 처음 영접하는 클레오파트라의 등장을 묘사했던 한 구절처럼 황금빛 꿀 같은 피부, 그 까만 피부의 생닝은 바로 이런 윤기이니까!

내 몸을 들여다보게 되는 습관은 외모적 솔루션만을 깨닫게 해주는 것이 아니다. 강력한 정신력을 만들어준다는 장점도 있다. 한 가지 사실을 어떤 기준으로 보느냐에 따라 많은 것이 바뀐다. 이를테면 지금은 엄청난 장점이라고 생각하는 내 엉덩이도 부정적인 기준으로 보면 전형적인 한국 여인네들보다 너무 크고 튀어나와 있으며, 가늘지 않은 라인 역시 육덕지고 과하다는 생각을 할 수밖에 없다.

그러나 몸을 관찰할 때 자신을 좀 더 사랑하고 받아들인다는 생각을 장착하면 마치 마법처럼 보는 시각이 바뀌게 된다. 단점을 캐내면서 자기 자신을 미워하는 것이 아니라 그럼에도 불구하고 자기 모습을 있는 그대로 받아들이면서 새로운 강점들을 발견해내는 자세다. 때로는 지금껏 단점이라고 생각했던 부분들이 자신만이 가질 수 있는 강력한 무기라는 생각을 하게 되기도 한다.

이제부터 방에 전신 거울을 하나 두고 자주 옷을 벗고 거울 앞에 서 보자. 머리부터 발끝까지 공부하고, 관찰하고, 학습하며, 애정을 기울이기 시작할 때다.

AR's tip

몸이 따뜻해야 셀룰라이트도 잡는다

성냥팔이 증후군이란 증상이 있다. 배를 곯으며 오들오들 추위에 떨고 있는 성냥팔이 소녀. 이 상태가 지속될수록 그녀의 몸은 계속 차가워져만 간다. 춥다고 해서 운동을 하지 않고 먹지 않는 다이어트를 하고 있는 이들의 몸 상태와 뭐가 다를까. 이는 운동을 좋아하지 않는 사람들이 흔히 생각하는 방식이다. 운동은 하기 싫으니 차라리 안 움직이고 안 먹는 다이어트를 한다. 이처럼 굶는 다이어트로 성냥팔이 소녀처럼 자신의 몸을 차갑게 만든다고 해서 성냥팔이 증후군이라고 한다. 몸이 차가운 체질로 바뀌게 되면 신진대사가 저하되어 지방이 쉽게 축적되는 체질이 된다. 굶는 데다 운동까지 하지 않으니 순환이 원활하게 이루어지지 않아 몸은 몸대로 망가지고 내내 굶지 못해 결국 다이어트에 실패하고 만다. 진정 다이어트의 성공을 원한다면 자신을 불쌍하게 떨고 있는 성냥팔이 소녀처럼 만들어서는 안 된다. 그런 의미에서 다이어트와 체온은 떼레야 뗄 수 없는 관계다.

체온은 다이어트에 굉장히 중요하다.
몸속 장기의 온도가 상승할 경우,
기초 대사율이 약 15% 정도 상승한다.
하루에 300kcal를 더 소모할 수 있다.

체온은 다이어트에도 굉장히 중요한 요소다. 실제로 우리 몸속에 있는 장기의 온도가 1도 상승할 경우, 기초 대사율이 약 15% 정도 상승한다. 여성을 기준으로 몸속의 온도를 1도만 올려도 하루에 300kcal를 더 소모할 수 있는 셈이다. 그러므로 억지로 먹고 싶은 음식 참아가며 힘들게 다이어트 하는 것보다 체온만 잘 관리해줘도 훨씬 쉽게 다이어트를 할 수 있다는 뜻이다.

그렇다면 지금 현재 내 체온부터 확인해보자. 과연 나는 정상 체온일까? 최근 50년 동안 현대인들의 평균 체온이 작게는 0.3도에서부터 최대 1도 이상이 내려가면서 잔병치레가 늘었다는 조사 결과가 있다. 우리가 정상 체온이라고 생각했던 36.5도가 더 이상 당연한 사실이 아니라는 것이다. 자기 체중은 알아도 체온을 정확히 알고 있는 사람은 잘 없으므로 체온을 재보는 것도 좋은 습관이다.

체온이 떨어졌을 때 발생하는 신체 변화를 알게 되면 건강 측면에서도 체온을 높일 수 있는 방법에 대해 진지하게 생각해보게 될 것이다. 1도가 낮아진 35.5가 되면 배설 기능이 저하되고, 자율신경과 면역반응에 이상이 온다. 35도가 되면 암세포가 증식하기에 가장 적합한 온도이며 34도는 삶과 죽음의 경계라고 할 수 있는 한계다. 생명을 유지할 수 있는 확률도 절반으로 떨어진다. 33도일 땐 환각과 대사 위기가 오고, 6도가 낮아지면 의식불명에 이르며, 29도부터는 사망에 임박한 사람의 체온 수준이다. 2도 이상 낮은 경우는 특별하다 치더라도 35.5도일 경우 증상에 주목할 필요가 있다. 평소 화장실을 제대로 가지 못하고 잠도 잘 자지 못하며 순환이 안 되는 듯 느껴져 아무리 운동을 하고 다이어트를 해도 효율이 없다면 고민해볼 문제다.

화를 잘 내는 성질도 체온을 내리는 원인이다. 화가 나면 열받는다는 표현을 쓰지만 실은 화를 내게 되면 체온이 떨어진다. 사람이 화를 낼 때 머리가 뜨거워지면서 느낌상 얼굴에 열이 오르니 체온이 올라가는 것 같지만 다른 곳에 가야 할 열까지도 상체에 집중되면서 열을 나눠받지 못한 나머지 신체 부위들이 차가워지는 것이다. 화를 잘 내는 성격도 다이어트와 건강을 망치는 요인이 될 수 있다.

피부 온도와 몸 온도를 착각하는 것도 체온의 중요성을 인지하지 못하게 만든다. 피부 온도가 높으면 몸이 차지 않다고 생각하는 것이다. 사실

'몸 중심 열(심부열)'이 떨어지면 체온 유지를 위해 피부 온도가 올라갈 수도 있다. 체온을 높이려면 피부 온도가 아니라 몸 안을 따뜻하게 해줘야 한다.

또 말이 많아도 체온이 낮아진다! 말을 하기 위해서는 입을 열고 끊임없이 턱과 혀를 사용해야 하기 때문에 생각보다 많은 에너지를 소비하게 된다. 이런 경우도 화를 내면 머리 쪽으로 열이 쏠리는 것과 마찬가지로 턱과 입 쪽, 얼굴로 많은 에너지가 소모되면서 신체에 고루 분포될 열을 빼앗아 사용하는 것이 문제가 된다. 오랜만에 친구 만나서 장시간 수다를 떨거나 미팅이나 회의 등으로 너무 많은 말을 하고 난 후에는 머리가 지끈거리고 뜨거워질 때가 있지 않은가. 에너지가 머리로 몰리기 때문이다. 그래서 열을 골고루 분배하고 싶다면 말수를 조금 줄이는 것도 도움이 되겠다.

그렇다면 체온을 높이는 방법에는 무엇이 있을까? 가장 쉽게는 음식을 떠올릴 수 있다. 특히 매운 음식을 먹는다면 체온이 높아진다고 생각하기 쉽다. 그러나 정작 몸속 체온을 높여주는 맛은 매운맛이 아니라 신맛이다. 실제로 매운맛은 혈관을 확장시키고 혈액순환을 촉진시켜 곧바로 체온을 높이는 효과가 있긴 하다. 하지만 곧 땀을 내서 체온이 떨어지므로 매운맛보다는 신맛이 도움이 된다. 신맛은 혈관을 수축시키고 땀구멍을 막아 땀을 억제해 체온을 유지시켜준다. 피부 쪽 혈관이 수축하면서, 심장 쪽 혈액순환이 좋아지기 때문에 중심 체온이 서서히 높아진다. 매운맛이 양은 냄비라면 신맛은 뚝배기인 셈이다.

그리고 다이어트를 한답시고 지나친 저염식을 하는 것도 체온을 떨어뜨리는 요인이 될 수 있다. 저염식이 화두로 떠오른 것을 잘못 이해한 나

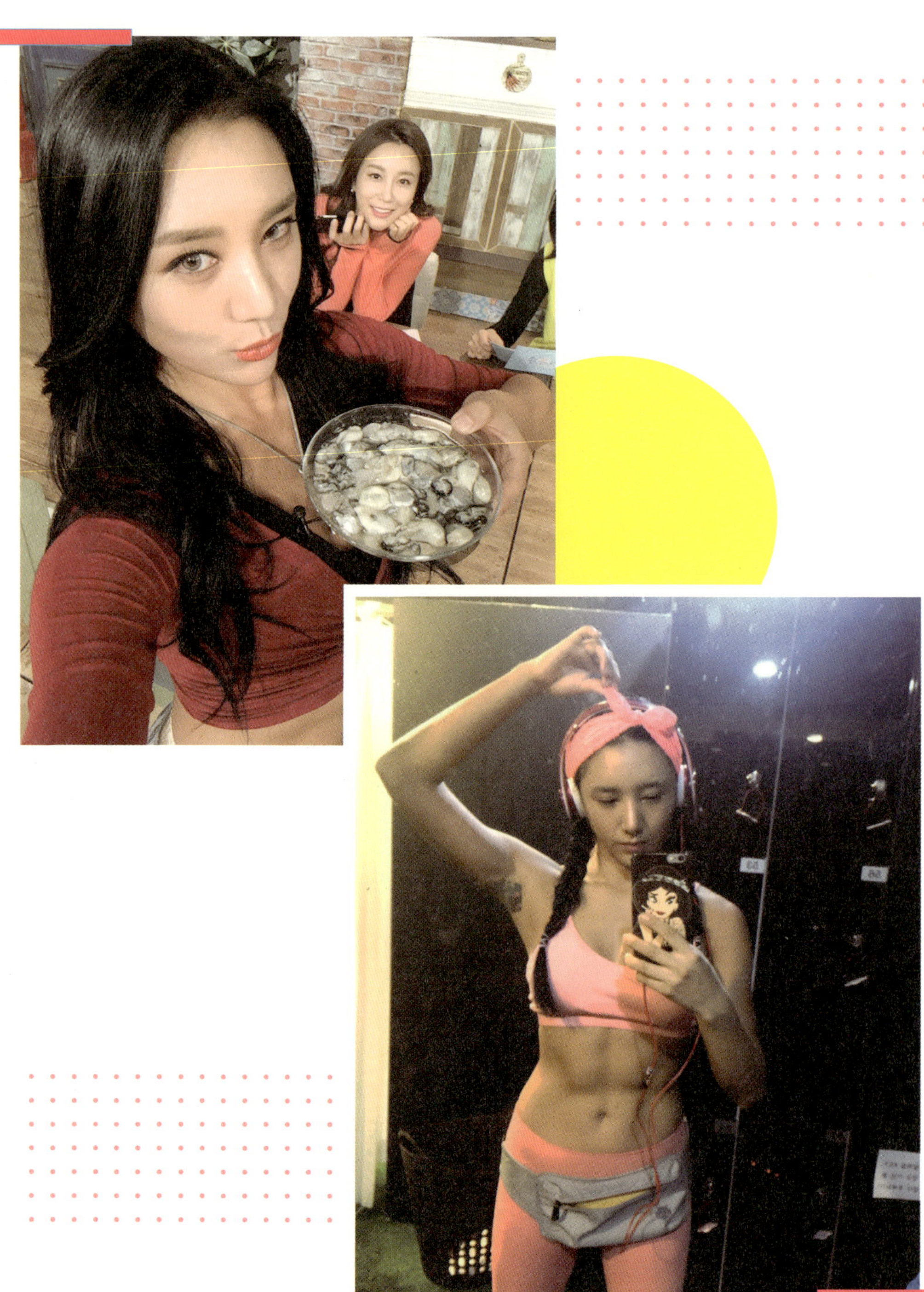

머지 건강을 생각한다거나 혹은 빨리 체중을 줄이고 싶다는 마음에 나트륨을 완전히 배제한 식단을 선택할 수 있는데 장기간의 무염 혹은 지나친 저염 식단은 오히려 체온을 떨어뜨린다. 나트륨이라는 녀석은 과하면 문제이지만 우리 몸에서 빼놓을 수 없는 성분이다. 나트륨은 체온이 떨어졌을 때 발열제 역할을 하면서 체온을 유지해주므로 일정량은 섭취해주는 것이 좋다. 무염보다는 올바른 저염 식단으로 바꿀 것.

체온이 다이어트 및 몸매와 떨어질 수 없는 이유는 체온과 셀룰라이트의 관계 때문이기도 하다. 체온이 떨어지면 셀룰라이트가 생기는데 그냥 방치해두면 셀룰라이트가 커져 피부 표면으로 전달되어야 할 체내 온도를 또 막아버린다. 다시 몸의 냉증이 심해지고 몸이 차면 셀룰라이트가 생기는 악순환이 반복되는 것이다. 셀룰라이트란 몸의 노폐물과 정체된 수분이 지방 주변에 뭉쳐 딱딱하게 굳어진 덩어리인데 뚱뚱한 것과 셀룰라이트는 상관이 없다. 많이 오해하는 것 중 하나가 셀룰라이트를 지방과 비만으로 동일시해서 뚱뚱하면 셀룰라이트가 많다고 생각하는 것이다. 그러나 오히려 마른 사람이 뚱뚱한 사람보다 셀룰라이트가 많을 수 있다. 셀룰라이트는 특히 엉덩이, 승마살이라고 부르는 허벅지 옆이나 뒤쪽에 많이 보이는데 여름철 미니스커트를 입고 거리를 걷는 마른 여성들을 자세히 관찰해보면 의외로 허벅지 뒤가 울퉁불퉁한 모습을 볼 수 있다.

셀룰라이트의 단계를 보자면, 1단계 '물살형'이다. 만졌을 때 물컹물컹하며 겉으로는 피부가 정상으로 보이나 내부적으로 부종이 생기면서 지방 세포가 조금씩 변성되는 단계다. 2단계 '부종형'이다. 지방 부위 순환이 안 되어 혈액에 영양분 공급이 줄어 피부색이 창백해지는 단계로, 잡아서 비틀지 않아도 울퉁불퉁하고 살을 튕겨주면 물결이 친다. 3단계 '컴팩트형(섬유화)'은 본격적으로 셀룰라이트가 드러나는 단계다. 딱딱하고 살을 잡으면 울퉁불퉁 작은 결절이 생기는데 근육이라고 오해하기 쉽지만 이는 부종이 오래돼서 딱딱해진 상태다. 4단계 '섬유경화형(섬유화파이브러스형)'은 3단계보다 더 큰 결절이 있으며 더 진행되어 손으로 잡지 않아도 울퉁불퉁하며 잡고 주무르면 안에서 두두두 소리가 나면서 포도 알처럼 몽글몽글 잡히는 큰 덩어리들이다. 1단계는 울퉁불퉁하고 잘 보이지 않는데 수분이 많은 게 특징으로 정맥류, 튼살 등이 나타날 수 있다. 장기간 반복적으로 굶는 방식의 다이어트를 한 사람에게 많이 나타나며 탄력 없이 늘어지는 피부 때문에 생기며, 한눈에 보이지는 않는데 본인은 말랐으니 날씬하다고 착각하는 이들 중에 알고 보면 셀룰라이트 덩어리들이 많다.

그렇다면 근육과 셀룰라이트는 어떻게 구별할까. 셀룰라이트는 잡아보면 울퉁불퉁하고, 양질의 근육은 의외로 부드럽다. 폭식, 과식, 야식이 잦은 사람과 단기간에 체중이 많이 증가한 사람들에게 찾아볼 수 있고, 위에서 언급한 것처럼 젊은 층에서 찾아보기 쉬운데 피부의 탄력도가 좋아서 육안으로도 셀룰라이트가 쉽게 보인다.

우리를 괴롭게 하는 셀룰라이트, 과연 없앨 수 있을까? 미디어에 소개되는 운동 중에 셀룰라이트 제로, 셀룰라이트 없애는 운동이라는 타이틀을 단 것들이 많다. 나 또한 방송 특성상 어쩔 수 없이 사용하는 경우가 있음을 고백하지만 이는 단지 이미지일 뿐 실제로 셀룰라이트는 없앨 수 없다. 셀룰라이트는 지방이 아니기 때문이다 울퉁불퉁한 상태를 조금 나아지게 만드는 것은 가능하지만 완전히 없앨 수는 없으므로 애초에 생기지 않도록 예방하는 관리가 필요하다. 가장 좋은 방법으로는 체온을 올려 순환을 높여주는 것이다. 몸을 따듯하게 해주는 음식을 먹는 건강한 식습관과, 운동과 마사지를 병행하면서 순환을 촉진시키는 것만이 셀룰라이트의 공포에서 벗어나는 길이다.

셀룰라이트 관리를 위해 제품을 선택할 때에도 요령이 필요하다. 다음 성분들이 있는지 확인하는 것이 마케팅 낚시질에 낚이는 것보다 우선시되어야 한다. 아미노킨은 콜라겐 형성을 촉진시켜 울퉁불퉁한 표피를 매끄럽게 해주고 캡사이신은 열을 내 혈액순환을 높여주는 역할을 한다. 그러나 이것들은 일정 시간 바르고 있어야 효과를 볼 수 있으며 셀룰라이트를 없애는 것이 아니라 개선시키는 데 도움이 되는 정도다. 또 피부를 자극할 수 있으므로 민감성 피부를 가졌다면 반드시 테스트 후 사용해야 한다. 슬리밍 제품을 바른 후 마사지로 자극을 주면 효과가 더 좋으니 샤워 후 관리 제품을 그냥 바르는 것이 아니라 셀프 마사지를 하면서 꼼꼼히 발라주자.

"몸 만드는 게
가장 쉬웠어요"

내게는 한 살 아래의 남동생이 있다. 그는 곧 결혼을 앞두고 있다. 자연스럽게 내게도 압박이 들어온다.

"아름이가 올 해 몇 살이지?"

"아름이 언제 시집가니?"

"아무리 그래도 누나가 먼저 가야지."

싱글녀들이 왜 명절을 꺼리는지 절감하고 있다. 친척들이 모이는 자리는 최대한 피하는 것이 상책이다. 나라고 다르지 않다.

현실은 내게 '너는 이미 30대 중반'이라고 끊임없이 각인시켜주고 있다. 아무렇지 않은 척하려 해도 마음 한구석에는 한 살 한 살 나이가 들어가고 있다는 사실이 두려움으로 밀려온다. 과연 이러다 시집은 갈 수 있을지, 외롭게 혼자 늙어 죽지는 않을지 고민을 한다.

내가 언제까지 지금처럼 맹렬히 일할 수 있을지도 모르겠다. 과연 내가 하고 있는 일에 대한 열정이 있는지는 둘째치고, 가끔은 대체 무엇을 위해 달리고 있는지도 모르겠다. 약해지는 마음을 '열정'이라고 포장하는 것은 아닐까. 이런 생각이 나를 지배하게 된다면 겉으로 아무리 잘나가는 것처럼 보여 봐야 아무짝에도 쓸모가 없다. 오히려 나이가 들수록 스스로 더 초라해지는 느낌만 받을 뿐이다. 그나마 다행이라면 나는 많은 고민 끝에 나름대로 해답을 찾아냈다는 점이다. 내가 내린 결론은 늙어가는 것에 대한 막연한 공포와 불안감을 남의 다리 긁는 식의 막연함에서 찾으려던 마인드를 바꿔야 한다는 것이다.

우리에게는 '몸의 힐링'이 필요하다

나는 평소에 잠을 오래 자지 못한다. 불면증이 아닌데도 4시간 이상 잠을 자는 날은 거의 없고, 아무리 늦어도 아침 6시면 눈이 떠진다. 새벽 3시 반에 눈을 떠 뭔가를 먹을 때면 지금 이 식사가 과연 아침일지 야식일지 고심하기도 한다.

잠을 오래 자지 못하는 이유는 물론 스트레스 때문이다. 내일은 또 어떤 일이 펼쳐질지 모르는 불안정한 현실 속에 당장이라도 뭔가를 하지 않으면 안 될 듯한 강박이 있는 듯하다.

참으로 치사한 것은 그렇게 잠까지 이루지 못하면서 안간힘을 써도 결국 현실이 내게 돌려주는 결과는 지극히 복불복이라는 사실이다. 노력한다고, 애쓴다고 다 내 마음대로 되는 세상이 아니라는 것을 30대가 되면서 더욱 절실히 깨닫고 있다. 일이든 사랑이든 노력한다고 보상받는다는 보장은 없다.

그래서 나는 육체 예찬론자가 되었다. 내 몸을 잘 알게 되고 계속 더 알아 나가다 보면 현실이 주는 오만가지 스트레스와 좌절, 절망을 나름의 희망과 자신감, 긍정의 마인드로 전환할 수 있기 때문이다.

정신과 육체 중에서 무엇이 우선이고 무엇이 더 중요한지에 대해 수많은 자기계발서들은 정신의 손을 들어준다. 정신을 단련하고 영혼을 치유하여 '힐링'을 하라고 말한다. 그러나 나는 이런 의견에 공감할 수 없었다. 우리는 누구나 정신과 육체로 이루어져 있다. '양념 반 프라이드 반'처럼 정확히 나뉘지는 않겠지만, 양념치킨이 프라이드치킨보다 우월하다고 할 수 없듯이 정신과 육체도 절

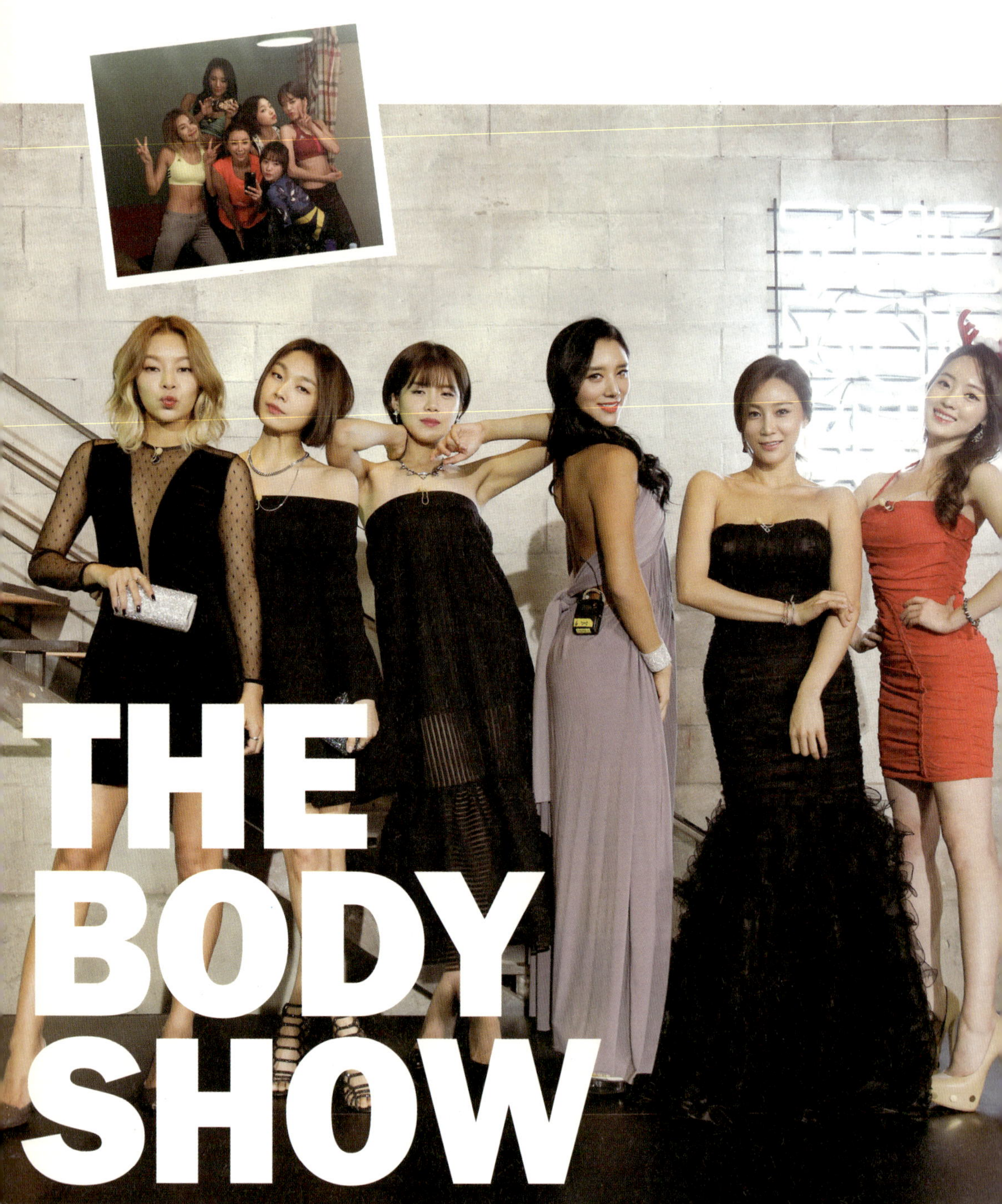

THE BODY SHOW

반씩 각자의 몫과 존재 이유가 있다. 어느 하나가 더 중요하다고 말할 수 없다는 것이다.

그러나 힐링에 대한 이야기는 거의 대부분 정신적 치유에만 치우쳐 있다. 마음의 여유를 가지고 자신 있게 할 수 있다고 생각하라고만 하고 나머지 절반을 차지하는 육체의 힐링에 대해서는 이야기하지 않는다. 하지만 양념치킨만 실컷 먹는다고 프라이드치킨에 대한 열망이 사라지던가?

나는 좀 더 쉬운 방식의 힐링을 제시하고 싶다. 현실적으로 바뀔 것이 없는데도 정신적인 평화를 부르짖는 것이 아니라, 바로 눈으로 확인하고 느낄 수 있는 힐링! 바로 육체를 통한 힐링이다. 내 몸에 대해 잘 알고 애정을 갖게 된다는 것은 그동안 지독히 소외당해왔던 나머지 절반의 존재를 인정하고 발전시킨다는 것을 의미한다.

뚱뚱한 외모가 콤플렉스여서 아무리 '자신감을 가지라'고 해도 전혀 그럴 수 없었던 여인이 운동과 다이어트를 통해 폭풍 감량에 성공하고 거울 앞에 섰다. 백날 자신감을 가지자고 마인드 컨트롤만 할 때는 가질 수 없었던 자신감이 그녀 자신도 모르게 가슴 깊은 곳에서 밀려온다.

늘 딸리는 체력으로 골골대던 누군가가 꾸준히 운동을 하며 체력을 끌어올렸다고 치자. 어느 순간 아프지도 않고 지치지도 않는 자신을 느끼며 잃었던 삶의 의욕을 되찾게 된다. 몸만큼 정직하게 노력에 대한 결과를 돌려주는 것은 없다. 내 몸을 잘 알고 사랑할 수 있게 되

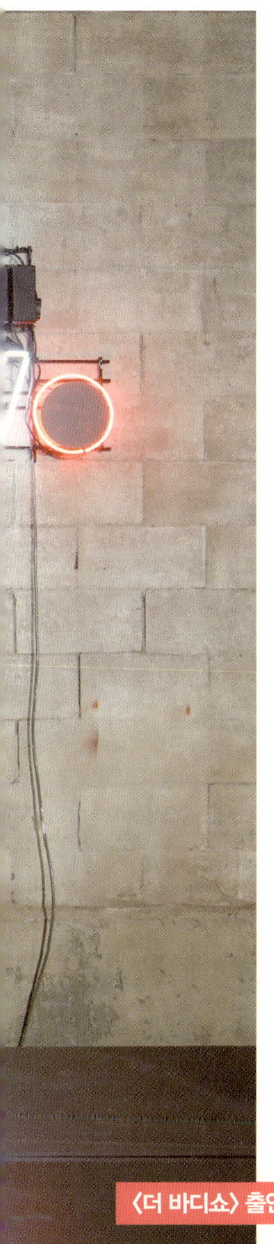

면 육체의 힐링이 이뤄지고, 이것이 정신적 힐링을 이끌어낸다. 그래서 우리는 몸에 대해 좀 더 솔직해질 필요가 있다.

나이 드는 것에 대한 공포를 언제나 가지고 있는 우리 여성들에게는 건강한 몸과 건강한 정신의 공존은 필수다. 머릿속으로만 '할 수 있어', '잘 될 거야', '내게도 좋은 일이 생길 거야'라고 되뇌면서 아무런 노력도 하지 않는 대신 실제로 몸을 움직여 가며 내 몸을 위한 행동을 하자. 그럴 때 비로소 건강한 몸과 정신이라는 두 마리 토끼가 비로소 내 손안에 들어온다.

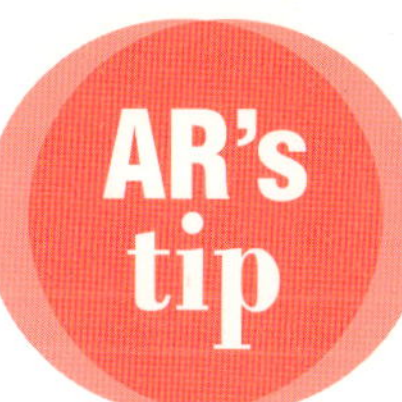

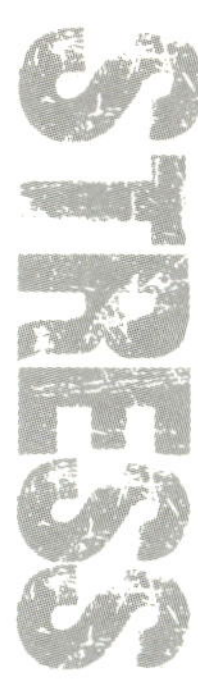

스트레스와 화

스트레스와 화는 건강과 다이어트뿐 아니라 모두가 두려워하는 노화와도 밀접한 연관이 있다. 노화의 3요소로는 먼저 세포의 노화를 들 수 있다. 주름살은 대표적인 세포 노화의 증거물이다. 두 번째로는 호르몬의 노화다. 똑같이 먹고 있으나 자꾸 배가 나온다면 호르몬의 노화를 의심해볼 수 있다. 호르몬의 저하로 지방 분해 능력이 떨어져 내장비만이 늘어나게 된다. 이렇게 두 가지는 우리가 집착하는 '눈에 보이는 노화'의 요소다. 육안으로 확인할 수 있기에 예민하게 받아들이지만 사실 이보다 더 급격한 노화를 가져오는 것은 바로 우리 안에 내재되어 있는 '화'다. 노안과 절친이기도 한 이 화를 다스리지 못하면 생기 있는 표정 대신 우울한 표정을 탑재한 채 푹 파인 주름살로 10년은 더 늙어 보이며 머리가 하얗게 셀 수 있음은 물론이거니와 심각한 경우 탈모까지 찾아올 수 있다.

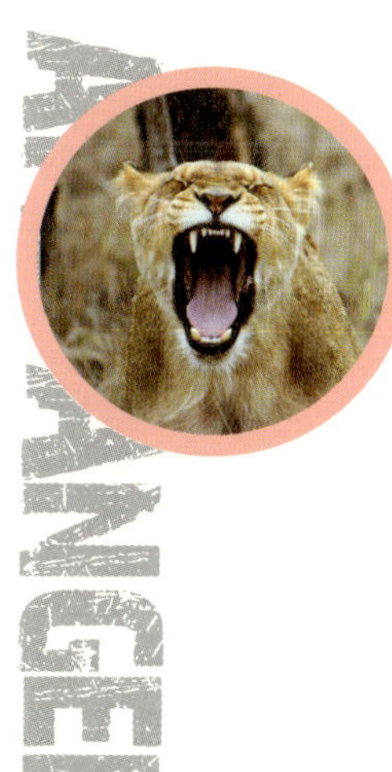

나잇살의 주범 역시 화다. 화는 우리를 뚱뚱하게 만들기도 하는데 화가 쌓이면 코르티솔이라는 호르몬이 분비된다. 이는 식욕을 돋우는 작용뿐만 아니라 지방 조직에 있는 코르티솔 수용체와 결합해 지방이 잘 쌓이는 몸 상태를 만든다.

스트레스는 주로 목에 몰린다. 표범이나 고양이가 적을 만났을 때의 이미지를 떠올려보면 이해가 쉽다. 목을 움츠리고 목 뒤 털을 바짝 세우지 않는가. 마찬가지로 사람도 화가 쌓이면 근육이 긴장하고 근육이 딱딱하게 긴장하면 혈관을 눌러 혈액의 흐름을 방해한다.

이 때문에 영양분과 산소가 뇌에 제대로 전달되지 못하는데, 그러면 혈압이 상승하고 두통이나 뒷목 당김 증상이 생긴다. 심할 경우 눈이 욱신거리고 **구토** 증상이 나타나기도 한다. 또한 스드레스 **증상으로는** 가슴이 답답한 느낌을 꼽을 수 있다. 어머니들의 전매특허이기도 한 '가슴에서 열불이 난다'는 표현! 목에 뭐가 걸려 있는데 아무리 먹어도 내려가지 않는다며 숨 쉬기가 힘들다고 토로하는 이들도 있다. 그러나 검사를 해보면 아무런 증상도 발견되지 않는다. 이것은 '인두신경증'이라고 부른다. 실제로 목에 무언가 걸려 있어서가 아니라 화로 인한 신경증이다. 역류성 식도염과 증상이 비슷해서 착각하는 경우도 많은데 역류성 식도염은 위산이 역류하는 것으로, 치료 방법은 위산을 억제시키는 것이다. 스트레스로 인한 인두신경증을 역류성 식도염으로 자체 판단하고 역류성 식도염 약을 복용하면 도리어 소화장애나 증상이 더 심해지는 부작용을 함께 얻게 되니 주의할 것. 스트레스의 증상으로는 기침을 하는 것도 있다. 그런데 스트레스를 받았을 때 나오는 기침은 밤에 더 심해진다. 낮에는 멀쩡하다가 밤만 되면 캑캑, 콜록거리는 스트레스성 기침. 밤에 심해지는 이유는 낮에는 햇빛도 보고 사람들 틈에서 잠시 스트레스에 대한 집중력을 잃었다가 밤이 되면 몸의 긴장이 풀리면서 다시 스트레스를 인지하기 때문이다. 스트레스를 해결하는 것이 동안과 다이어트의 비결이 될 수 있는 만큼 나만의 해소법이 필요하다. 한 가지 팁은 비타민C가 풍부한 과일이나 채소를 섭취하는 것이다. 스트레스 호르몬인 코르티솔은 비타민C가 풍부한 과일이나 채소를 먹었을 때 조절이 용이해지는 특성이 있기 때문이다. 아래 스트레스 유형별 대처 음식을 소개한다.

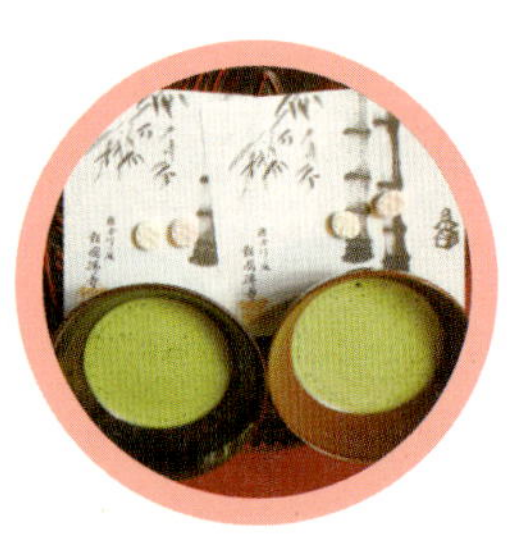

스트레스로 인해 집중력이 저하될 땐 허브차

박하차, 로즈메리차 같은 허브차는 신경을 안정시켜 기분 전환에 도움을 주니 집중력이 떨어지면 허브차를 마셔 보자. 허브가 내분비계를 조절해 집중력을 올려준다. '패션플라워'라는 허브차는 불안이나 스트레스에 따른 불면증에 도움이 된다고 알려져 있으며, 세인트존스워트는 가벼운 우울증에 도움이 되어 독일에서는 화병 약으로 처방되기도 한다. 한국

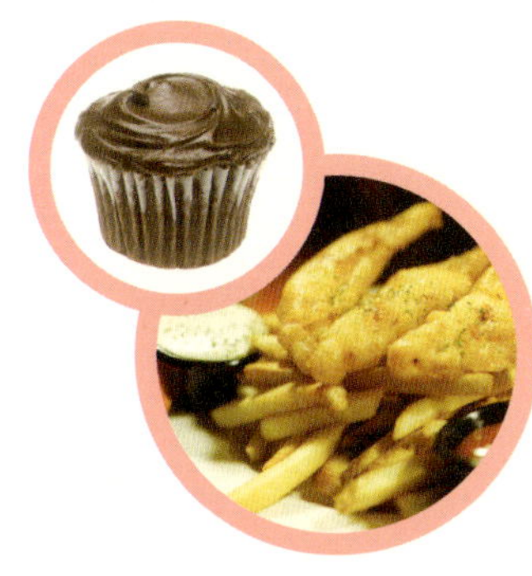

의 대추차도 스트레스 해소에 도움을 준다. 산조라고 부르는 대추 씨 속에 들어 있는 알맹이는 신경 안정을 돕는다.

우울해서 견딜 수 없을 때 감자튀김과 초콜릿

외롭거나 우울할 때 도움이 되는 건 감자튀김과 초콜릿이다. 두 가지 모두 마음을 평온하게 해주는 세로토닌 분비를 돕고 탄수화물이 많이 든 음식들이라 기분을 일시적으로 업시켜준다. 또 초콜릿에는 마그네슘과 엔도르핀이 들어 있는데 신경을 안정시켜주고 업되게 해준다. 단, 다이어트를 생각한다면 감자튀김보다는 구운 감자를, 초콜릿은 다크 초콜릿을 선택해서 낮 시간 동안 먹어주도록 하자.

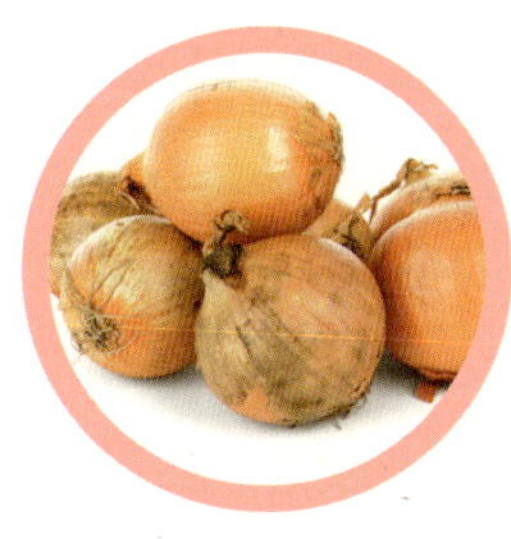

짜증날 땐 양파

양파의 유화알릴 성분이 신경이 예민해졌거나 짜증이 날 때 그로 인해 손상된 혈액을 회복시키는 것을 도와준다. 매운맛을 내는 유화프로필 성분은 혈액 속의 포도당 대사를 촉진해 혈당치를 낮춰준다. 생리 증후군과 생리통에도 양파가 도움을 줄 수 있으니 참고할 것. 다이어트에도 좋은 채소이므로 적극 활용한다.

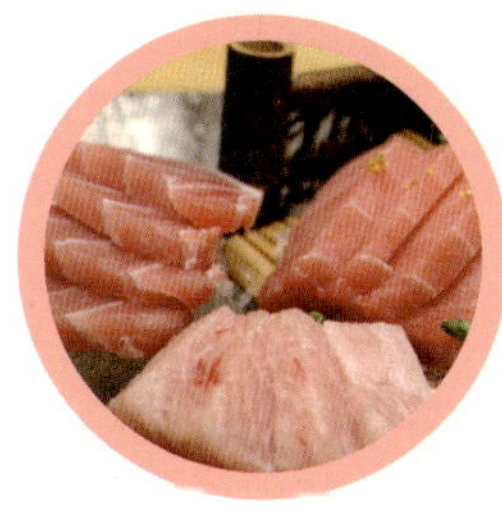

힘이 없고 지친 기분이 들 땐 참치류

오메가3 지방산이 부족해도 우울해질 수 있다. 이럴 때는 오메가3가 풍부한 정어리, 고등어 같은 등푸른 생선을 섭취한다. 또한 연어나 참치류는 리놀렌산과 요오드, 단백질이 풍부한 식품이라 괴한 긴장감을 없애고 떨어진 의욕을 높여줌으로써 체력을 보강시켜준다.

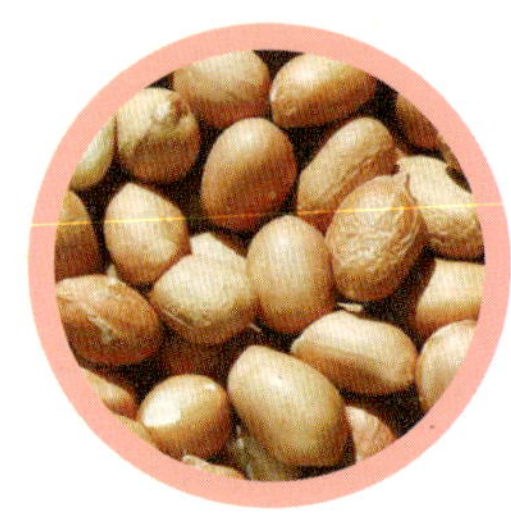

졸립고 피곤하다면 땅콩

스트레스를 받으면 피로와 우울감 때문에 잠이 쏟아질 때가 있다. 이 때 땅콩 같은 견과류를 섭취하면 엽산이 많이 들어 있어 우울증 예방에 도움이 되고 마음을 진정시키는 작용을 한다. 스트레스로 인해 공포감을 느낄 때도 땅콩을 먹으면 진정이 된다. 또한 에너지원이 되는 당질이 풍부해 두뇌 회전을 도와 피로감을 없애준다. 다이어트를 위한다면 땅콩의 분량과 염분에 주의할 것! 종이컵 3분의 2나 반 컵이 넘어가지 않도록 한다.

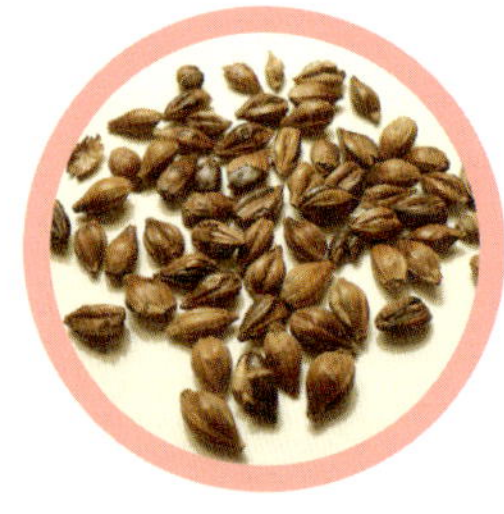

이유 없는 허기짐과 폭식 증상에는 보리차

스트레스를 받으면 주체할 수 없는 식욕이 폭발할 때가 있다. 스트레스로 인해 기운이 약해진 몸이 끊임없이 허기를 느끼기 때문이다. 이럴 때는 우선 보리차를 한 잔 마시면서 숨을 돌려본다. 식욕을 감소시키고 식사량 조절에 도움을 준다. 찬 성질의 음식이므로 소화장애가 있는 사람, 잠을 많이 자는 사람, 속이 찬 사람은 피하거나 소량 섭취하면 된다.

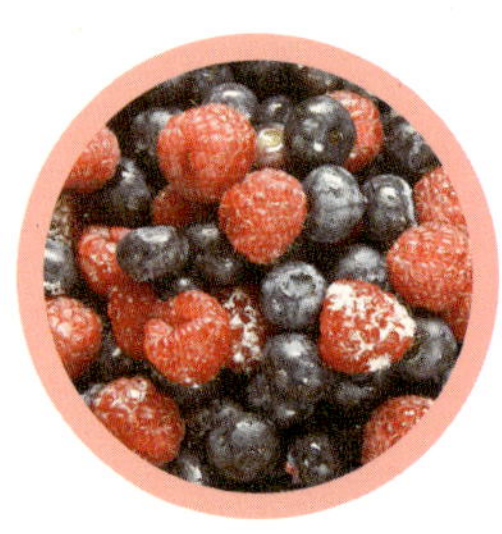

스트레스와 함께 오는 더부룩함은 베리류

딸기, 블루베리, 라즈베리 같은 베리류는 비타민C가 유독 많이 함유되어 있다. 항산화작용으로 혈액을 맑게 해주는데 특히 혈액에 좋은 블랙베리는 폴리페놀의 일종인 안토시안이 다량 함유되어 있어 스트레스로 인한 소화불량에 도움을 준다. 그러나 당분이 포함된 과일이므로 다이어트를 위한다면 되도록 오전 중에 먹도록 한다. 딸기의 경우 한 끼나 오후 전 간식으로 8~10개 정도로 제한한다.

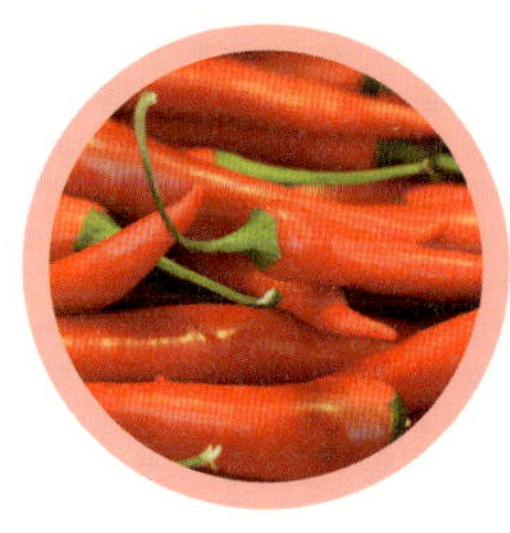

폭발하기 일보 직전이라면 고추

매운맛을 내주는 캡사이신은 신체의 열을 밖으로 방출시켜 체온을 떨어뜨려 잠이 오게 만든다. 고추가 들어간 매운 음식을 섭취하면, 맵고 자극적인 맛 때문에 순간적으로 스트레스를 해소시키고 잡념을 날려버릴 수 있다. 화가 나면 몸에 열이 나는데 이때 매운 음식을 먹으면 몸 안의 열이 밖으로 배출돼 화를 삭여준다. 음식에 고춧가루를 추가한다면 다이어트 시 부족한 염분에 대한 부분을 채워줄 수 있으므로 활용해보자. 단 위가 안 좋으신 분들은 주의해서 먹는다.

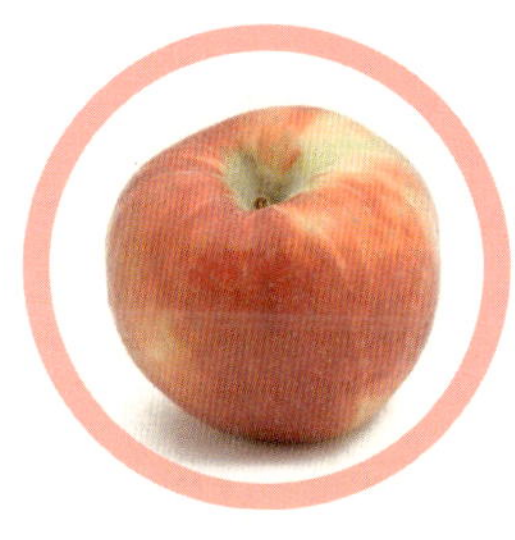

화풀이엔 사과

문제가 발생한 이후 좀처럼 화가 사그라지지 않는다면 사과를 한 입 먹는다. 아삭한 식감과 소리에 스트레스가 풀리고 스트레스로 인해 배출된 비타민과 무기질도 보충된다. 유기산이 위액의 분비를 왕성하게 해 소화를 돕기도 한다. 아침 식사 대용으로 굿!

위의 음식들과는 달리 스트레스를 더하는 음식들도 있다. 재미나게도 스트레스를 더하는 음식들은 다이어트에도 적이 되는 것들이다. 정신적인 스트레스도 가중시키면서 몸에도 스트레스를 가한다는 뜻이다.

먼저 술과 담배! 사실 현실적인 스트레스 돌파구를 위한 아이템의 양대 산맥이다. 그러나 두 가지 모두 심장과 폐에 더 스트레스를 가하는 것이다.

"스트레스를 받아도 술과 담배는 안 돼요! 뿌잉뿌잉!" 이렇게 철없고 순수한 영혼처럼 비현실적으로 말하고 싶지는 않다. 스트레스를 받았는데 어떻게 금주와 금연이 가능하단 말인가! 아예 끊으라는 말 대신에 스트레스를 받았다고 해서 평소에 마시는 술과 피우는 담배의 양 그 이상을 해치우지 않는 게 좋겠다.

두 번째는 짠 음식이다. 소금기는 혈압을 상승시키고 칼슘의 섭취를 방해해서 신체적으로 불안감이 생기도록 만든다. 염분은 신경계 기능까지 방해해 육체적 스트레스를 받을 수 있으므로 스트레스를 받았다면 오히려 더 싱겁게 먹어 본다. 밀가루 음식도 스트레스에 좋지 않다. 밀에 포함된 글루텐은 위장장애나 감염을 일으킬 수 있고, 면역기능을 약화시킨다. 그렇기 때문에 스트레스를 받은 상태에서 밀가루 음식을 먹으면 소화불량이나 감기 증상이 더욱 악화된다. 밀가루 음식 대신 소화가 잘 되는 음식을 선택하도록 하자.

마지막으로 단 음식과 카페인을 꼽을 수 있다. 너무나 비현실적인 내용이라고 느낄 수 있지만 이론상으로는 당분을 너무 많이 섭취하면 혈당치 균형이 깨져 불안감과 피로감을 느낀다. 카페인도 교감신경을 자극, 긴장을 증가시켜 신경을 날카롭게 만드는 작용을 한다. 고로 술과 담배와 마찬가지로 이 역시도 실천이 가능하게 조언한다면 스트레스 해소용으로 커피를 마시거나 초콜릿을 먹는다면 질이 떨어지는 제품을 사서 흡입하는 대신 소량이되 양질인 제품을 구입해서 음미하는 쪽으로 해보는 게 좋겠다.

> **스트레스를 받은 상태에서 밀가루 음식을 먹으면 소화불량이나 감기가 더욱 악화된다.**

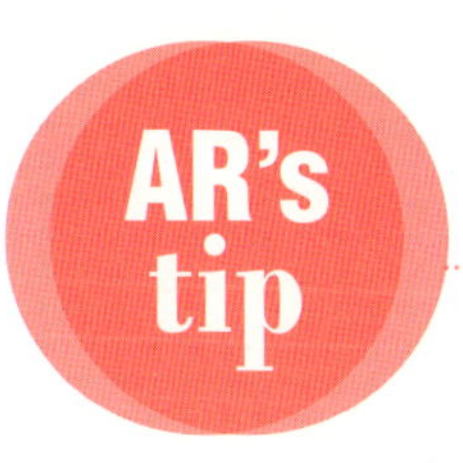

잘 자야 잘 빠진다

수면 부족과 비만은 서로 떼어놓고 생각할 수 없다. 수면 부족이 비만을 부른다는 연구 결과들도 많은데 잠을 잘 자지 못하면 살도 잘 빠지지 않아 전문적으로 다이어트를 자주 하는 선수들도 시즌 때는 휴식에 포커스를 맞춘다.

잠을 제대로 자지 못하면 우선 열량 소비가 줄어든다. 〈미국 임상영양 저널American Journal of Clinical Nutrition〉은 남성들을 대상으로 수면과 열량 소비에 대한 상관관계를 다룬 실험을 소개했다. 한 집단은 밤에 12시간 수면을 취하게 하고, 다음 날은 전혀 잠을 자지 못하게 했다. 그리고 다음 날 아침을 뷔페 식단으로 맘껏 먹게 하고는 평상시의 열량 소비량을 측정해보니 잠을 못 잔 남성들은 그렇지 않았을 때보다 열량 소비량이 5%나 떨어지고, 식사 후의 열량 소비량은 무려 20%나 적었다고 한다. 이 연구 결과를 통해 잠이 부족하면 몸의 모든 시스템이 저하되어 같은 양을 먹어도 그만큼을 소비할 수 없는 몸 상태가 된다는 것을 알 수 있다. 2011년 미국 심장협회 회의에서 발표된 한 연구에 따르면 4시간만 잔 여성들은 9시간 잔 여성들보다 다음 날 329kcal의 음식을 더 먹는다는 사실이 밝혀졌다.

수면 부족은 체중 조절에 미치는 영향 중 가장 상관관계가 높은 요인인데 잠이 부족하면 우리 몸에서 먹으라는 신호를 보내는 그렐린이라는 호르몬의 분비량이 늘어나고 포만감을 느끼게 하는 렙틴이라는 호르몬은 수치가 떨어진다. 누구나 가끔 너무 피곤할 때 '멘붕'이 오면서 안 먹던 것들을 흡입하고 싶은 충동을 느껴본 적이 있을 것이다. 이처럼 수면이 부족하면 '식신'이 올 확률이 높아지고, 확실히 많이 먹어도 배가 부른 느낌이 없고 속도 더부룩하고 불편

> 누구나 가끔 너무 피곤할 때 멘붕이 오면서 안먹던 것들을 흡입하고 싶은 충동을 느껴본 적이 있을 것이다.

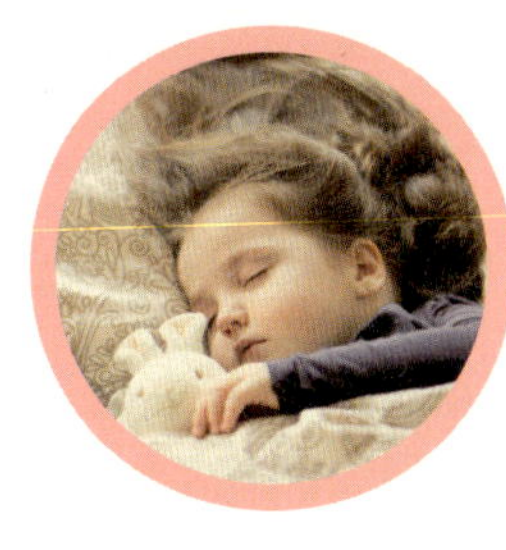

하다.

　나도 최근 진격의 다이어트에 태클이 걸려 체중을 자연스럽게 유지하고 있는데, 원인은 불규칙한 스케줄로 인한 수면 부족과 예민해진 신경으로 인한 불면증 때문이다. 운동을 해도 잠을 자지 못하면, 당연히 근육도 생성되기 힘들어지므로 종국에 쌓이는 것은 지방뿐이라 몸이 피곤할 때는 특히 더 주의하는 편이다. 잠을 제대로 못 자는 경우, 뭔가를 먹을 시간도 자연스럽게 늘어난다. 쉽게 생각하면, 2시간 이상 잠을 덜 잔다는 것은 그 시간만큼 뭔가를 먹을 가능성에 노출된다는 것을 의미한다. 밤을 새운 다음 날을 떠올려보자. 괜히 피곤해서 더 먹어야 할 것 같고 배도 평소보다 더 고프다. 체중 감량의 핵심은 운동하고 살을 빼기 위한 것에만 신경을 쏟으며 정작 제대로 된 수면을 취하지 못하는 것에 있다. 아래 질 높은 수면을 위한 간단한 방법을 소개한다. 나 역시 효과를 많이 본 방법이다.

　적어도 밤 12시 전후 30분 안에는 잠들도록 노력한다. 같은 5시간을 자더라도 새벽 3시에 자는 것과 밤 11시 45분에 자는 것은 호르몬 분비와 관련해서 매우 큰 차이가 있다. 같은 시간을 자더라도 12시를 훌쩍 넘겨 잠든다면 피로함은 가시지 않고 컨디션이 향상되지 않아 지방이 잘 타는 몸 상태를 만들 수 없다.

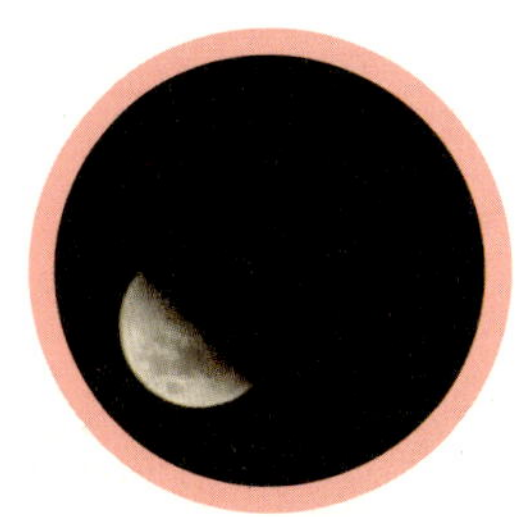

　잠을 잘 자기 위해서는 너무 늦은 시간에는 격렬한 운동은 삼간다. 간단한 스트레칭이나 요가 동작을 해주는 것이 좋다.

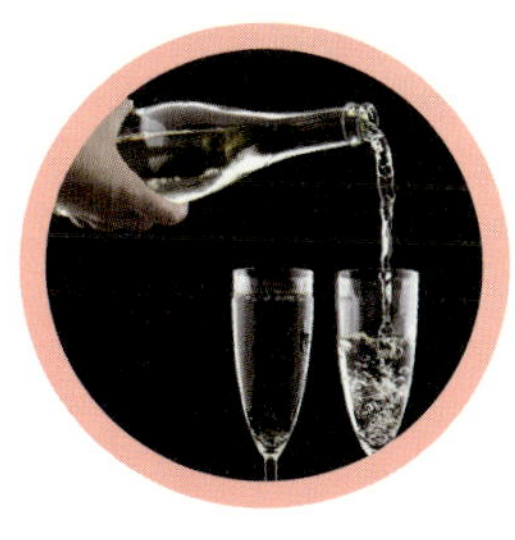

3. 알코올의 힘을 빌리지 않기

잠이 안 오면 한잔이 생각나고 그렇게 취한 상태에서 잠을 자게 된다고 생각하지만 취해서 자는 것은 일종의 기절로 양질의 수면이 아니다. 알코올 대신 따끈하게 데운 무지방 우유 한 잔이나 허브차를 마신 뒤 편안한 잠자리에 들어본다.

4. 힘들지만 비슷한 시간대에 잠들고 일어나려고 노력하기

나의 경우 보통 밤 12시 취침, 새벽 5시에 기상한다. 물론 잠이 조금 부족하긴 하지만 밤 12시에는 적어도 자려고 한다. 몸이 이미 이러한 루틴에 적응되어 있어 무리를 느끼지는 않는다. 우리 몸은 기억력이 좋아서 살을 빼고 몸을 만들기 위해서는 늘 규칙적이고 안정된 상태를 만들어주는 것이 중요하다.

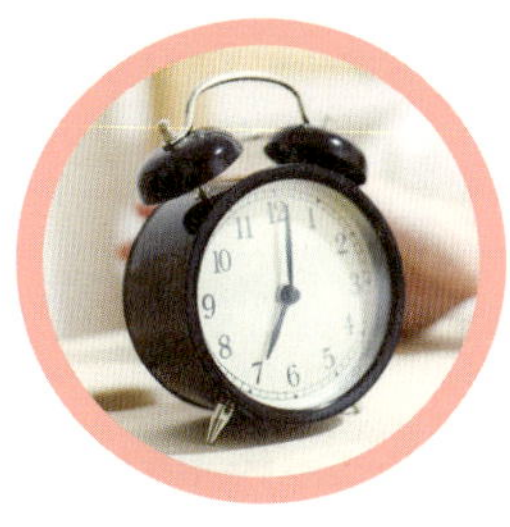

5. 밤을 새우거나 무리한 다음 날, 식신에게 무너지지 말기

스트레스를 해소하고 싶은 어느 날, 즐겁게 먹는 것은 스스로를 위한 보상이기도 하지만, 수면 부족으로 인해 찾아온 식신의 공격에 무너지는 것은, 의욕마저 떨어지게 만드는 지름길이다. 부득이하게 밤을 새우거나 무리한 다음 날은 입에 아무것이나 넣기 전에, 물을 평소보다 많이 마시고, 마사지나 족욕, 반신욕 등으로 피로를 풀어주는 것이 우선이다.

HotBody Mentorir

Part 2

무조건 굶는 다이어트의 노예로 살면서 비쩍 마른 몸에 탄력 없는 피부를 가지고 있다면 아무리 얼굴이 예뻐도 섹시해지기는 어렵다. 온몸으로 페로몬을 발산하는 아우라도 풍길 수 없다. 두말할 필요 없이 그런 사람은 내일은 오늘보다, 내년에는 올해보다 더 늙어 보일 것이다. 심지어 남성들에게 인기도 없다.

핫Hot한 몸이
핫Hot한 인생을
만든다

&
Body
Mind

마른 여자는 매력 없다

나는 포르노를 제대로 시청한(?) 적이 없다. 딱 한 번 본 적은 있다. 20대 후반이 다 되어서야 잠깐 구경한 정도다. 처음이자 마지막으로 경험한 포르노는 혼자 은밀히 본 것이 아닌, 우연찮게 사적인 모임에서 3D 영상 테스트용으로 나온 것을 친구들과 함께 안경을 쓰고 본 게 전부다.

왜 포르노를 보지 않았냐고 묻는다면, 왜인지는 모르겠으나 일단 별 관심이 없었으며 굳이 찾아볼 필요를 느끼지 못했다는 것이 솔직한 대답이다. 그 생각은 지금도 별반 다를 바가 없어서 포르노에 대한 나의 정보나 지식(?)이나 경험치는 매우 낮다.

그래서인지 최근 알게 된 사실은 약간 충격적이었다. 포르노에 등장하는 여성들은 대부분 마르지 않았다는 사실이다! 요염한 모습으로 남성들을 흥분시키는 그녀들은 대부분 '빅토리아 시크릿' 속옷 패션쇼에 나오는 모델이나 전지현 같은 늘씬한 몸매가 아니라 속된 말로 '육덕진' 여성들이라고 한다. 마른 여성들이 등장하는 포르노가 없는 것은 아니지만, 사람들은 대체로 통통한 글래머 여주인공이 나오는 포르노를 더 많이 본다고 한다.

믿기지 않아서 실제로 주변 남성들에게 넌지시 "마른 여자가 확실히 예쁘지 않아?"라는 질문을 해보았다. 그런데 실제로 내 주위의 남자들은 10대가 아니라

"마른 여자가 확실히 예쁘지 않아?"
"아니, 너무 마른 건 매력 없지!"
"깡마른 여자랑은 자고 싶다는 느낌이 안 들어.
통통한 여자가 훨씬 섹시해!"

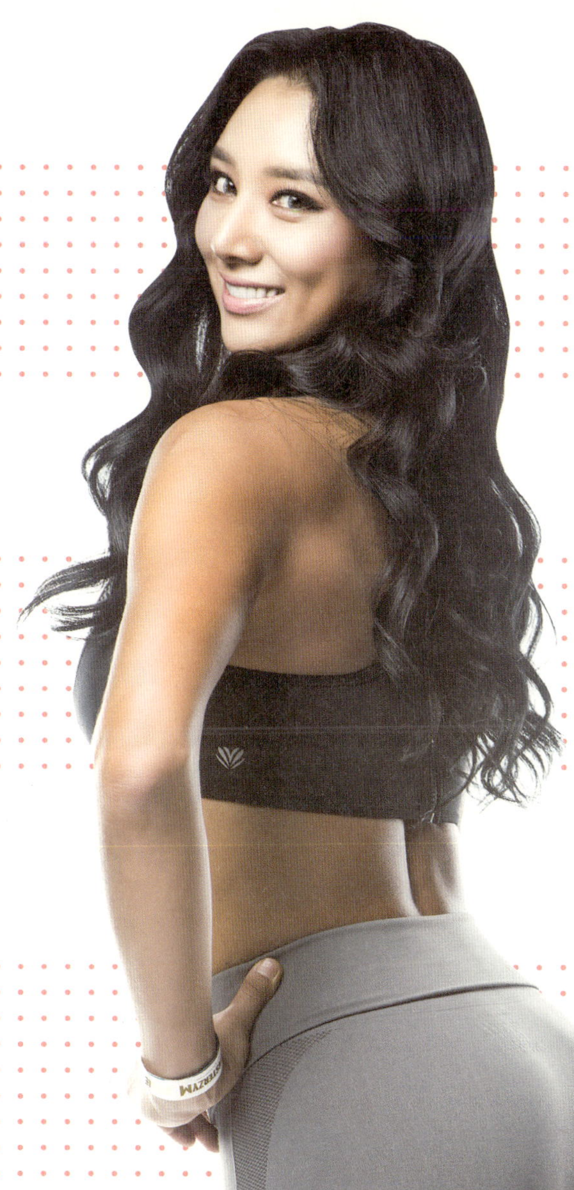

■ 사진 제공 : 몬스터짐

면 대부분 이렇게 말한다.

"아니, 너무 마른 건 매력 없지!"

양자택일형 질문을 했을 때도 대답은 거의 일정한 편이다. "아주 마른 여자와 아주 통통한 여자 중에서 누구를 택할래?"라고 물으면 남성들 가운데 상당수가 후자에 표를 던진다.

좀 더 직설적이고 객관적으로 이야기해줄 수 있는 친구 녀석에게 이런 현상에 대해 자문(?)을 구한 적도 있다. 그는 이렇게 답했다.

"깡마른 여자랑은 자고 싶다는 느낌이 안 들어. 통통한 여자가 훨씬 섹시해!"

물론 남성들이 말하는 '통통함'은 송혜교 정도라는, 진짜 통통한 여자들이 들으면 기함을 한다는 서글픈 우스갯소리도 있긴 하다. '말랐다'는 것의 기준 역시 개개인마다 다르다. 그러나 어찌 되었든 포르노에 등장하는 여성들 대다수가 통통하다는 사실, 그리고 남성들이 우리 여자들이 생각하는 것보다 마른 몸매에 그리 큰 의미를 두지 않는다는 사실은 매우 의미 있는 일이다.

누군가의 뮤즈가 되어라

언젠가 남자친구에게 이런 질문을 한 적이 있다.

"나 너무 살집 있지 않아? 나도 완전 마르게 살을 빼볼까 봐."

그는 고개를 절레절레 흔들며 적극적으로 말렸다.

"아, 싫어, 마른 건 싫어! 나는 자기가 살 빠지는 것도 싫어!"

내 남자친구라서 입에 침 바르고 하는 이야기가 아니라, 그 역시 마른 몸을 선호하지 않는 남성이기에 한 말이다. 내가 끼니라도 거르면 끊임없이 밥 타령을 하면서, 마치 후 하고 바람 불면 날아갈 듯 가녀린 여인을 대하듯 걱정을 하곤 한다. 그런 모습이 고맙기도 하고, 덕분에 용기를 얻기도 한다.

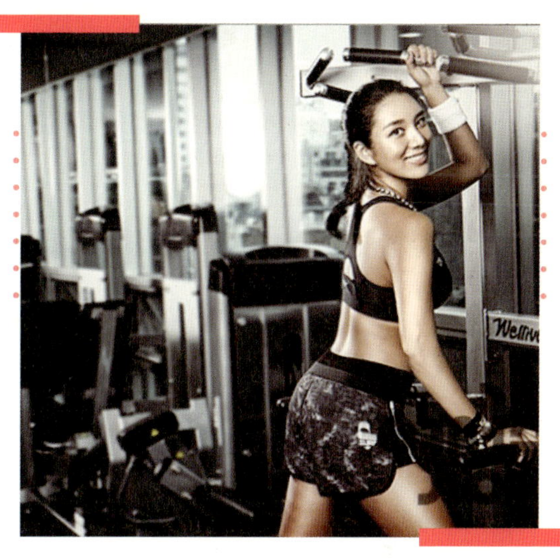

종종 남자친구에게 말한다. "너는 나의 뮤즈야." 평소 그가 내게 해주는 이야기를 들을 때, 또는 그를 바라보고 있을 때 갑자기 일에 대한 영감이 떠오르기도 하고 새로운 것들을 깨닫기도 한다. 천편일률적인 관계로 전락할 수 있는 익숙한 연인 관계에서 '뮤즈'라는 칭호를 사용할 수 있다는 것은 행운이 아닐 수 없다.

그가 뮤즈인 이유는 이렇게 내적으로 좋은 영향을 끼치기 때문이기도 하지만 솔직히 고백하건대, 은밀하고도 비밀스러운 나의 내면을 들여다보면 그에게 늘 예쁘게 보이고 싶어서다! 한 살 한 살 나이 들어도 마냥 예쁘고 섹시한 모습으로 그를 '하악하악' 하게 만들고 싶다는 것이 내가 지치지 않고 끊임없이 열정적으로 운동을 하는 이유이기도 하다. 그래서 이제는 다이어트나 운동을 하는 이유를 괜히 과대포장하는 것을 그만두었다. 대신 이렇게 말한다.

"난 자기를 위해서 오늘도 열심히 엉덩이 운동을 했어. 고마워해!!"

여자들이여, 아직도 마른 몸에 집착해서 체중계 숫자에만 연연하고 있다면 다시 한 번 생각해보라. 무조건 굶는 다이어트의 노예로 살면서 비쩍 마른 몸에 탄력 없는 피부를 가지고 있다면 아무리 얼굴이 예뻐도 섹시해지기는 어렵다. 온몸으로 페로몬을 발산하는 아우라도 풍길 수 없다. 두말할 필요 없이 그런 사람은 내일은 오늘보다, 내년에는 올해보다 더 늙어 보일 것이다. 심지어 남성들에게 인기도 없다. 너무 마르면 만지고 싶지 않다잖아!

필요한 만큼 좋은 음식을 먹고 알맞게 운동을 해서 탄력적이면서도 예쁜 몸을 가지는 게 최선이다. 이성에게 인기가 없어 고민할 일도 없고, 오히려 주변에 남자가 너무 넘쳐흘러 고민하는 즐거운 삶을 살 수 있을지 모른다. 그것이 즐겁고 올바른 다이어트다.

'남자에게 인기 끌고 싶어 다이어트를 하다니, 속물스러워!'라고 생각하는 사람도 있을지 모르겠다. 하지만 아직 스스로 정체성을 찾지 못했거나 확고한 의지와 동기가 필요하다고 느끼는 이들에게 이보다 더 확실한 메시지가 있을까?

탄수화물 안 먹기, 다이어트의 적

탄수화물은 안 먹을수록 다이어트에 도움이 된다는 인식이 사람들의 머리에 많이 박혀 있는데 이는 '아니올시다'이다. 다이어트와 건강을 위해서는 적당량의 탄수화물을 반드시 공급해주어야 한다. 탄수화물이 부족할 경우 열심히 먹은 단백질이 '도로아미타불'이 될 수 있기 때문이다. 탄수화물이 부족하면 포도당을 만드는 역할을 단백질이 하게 되어 정작 단백질이 해야 할 일은 하지 못한 채 소모되어 버린다. 이렇게 되면, 체중은 줄지만 결국 근육부터 빠진다. 따라서 건강한 몸을 위해선 적당히 탄수화물을 먹어줘야 한다.

흔히 '탄수화물 때문에 살찐다'라고 하는데 이는 흰쌀, 밀가루, 설탕 같은 당만 가지고 있는 '단순탄수화물'을 많이 섭취하기 때문이다. 가공 과정

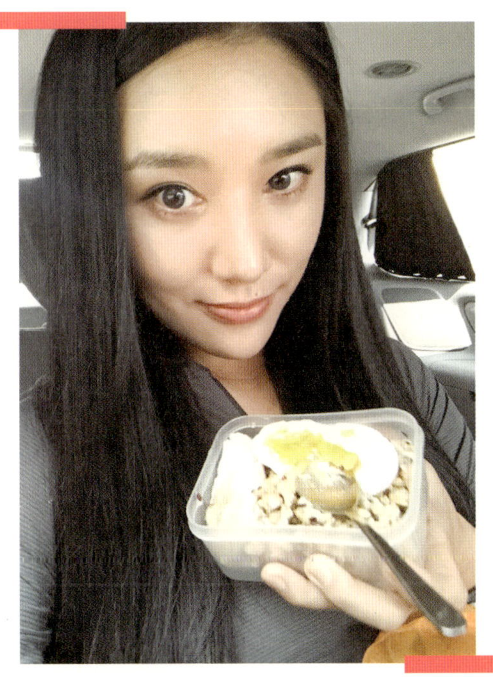

을 거치면서 식이섬유, 칼슘, 비타민 등 영양소는 파괴되고, 당만 남아서 열량이 높기 때문에 살이 찌는 원인이 된다. 그러나 통밀, 현미, 귀리와 같은 가공하지 않은 통곡물같이 다른 영양소도 포함하고 있는 '복합탄수화물'을 먹는다면 군살 없는 탄탄한 근육을 만드는 데 오히려 도움이 된다.

다이어트와 효과적인 운동을 위해서는 우리 몸이 운동을 통해 태우는 순서를 이해하면 도움이 된다. 탄수화물–지방–단백질 순으로 태우게 되므로 공복 상태이거나 웨이트 트레이닝으로 탄수화물을 사용하고 난 이후에는 유산소 운동으로 지방을 빼주고, 다음으로 근육을 키우기 위한 단계에 다다르면, 탄수화물 섭취를 같

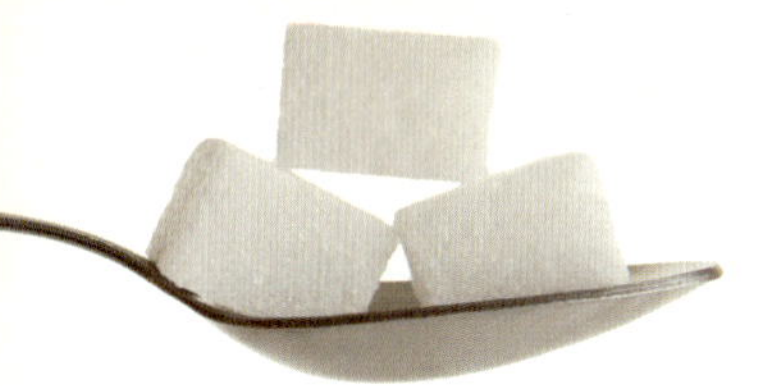

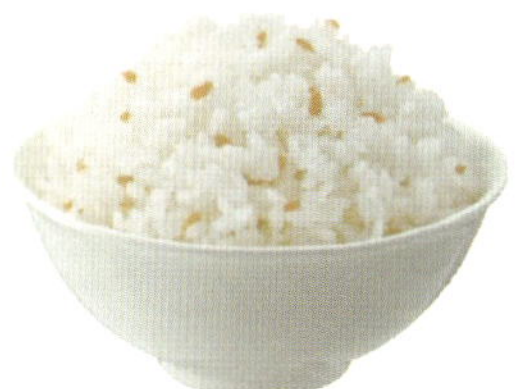

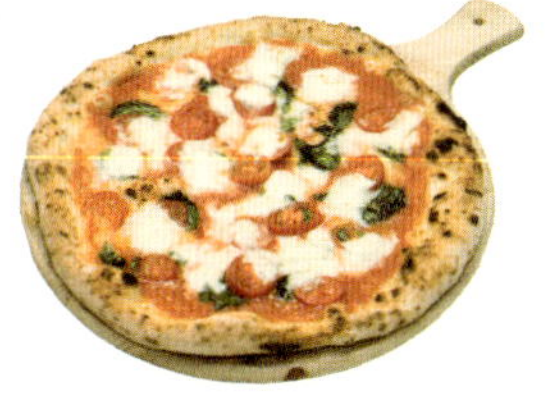

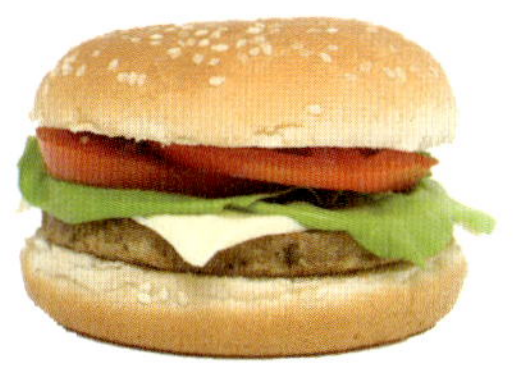

이 해주어야만 효과적으로 근육을 자극할 수 있다. 운동 도중에 탄수화물과 아미노산을 적절하게 섭취할 때, 근육 생성을 방해하는 호르몬(*코르티솔) 배출을 원활하게 도와줘 근육을 키우는 데 도움을 준다는 연구 결과도 있다. (*출처: 호주 찰스스터드 대학교 연구 결과 2006) 또 운동 후에도 적절한 탄수화물의 섭취는 운동을 하면서 찢어진 근섬유를 보수해주는 역할을 한다. 쉽게 말해 근육 만들기를 벽돌 쌓기에 비유하면 단백질은 벽돌, 탄수화물은 벽돌 사이를 지지해주는 시멘트라고 생각하면 된다. 때문에 둘 중 하나라도 부족해서는 안 된다.

권장할 만한 탄수화물은 가공되지 않은 종류다. 껍질을 까지 않은 것이라고 이해하면 쉽다. 껍질을 벗겨 먹으면 영양소가 손실되고 당분만 먹게 되는 경우가 발생할 수 있으니 되도록 껍질째 먹는다. 고구마나 단호박도 좋고, 칼로리는 낮지만 포만감을 주는 브로콜리 등의 채소는 대부분 강한 탄수화물을 갖고 있으니 골라 먹는다. 즉 단백질이든 탄수화물이든 적정 섭취량과 균형 있게 먹기가 관건이다. 무조건 몸에 좋다고 많이 먹으면 결국 살이 찌는 원인이다. 보통 영양소 비율이 지방 20% 미만, 단백질 10~15%, 탄수화물 60~75%일 때 오래 살고, 대사 기능도 가장 좋다고 한다(* 출처: 호주 시드니 대학 찰스 퍼킨스 센터(Charles Perkins Center) 연구팀 /데이비드 르 쿠터 박사). 그래서 3대 영양소 중 어느 하나도 안 먹거나 빠지면 안 된다. 특히 체중 감량을 위해서도 지방의 적절한 섭취를 두려워하지 말자. 지방도 '몸에 좋은 불포화지방'인 견과류, 등푸른 생선 등의 지방 섭취는 다이어트에 오히려 도움이 되기 때문이다.

'눈바디'에 집중하라

모 토크 프로그램에서 한 여인이 고민을 토로하는 것을 보았다. 그녀는 이른바 '답정너(답은 정해져 있고 너는 대답만 하면 돼)', 즉 원하는 답을 해주지 않으면 화를 내는 친구 때문에 고민이라고 했다.

당시 게스트로 나왔던 한 아이돌 여가수는 자기도 '답정너' 기질이 생겼다며, 힘겨운 다이어트 때문이라고 했다. 직업 특성상 늘 몸매 관리에 힘써야 하기 때문에 조금이라도 살이 찌면 안 된다는 강박관념에 쫓겨 만나는 사람마다 "나 살쪘어? 살쪘지?" 하고 묻는다는 것이다.

스스로 내린 질문에 정해진 답을 갈구하는 '다이어트 답정너'. TV 속 그녀의 모습은 여느 평범한 여성들과 다르지 않았다. 공감지수 100%이었다. 이런 경우는 사실 일상에서도 쉽게 찾을 수 있다. 우리 모두는 어느 정도 듣고 싶은 대답을 정해두거나 결론을 내린 채 질문을 하며 살아간다. 그러나 불행히도 다이어트와 몸에 관해 '답정너'가 되는 것은 대체로 좋지 않은 상황에 처했을 때다. 자신감 충만한 멋진 몸매나 폭풍 감량을 자랑하기 위해 '답정너'가 되기도 하지만, 부정적인 상황에서 조금이라도 긍정적인 반응을 갈구하는 경우가 더 많다. 내면의 자신감이 바닥으로 곤두박질칠 때 희망을 찾고 싶은 것이다.

남들이 보기에는 별 차이가 없을 수도 있고, 헐렁한 옷으로 가려서 별로 티가 나지 않을 수도 있다. 그렇지만 본인은 알고 있다. 옷에 가려진 옆구리 살이 바지 위, 스커트 위로 튀어나와 있고, 턱 아래 존재하지 않아야 할 살들이 붙어 있다. 얼굴도 어딘지 모르게 보름달 차오르듯 서서히 변하고 있다. 이렇게 스멀스멀 밀려오는 공포감을 더 이상 감당할 수 없을 때가 바로 '답정너'식 질문을 던지는 시점이다.

"나 살쪘지? 약간 찐 것 같아 보이지 않아?"

이런 질문은 작은 희망과 위안이라도 얻기 위한 것이다. 그래서 우리가 원하는 답은 정해져 있다.

"아니, 괜찮은데, 왜? 살쪘어?"

"전혀 모르겠어. 똑같은데?"

"빠진 거 아냐?"

만약 내가 보기엔 분명 몸매가 무너져 있는데 대답이 긍정적이라면 그 상황은 둘 중 하나다. 첫째는 상대방이 착한 사람이거나, 안달복달하는 당신의 반응이 싫어서 거짓말을 하는 것이다. 둘째는 정말 티가 나지 않는 경우다.

하지만 이미 스스로 불안감이 엄습할 정도의 상태인데 상대가 눈치 채지 못한다고 해서 안도해도 괜찮을까? 그런 마음이 곧 불행의 씨앗이 된다. 머지않아 곧 빛의 속도로 다가온다. '어머, 너 왜 이렇게 살쪘어?'라는 말을 듣게 될 날이.

지금 거울을 보고 실망스럽다거나 예전과 달리 건강과 체력이 확 떨어진 것 같아 이제부터라도 섹시하고 건강해지고자 마음먹었다면 '답정너'의 자세부터 버려라. 당신은 이미 현재 어떤 상황인지, 답이 무엇인지 다 알고 있다. 그래, 그 거다! 다시 어떻게 할까 엄두가 나지 않았던 그것을 지금 시작하면 된다. 무너졌

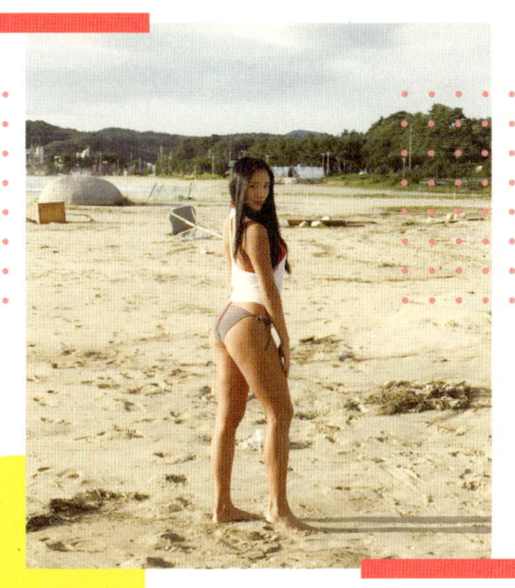

거나 예전 모습을 잃었다고 해서 실망하지 말고 올바른 다이어트와 건강 관리를 하자. 거짓말을 못하는 우리의 몸은 고생한 만큼 예외 없이 원하는 결과를 돌려준다.

수치에 집착하는 것은 부질없다. 스스로 느끼고 보는 것이 가장 중요하다. 그래도 다이어트에 돌입해 체중을 재고 싶다면 일주일에 딱 한 번 늘 같은 상태로 재야 한다. 가장 좋은 것은 아침에 일어나자마자 화장실을 다녀와서 바로 아무것도 입지 않고 재는 것이다. 일주일에 한 번만 동일한 컨디션에서 쟀을 때 비로소 정확한 데이터 비교가 가능하고, 체중에 대한 지나친 집착에서 벗어날 수 있다.

체중보다 더 중요한 사이즈의 경우에는 신축성 없는 옷을 하나 정해 수시로 입어 보면서 체크한다. 늘어나는 옷을 입으면 몸 상태를 객관적으로 체크하기 어렵다. 요컨대 체중보다는 사이즈를 체크하되, 일주일에 한 번은 꼭 옷으로 자신만의

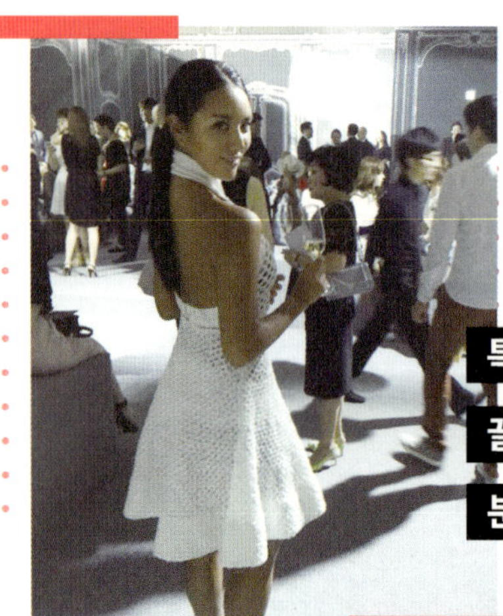

'눈바디'에 집중하길 권한다.

열심히 운동하고 다이어트해서 몸이 한층 업그레이드되면 인생의 즐거움과 자신감은 동반 상승하고 언제나 소심하고 눈치만 보던 '답정너'는 어딘가로 사라져 버릴 것이다. '답정너'들이 흔히 마주하는 상황을 타파할 계기가 되기도 한다. 안타까운 짝사랑을 하거나, 실컷 설레게 만들어놓고 결정적 순간 발을 빼버리는 그놈. 만약 내가 그에게 투명인간처럼 존재감이 없다면 더더욱 시각적 자극을 높이는 것을 목표를 삼아 보라. 연인과 권태기에 접어들어 시들해진 경우에도 권장한다.

만약 '썸'을 타고 있는 상대에게 왜 사귀자는 말을 하지 않느냐고 다그쳐 보아도 소용없다. 썸남이 요물처럼 나를 들었다 놓았다 한다고 마음고생만 한들 본인만 피폐해진다. 남친이나 여친, 남편이나 아내가 예전 같지 않다고 슬퍼하며 대화로 실마리를 찾아보려 해도 그 과정이 쉽지만은 않다. 이미 오래전에 열정의 불씨가 꺼졌는데 어느 세월에 대화만으로 얽힌 실타래를 풀 수 있을까.

"썸남아, 또는 썸녀야… 네가 나한테 장난질 치면서 들었다 놨다 하는 건 좋은데 말이다. 우리 관계가 정확히 무엇인지 서로 허심탄회하게 대화해서 앞으로 나아갈 방향을 정해보도록 하자."

학급 회의도 아니고 대국민 토론도 아닌데 이렇게 의견 교환이나 심리 분석으로 너와 내가 왜 사귀지 않고 있는지를 논하는 것도 어렵지 않은가? 그럴 때는 그냥 상대의 눈을 자극해 버려라. 상대방에게 지금 못 가지면 안 될 것 같은, 조금 있으면 누군가 채어 갈 것 같은 애절함과 불안감을 투척하라.

인간에게는 두 눈이 달려 있고, 시각이 존재한다. 당연히 뇌는 시각을 통해 자극을 받고 감성이 동요된다. 여러 감각 중에서 시각 자극은 특히나 중요한 비중을 차지한다. 1차원적으로 눈이 끌리는 몸을 가지게 되면 어떤 경우에든 확률(?)은 높아진다. 이처럼 시각적 자극을 통한 자극은 강력한 한 방이 될 수 있다. 내가 갖자니 좀 자신 없거나 애매하지만 남 주기는 정말 싫은 관계에서 어느 날 갑자기 상대방이 헉 소리 나는 비주얼로 등장한다면? 매일 얼굴을 보면 지겹기만 했던 연인이 '누구세요?'라는 말이 나올 정도로 멋진 몸매로 나타난다면? 그 이후의 상황은 어떻게 될지 각자의 상상에 맡기도록 하겠다.

내가 운동과 다이어트를 사랑하는 것은 힘들고 배고프고 짜증나기도 하지만, 나의 노력만으로 이렇게 멋진 한 방을 만드는 가장 확실한 방법이기 때문이다. 더럽게 답 없는 세상 속에서 순수하게 나의 힘만으로 강펀치를 날릴 수 있게 도와주기 때문이다. 요즘 세상에 그렇게 확실한 피드백을 주는 일을 찾기는 쉽지 않다.

사신감을 잃고 내면 깊이 사리 잡은 불안감과 실망감을 숨긴 채 매일 "나 살쪘어?", "나 요즘 늙어 보이지 않아?"라고 묻는 소심한 '답정너'로 살아가고 있다면, 알면서 묻지 말고 당장 오늘부터 몸을 위한 액션을 시작하라.

AR's tip

체중에 대한 집착은 무의미하다

외국에는 다양한 다이어트 모티베이션 사진들이 있는데 언젠가 이런 사진을 본 적이 있다. 한쪽에는 56kg, 다른 한쪽엔 62.5kg의 몸이 있는데 아이러니하게도 56kg의 몸이 62.5kg의 몸보다 두 배는 더 크다. 즉 체중이 늘었지만 사이즈는 반으로 줄어든 비포, 애프터 사진이었다. 아마도 당시 사진 속 여인은 제대로 운동을 하면서 사이즈를 다운시켰을 것이다. 근육이 지방보다 훨씬 무겁기에 가벼웠던 지방들이 빠지면서 부피가 줄고 몸의 밀도가 높아지면서 쫀쫀하고 알차게 변했다. 이처럼 사이즈는 감소하고 라인은 살아나지만 체중은 도리어 늘어날 수 있는 것이 우리가 체중에 집착할 필요가 없는 이유다. 당장 체중계 수치를 줄이는 데 급급하다면 그냥 굶고 누워 있는 편이 낫다. 들어가는 게 없으면 몸은 기아 상태가 되고 근육도 지방도 모두 빠져버린다.

당장 체중계 수치를 줄이는 데 급급하다면 그냥 굶고 누워 있는 편이 낫다. 들어가는 게 없으면 몸은 기아 상태가 되고 근육도 지방도 모두 빠져버린다.

대부분 다이어트를 하면서 운동을 그만두는 이유도 체중에 대한 집착에서 비롯된다. 죽어라 운동을 해서 느낌상 눈으로 보기에는 엄청 빠졌는데 매일 아침 체중계 속 체중은 변동이 없거나 오히려 살짝 늘 때도 있으니 견딜 수 없다. 그래서 운동을 그만두고 숫자를 줄이기 쉬운 굶기 다이어트로 다시 돌아가고, 또다시 요요와 살 처짐과 마주하는 패턴을 반복한다. 다이어트를 하면서 체중을 재어 보는 것은 객관적인 데이터가 되므로 도움이 되는 부분도 물론 있지만 다이어트의 모든 포커스가 체중을 떨어뜨리는 데만 있다면 절대, 아름다운 몸을 만들 수 없다.

인기 프로그램인 〈진짜 사나이 여군 특집 2〉 멤버들의 실제 몸무게가 공개되어 화제가 되었던 것을 예로 들어도 알 수 있다. 신체검사를 받는

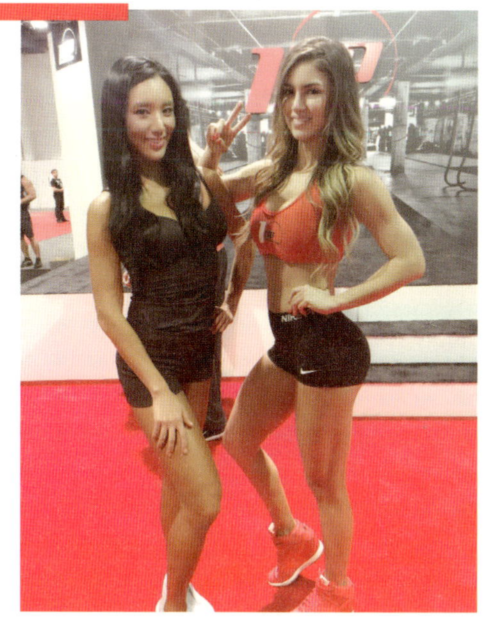

도중 가감 없이 내보낸 방송을 보며 당시 체중에 대한 생각을 해본 이들이 많을 듯하다. 당시 여성 출연자들의 키와 몸무게가 공개되었는데 모두가 프로필상 몸무게와 다른 수치를 보였다. 가장 많은 차이를 보였던 것은 K로 162cm에 56kg이었고 이는 프로필상 몸무게와 11kg이 차이가 났다. 163cm에 50kg, 176cm에 55kg, 163cm에 47kg, 162cm에 48kg, 163cm에 51kg, 165cm에 56kg이었는데 가늠하기 어려우므로 친절한 아름이가 모두의 키가 170cm라고 가정해서 계산을 해보았다. K는 52kg, 그리고 나머지 출연자들은 순서대로 53, 40, 50, 53, 58kg이다. 키 170cm를 기준으로 보았을 때 50kg은 매우 마른 편이다. 그러나 이것을 날씬하다고 표현할 수 있는지에 대해서는 각자의 기준에 따라 다를 수 있다. 한 가지 확실한 것은 170cm를 기준으로 40kg대의 체중은 근육량이 현저히 적다는 뜻이다. 170cm로 환산해서 계산한 결과 40kg대의 체중을 가졌던 출연자는 팔굽혀펴기를 한 개도 해내지 못하는 모습을 보였다. 무조건 마른 몸, 체중이 덜 나가는 몸을 추구해야 할까? 막말로 바코드처럼 체중을 보이는 어딘가에 찍고 다니는 것도 아닌데 왜 그리 집착들을 하실까. 체중이 적게 나가는 것은 나쁘고 많이 나가야 좋다는 말을 하고 있는 것이 아니다. 체중이란 그저 숫자에 불과할 뿐 중요한 부분은 내게 필요한 기능, 탄력, 건

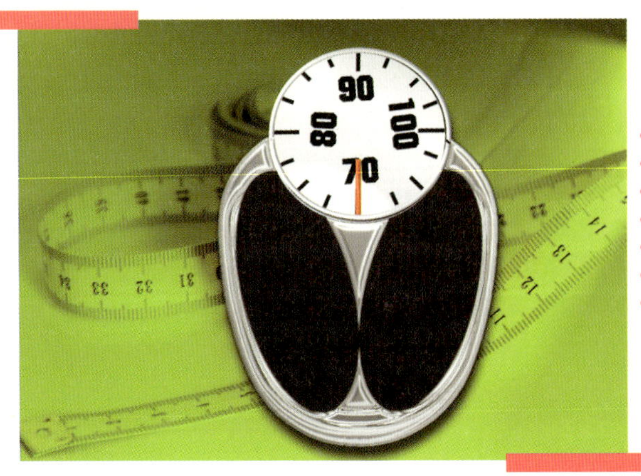

강하고 아름다워 보이는 비주얼, 스스로가 추구하는 미적 기준이라는 말을 하고 싶다. 나는 개인적으로 아무리 체중이 적게 나가도 팔굽혀펴기를 단 한 개도 못하는, 기능적으로 떨어진 몸은 추구하지 않는다. 운동을 통해 체력과 몸의 기능이 10대 못지않게 에너제틱한 것을 추구한다. 위에서 170cm로 환산해서 58kg이었던 출연자는 보기에는 운동을 한, 키가 크고 날씬한 비주얼을 가지고 있었다. 그리고 58kg이면 실제로 보았을 때 굉장히 슬림한 느낌을 주고 심지어 60kg이 넘더라도 비주얼상으로는 날씬해 보인다. 그녀는 출연진 중 가장 에이스로 활약했다. 몸무게가 무조건 40kg대여야 한다는 고정관념을 갖고, 거짓 체중을 날씬함과 혼동하며 오늘도 스스로 몸을 망치는 다이어트를 하고 있다면 이제 조금 진보적인 마음가짐이 필요할 때다. 또한 체중은 근육량과 골격에 따라 타고난 부분에서도 많은 영향이 있다. 궁극의 아름다움을 만들고 지켜나가기 위해 체중에 대한 집착은 버리길 바란다.

'어린 것들'은 절대 가질 수 없는 30대의 매력

잡지를 읽다가 메릴린 먼로(Marilyn Monroe)의 사진을 발견했다. 섹시함의 대명사, 아직도 불멸의 아이콘으로 남아 있는 먼로의 나이대별 사진을 사용한 광고였는데 10대, 20대, 30대의 먼로가 환하게 미소 짓고 있었다. 여기서 문제! 우리가 기억하는 치명적 섹시함이 넘쳐 흘렀던 때는 언제였을까?

나이의 숫자가 늘면 여성으로서 매력은 반비례한다며 슬퍼하는 이들이라면 아마 20대를 골랐을 것이다. 그러나 절정의 아름다움으로 우리의 기억 속에 영원히 각인되어 있는 그 모습은 바로 30대의 먼로였다.

각각의 사진 밑에는 설명이 쓰여 있었다. 풋풋한 10대, 예뻤던 20대, 섹시했던 30대. 얼핏 보아도 최고로 꼽을 수 있는 것은 단연 30대의 먼로였다. 10대와 20대 때는 찾아볼 수 없었던 나른한 여유로움과 깊고 섹시한 눈빛이 있었기 때문이다. 우리가 30대가 되는 걸 두려워하지 않아도 되는 이유를 사진 속 그녀가 말해주고 있었다.

여자라면 누구나 세월 앞에 두려워진다. 나도 당신도 한 살 한 살 먹어가면서 오늘은 얼굴이 더 처지진 않았나, 다크서클이나 기미가 생기지는 않았나, 몸이 퍼지진 않았나 노심초사하며 거울 앞에 선다. 피곤한 날이면 급격히 늙어 보이는 것 같아 날이 서는, 우리는 어쩔 수 없는 30대다. 그러나 궁극의 섹시함을 30

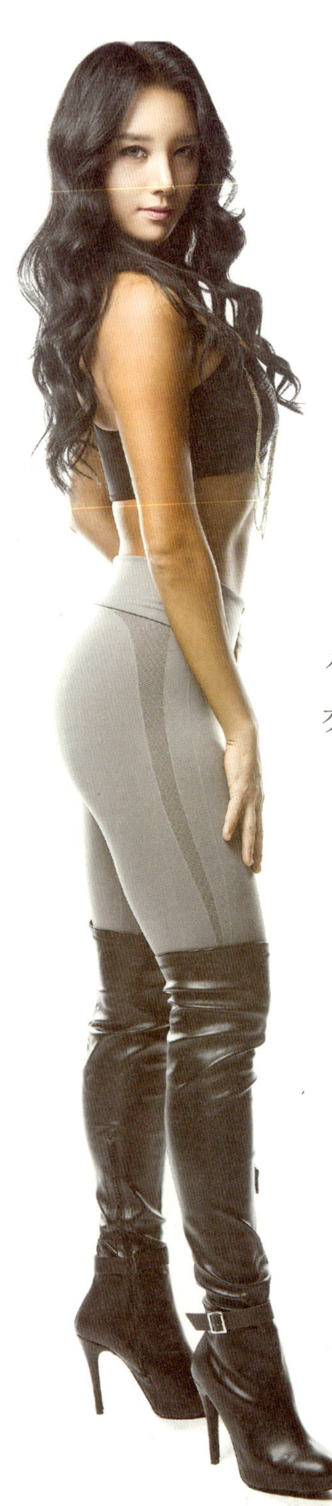

대에 완성한 먼로가 그랬듯, 우리도 어떤 마인드로 자신을 가꾸어 가느냐에 따라 10대와 20대 때 찾지 못했던 진정한 매력을 발견할 수 있다. 시간이 흐르면서 자연스럽게 깨닫게 된 삶의 지혜 덕분에 몸에 밴 여유로움도 30대부터 가질 수 있는 큰 장점이다. 질풍노도의 10대와 불안의 20대를 거치고 이제 어느 정도 안정된 30대 여성은 대화의 깊이와 삶을 바라보는 태도 등 모든 면에서 여유롭고 느긋해진다. 그렇기 때문에 마성의 매력을 뽐낼 수 있다. 30대에 들어서면 자아가 더욱 굳건하게 확립되면서 정말 '나다운' 것이 무엇인지 깨닫게 된다는 점도 좋다.

나 또한 불과 몇 년 전만 해도 그것이 다이어트든, 몸이든, 연애든 또는 삶의 방식이든, 과연 무엇이 '정 아름다운 것'인지 정의내릴 수 없었다. 과연 나는 어떻게 살을 빼야 하고 운동을 해야 하며, 어떤 것이 내게 어울리는지 매일 혼란스러웠다.

연애 또한 마찬가지였다. 만날 때마다 이 사람이라고 생각했지만 역시나 아니었던 연애를 수도 없이 했다. 하지만 지금은 '정아름의 OOO은 △△△이다'라고 스스로 결론 내릴 수 있는 것들이 많아지고 있다. 당연히 이를 바탕으로 나만이 가질 수 있는 매력이 풍겨 나올 수 있다고 믿는다.

성숙한 여성의 심리적 강점이 잘 가꿔진 농

염한 몸매와 결합하면 그때는 헤어 나올 수 없는 치명적 매력으로 바뀐다. 30대는 메릴린 먼로처럼 여성성이 절정을 이루는 시기이기도 하다. 싱그럽게 웃는 10대와 그저 예쁜 20대는 가질 수 없는 묘한 중독성을 가진 '진짜 여자'가 되는 것이다. 물리적인 나이의 숫자가 늘고 있음을 더 이상 두려워할 필요가 없다. 단지 지금부터라도 자신의 몸에 애정을 기울이면서 그동안 숨겨 왔던 진정한 매력과 섹시함을 발산하면 된다.

섹시한 연상녀의 세 가지 매력

주드 로가 매력적인 바람둥이 '알피'라는 남자 역으로 출연하는 〈나를 책임져, 알피Alfie〉(2004)라는 영화가 있다. 지금이야 머리숱 적어진 중년남이지만 왕년 주드 로의 섹시함은 어마어마했다. 이 영화에서도 그의 전성기 시절 아름다움은 빛을 발한다.

마음이 가지 않는 여성들과 서슴없이 하룻밤을 즐기던 알피. 늘 여성들이 상처를 받고 버려진다. 그러던 그에게 일격의 한 방을 날린 것은 앳되고 젊은 처자가 아니라 능력 있고 농염한 중년의 리즈(수전 서랜든 분)였다. 오직 그녀만이 바람둥이 알피를 유혹해 절망의 구렁텅이에 빠뜨릴 수 있었다.

나이가 들면서 10~20대들에게 밀릴 수밖에 없다는 생각에 우울해하고 있었다면 이 부분을 이해할 수 없을지 모른다. 그러나 이런저런 여자들을 모두 거치면서도 마음을 주지 않았던 알피를 빠져들게 한 리즈라는 여자를 잘 분석하면 쉽게 답을 찾을 수 있다. 여자에게 반드시 필요한 것은 어리고 예쁘고 귀여운 얼굴이 아니라 잘 관리된 몸과 당당함이란 것을.

특히 연상녀에게는 두 가지가 결합되었을 때 강력한 무기가 생긴다. 잘 관리된 몸에 당당한 매력을 갖춘 여자라면, 어리고 철없는 여자들은 가질 수 없는 풍부하고 깊은 삶의 경험이 더해져 엄청난 '플러스알파'로 작용한다.

내친김에 정리를 좀 해보련다. 강력한 매력을 발산하는 섹시한 연상녀는 어떻게 만들어지는가?

첫째, 성숙하면서도 잘 관리된 몸이다. 물리적인 숫자가 늘었다지만 잘 관리한 30~40대에게는 형언할 수 없는 성숙함이 흐른다. 영화 〈나를 책임져, 알피〉에서 실크 가운을 느슨하게 두른 채 고양이처럼 나긋하게 손짓하는 수전 서랜든에게는 초미니스커트에 탱탱한 허벅지를 자랑하는 젊은 처자들이 줄 수 없는 '헉' 하는 강렬한 섹시함이 있었다. 운동을 통해 몸을 잘 관리해주면 상대방에게 자기 눈앞에 있는 이 사람이 정말 '여자'임을 느끼게 할 수 있다.

둘째, 당당함이다. 30대부터 여성은 늘 혼란스럽고 갈피를 잡지 못하던 10~20대 때와 현실적으로 다를 수밖에 없다. 자의든 타의든 자신의 일로 먹고 살고 있고, 자신이 하고 있는 것들에 대해 열정적이고 프로답고 당당한 태도로 임하는 모습은 30대 여성만이 가질 수 있는 섹시함이다.

셋째, 인간적인 성숙함과 사람에 대한 세련된 태도다. 즉 다양한 사람을 만나고 풍부한 경험을 하면서 성숙해졌고, 사람을 대할 줄 아는 세련됨까지 장착했다. '오빠, 나 이거 따쮜뗴염!'이라고 종알거리며 콧소리를 내는 것도 좋겠지만 양보와 배려, 이해는 30대 이상의 여성만이 할 수 있다. 〈나를 책임져, 알피〉의 주드 로도 그러했다. 예쁘고 탱탱하기만 한 여성들과는 달리 성공한 모습으로 자신과 대화를 나누며 술잔을 기울이는 연상녀 수전 서랜든에게서 헤어나지 못했다.

이렇게 연상녀들에게는 분명한 경쟁력이 있으니 절대 나이 때문에 기죽지 말자. 당신이 우아한 바디라인에 당당한 표정과 세련된 화술, 자신감 있고 여유 있는 태도를 가지고 있다면 귀엽기만 한 어린 여자들이 따라올 수 없는 강한 매력을 발산할 수 있다.

영화 말미에 결국 알피는 리즈에게 차인다. 연락을 잘 받지 않는 리즈에게 꽃을 들고 찾아온 알피는 다른 남자와 함께 있는 그녀를 발견한다. 그 어떤 여자에게도 거부당하지 않아 왔던 바람둥이의 자존심은 뭉개지고 혼란에 빠진다. 그리고 묻는다.

"왜 내가 아니고 쟤야?"

그때 리즈의 한마디가 압권이다.

"걔가 너보다 어려."

재미있는 것은 리즈 역할을 맡은 배우 수전 서랜든의 예전 남자친구 역시 서른한 살 연하라는 점이다. 그녀가 연기한 리즈처럼 그녀 본인도 일을 사랑하고 자신을 사랑하며 산다. 나이 어린 이성 앞에서 주눅 들지 않는 당당함이 실제의 그녀를 70대가 다 된 나이에도 매력적인 여자로 만들지 않았나 싶다.

더 이상 나이 든 여자라고 풀이 죽어서 세상과 남성들의 눈치만 보면서 살지는 말자. 영화 속 리즈처럼 "걔가 너보다 어려"라고 말할 수 있을 만큼 매력적인 여성! 아, 다가오는 세월이 갑자기 짜릿하게 느껴진다. 그렇다. 이제부터 정신 차리고 제대로 관리하면서 매일매일 섹시하고 자신감 있는 마인드를 가지라고 자신을 세뇌한다면 우리는 모두 수전 서랜든처럼 나이 들어도 섹시한 여자가 될 수 있다.

나는 매일 꿈을 꾼다. 먼 훗날, 그를 꼭 닮은 내 아들의 손을 잡고 걸어가는 나를 뭇 남성들이 한 번쯤 뒤돌아보는 그림 말이다. 그만큼 건강하고 성숙한 매력의 주인공으로 내 남자와 오래도록 사랑하고 싶다. 아이 손을 잡고 걸어가더라도 뭇 남성들이 한 번쯤 뒤돌아볼 만한 섹시 마더, 지금보다 더 나이 들어도 내 남자를 늘 긴장하게 만드는 여자가 되기 위해 오늘도 나는 달린다.

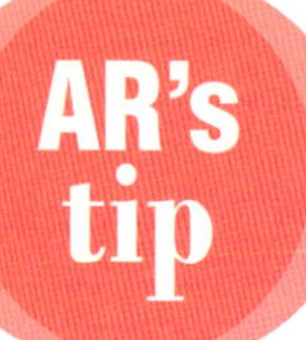

두피와 머릿결도 건강미인의 조건

최근 내 머리카락 상태는 여러 가지 면에서 생애 최초의 스코어를 달성 중이다. 우선 머리 길이로서도 최고, 이렇게 온전하게 무공해스럽게(?) 머리를 길러본 건 초등학교 때 이후 처음 있는 일이다. 머릿결도 마찬가지. 늘 지지고 볶고 컬러를 바꾸느라 어깨를 넘어가기 힘들었던 나는 긴 머리를 하고 싶을 때는 익스텐션으로 대리만족하곤 했었다. 이랬던 내가 풍성한 긴 머리를 유지하고 있는 이유는 내 몸의 일부인 머리카락과 두피도 건강했으면 하는 바람 때문이다. 고급스러운 아름다움의 키는 화려함에 있는 것이 아니라 양호한 상태의 잘 관리된 청결함에 있지 않을까. 언젠가부터 두피 건강과 머릿결에 관심이 많아졌고 되도록 손을 대지 않지만 성의를 가지고 관리를 해주려고 노력한다. 의외로 머리카락과 두피 상태에는 별로 관심을 기울이지 않는 경우도 있으므로 건강한 아름다움의 소유자가 되고 싶다면 나이가 들면 들수록 더 머릿결 관리와 두피에도 애정을 쏟을 필요가 있다.

언젠가 이런말을 들은 적이 있다. 두피가 안좋아지게 되면 자연히 피부도 상하게 된다는 조언이었다.

사실 머릿결이야 바로 보이는 부분이라 나름 트리트먼트를 하는 등 신경을 쓰지만 두피 건강에는 소홀한 이들이 많다. 언젠가 이런 말을 들은 적이 있다. 두피도 피부이므로 두피가 안 좋아지게 되면 자연히 피부도 상하게 된다는 지인의 조언이었다. 당시 헤어익스텐션으로 인한 두피 각질과 가려움으로 짜증이 잔뜩 나 있던 나는 위기의식을 느끼며 두피를 관리하기 시작했다. 두피도 피부다! 약해지거나 상하지 않게 해야 한다. 다음은 두피 건강과 머릿결 관리를 위한 나만의 야매(?) 노하우다. 실제로 효과를 많이 보고 있으니 참고해도 좋겠다.

예전엔 나도 운동을 할 때 헤어밴드로 싹 올려버리거나 타이트하게 묶곤 했지만 두피를 신경 쓰면서부터는 머리를 묶지 않는다. 운동할 때는 물론이거니와 평소에도 잘 묶지 않으려고 한다. 머리를 묶는 행위 자체가 두피에 스트레스를 가하는 셈. 운동을 할 때는 아무래도 두피에 더 스트레스가 가기 쉽다. 이때 가뜩이나 예민한 상태에서 더 꽉 묶으면 두피가 상하고 탈모가 유발된다. 실제로 운동선수나 발레리나들 중에 헤어라인이나 기타 부위의 머리카락이 빠져 고민이라고 말하는 이들이 꽤 있다. 그래서 나는 되도록 머리를 묶지 않고 운동을 한다. 완전히 앞으로 쏟아져 내려와 운동을 방해할 정도가 아니라면 타이트하게 묶는 것보다는 두피를 조금 숨 쉬게 해주는 편이 탈모 예방에도 도움이 되고 나아가 머릿결도 보호하는 길이다. 실제로 외국에선 선수들이나 운동을 즐기는 여성들이 우리나라처럼 목숨 걸고(?) 머리를 묶지 않는다.

나는 두 종류의 헤어 에센스를 사용한다. 하나는 머릿결을 위한 에센스, 또 하나는 두피 전용 제품이다. 탈모를 예방하고 모근을 튼튼하게 해주므로 머리를 감은 후 두피에 골고루 발라 두드리며 마사지를 해준다.

샤워하기 전이나 컴퓨터 작업을 하며 앉아 있을 때 머리를 물에 적신 뒤 헤어트리트먼트를 발라두고 헹구는 자연적인 방식의 트리트먼트를 하지만 보통 헤어트리트먼트에만 온전히 할애할 시간이 없으므로 나는 운동 시간을 활용한다. 운동을 하고 나면 머리를 감게 되는 경우가 많으므로 운동 갈 때 머리를 묶은 뒤 끝부분에만 물을 묻히고 나서 트리트먼트를 발라 똥머리를 해준다. 어차피 트리트먼트를 할 때 두피에는 닿지 않는 게 좋으므로 묶은 상태에서 머리카락에만 트리트먼트를 발라 자연스럽게 방치해두는 것이다. 운동이 끝난 후 머리를 감으면 한결 부드러워진 것을 느낄 수 있다. 시간도 절약하고 운동도 하고 머릿결도 좋아지고 일석삼조다. 내 SNS에 보면 머리를 하나로 돌돌 만 채 운동하고 있는 사진들을 볼 수 있는데 그런 사진들의 80%는 머리끝에 트리트먼트를 바른 상태다!

4. 잦은 염색 답 안 나온다.

머릿결이나 두피에 좋지 않은 게 또 염색이다. 지금 내 헤어 컬러가 블랙인 까닭도 염색약으로 두피와 머릿결을 괴롭히지 않기 위한 의지의 표현이다. 일단 블랙을 하게 되면 컬러를 바꿀 엄두를 내지 못하니까. 그때그때 유행하는 헤어 컬러가 있기는 하지만 거두절미 모든 것을 떠나 예쁜 머릿결은 스타일의 기본이다. 색깔 예쁜 개털보다 자연스러운 컬러지만 빛나는 머릿결이 값이지 않을까?

5. 브러싱하기

하루에 두 번 정도 골고루 브러싱을 해준다. 이때 두피를 박박 긁지 않는 선에서 좋은 브러시를 사용해 빗질을 한다. 또 손가락으로 두피를 꾹꾹 눌러 지압을 해주는 것도 두피 혈액순환과 피로 회복에 도움이 된다.

6. 단백질 잘 챙기기

아주 중요한 포인트다. 나는 심지어 머리카락도 건강하며 상상초월 매우 빨리 자란다. 여기에는 음식에도 힌트가 있다. 단백질을 충분히 섭취해주는 것이다. 합성이 될 수 있는 영양소가 있어야만 우리 몸의 구성 성분인 머리카락과 피부에 영향이 갈 수 있다. 잘못된 다이어트를 했을 때 피부가 상하고 머리카락이 빠지는 이유도 이 때문이다. 아름다운 머릿결과 피부를 원하신다면 단백질을 잘 챙겨 먹자.

7. 젖은 상태에서 묶거나 잠들지 않기

젖은 상태에서 묶거나 잠들면 두피와 머릿결이 상한다. 바쁘고 귀찮으면 그러기 쉽지만 이 기본적인 사항들은 반드시 지켜야겠다.

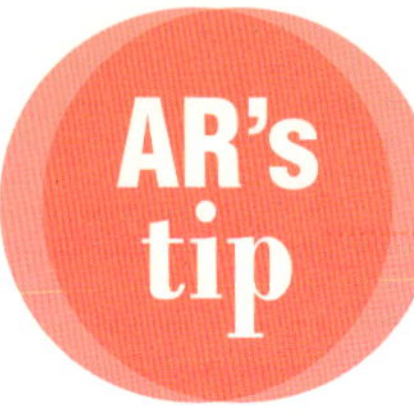

20대 못지않은 꿀피부 유지하기

몸뿐 아니라 피부도 건강해야 완벽한 아름다움을 영위해나갈 수 있다. 그러나 바쁘고 주머니 사정 가벼울 때 이런 방법들을 활용하면 좋은 피부를 가꾸는 것이 가능하다. 실제로 내 경우, 다크서클이 조금 있으며 잠을 거의 자지 않는다는 점을 감안했을 때 꽤 괜찮은 편에 속한다. 특히 탄력성 면에서는 촬영 때 메이크업을 해주는 현장 스태프들에게 늘 찬사를 듣는다. 내 또래의 여성들보다 월등하다는 칭찬이다. 나는 그 비결이 아래의 소소한 습관 때문이라고 믿는다. 믿을 만한 언니의 팁을 당신과 공유하겠다.

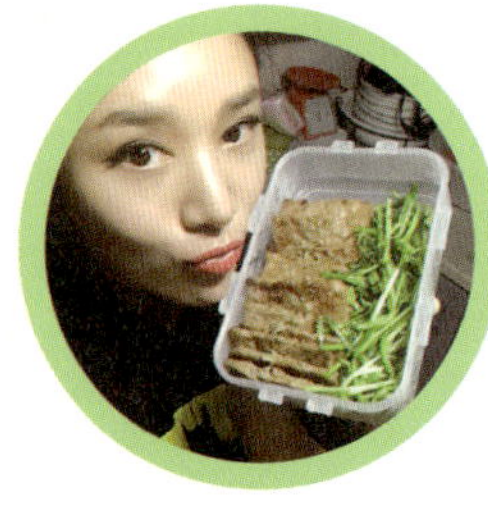

1. 먹는 것이 중요하다.

한 가지 확신을 가지고 있는 바, 피부 속이 예뻐야 예뻐질 수 있다는 것이다. 아무리 바르고 문질러봤자 속이 건강하지 않으면 절대로 예쁜 피부를 가질 수 없다. 식습관은 피부와 바로 직결된다. 나는 일상에서 밀가루나 가공식품, 짠 음식을 잘 먹지 않는다. 처음부터 그랬던 것은 아니지만 자연스럽게 좋아하지 않게 되면서 습관이 되어 이제는 가공식품이나 군것질, 인스턴트나 맵고 짠 음식보다 자연식을 더 즐긴다. 피부가 좋지 않아 고민이라면 식습관을 반성하고 개선해보려는 노력이 필요하다.

2. 비타민 및 영양제를 챙긴다.

나는 매일 복용하는 비타민 및 영양제를 하루도 빼먹지 않는다. 이 역시 피부를 위한 이너뷰티에 도움이 된다고 믿는다. 기본 종합비타민과 오메가3를 포함해 자신만의 영양제 리스트를 만들어 매일매일 빼먹지 않는 습관이 예쁜 피부의 베이스가 되어줄 수 있다.

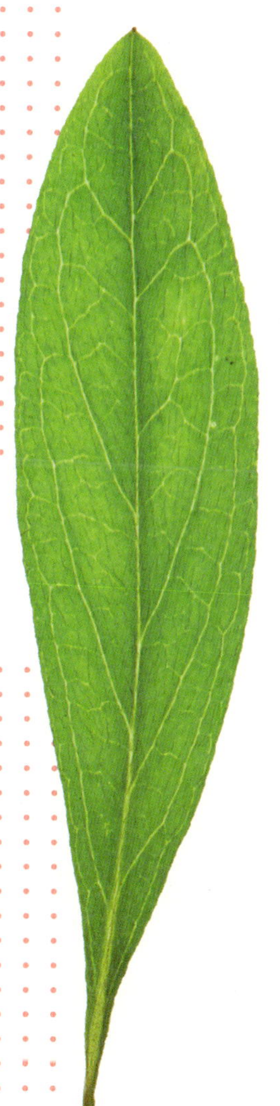

3. 기초제품에 충실한다.

아무리 좋은 것을 발라도 기초제품을 열심히 바르는 습관이 중요하다. 그래서 나는 기초제품을 아주 듬뿍 발라주는 편이다. 특히 자기 전에 세안을 깨끗이 한 후 기초제품을 꼼꼼히 듬뿍 발라주는데 건조한 계절에는 오일을 섞어 발라 최대한 촉촉한 상태를 유지하려고 애쓴다. 또 푸석하다고 느낄 때는 수분크림이나 영양크림을 마치 팩을 하듯 두껍게 바르고 자는데 간단한 방법으로 수면팩을 한 듯한 효과를 볼 수 있다. 주머니를 가볍게 만드는 비싼 제품들을 찔끔찔끔 이것저것 쓰는 것보다 저렴해도 충분히 듬뿍 발라 피부에 영양을 주는 편이 여러모로 낫다.

4. 상태에 따라 주 1~2회 팩

매일 팩을 하는 것도 피부를 예민하게 할 수 있으므로 나는 주 1~2회 정도 팩을 한다. 팩은 그때그때 다르게 쓰기 위해 다양한 제품들을 가지고 있다. 모공 수축을 위한 제품, 탄력 케어를 위한 제품, 미백을 위한 제품. 대표적으로 이렇게 세 종류의 팩을 가지고 돌려가면서 사용하는 편이다.

5. 여행이나 출장 갈 땐 시트팩

출장이나 여행을 갈 경우 반드시 시트팩을 챙긴다. 특히 건조한 기내에서는 비행기를 타자마자 세수하고 시트팩을 붙인다. 또 여행지에서는 세심하게 피부에 신경 쓸 틈이 없을 수 있으므로 아예 잘 때 붙이고 자기도 한다. 시트팩을 붙이기 전에 에센스나 수분크림을 충분히 발라준 뒤 시트팩을 해주면 저렴한 시트픽도 나쁘지 않다.

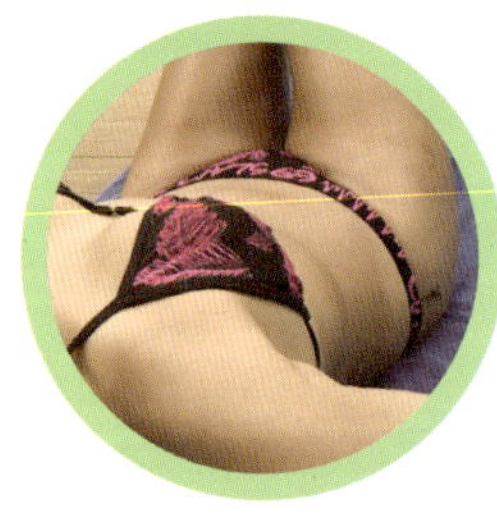

예쁜 피부와 날렵한 얼굴선을 위해 셀프 마사지를 사랑한다. 도자기로 만든 경락도구 등을 활용도 하고 손으로도 하는데 간단하게 설명하면 얼굴에 움푹 들어간 지점들을 공략해주는 것이다. 턱선의 경우 턱 가운데에서 귀 뒤까지 이어서 밀어 올리듯 마사지해주고 광대뼈 아래 들어간 부분은 관자놀이까지 이어서 꾹꾹 누르거나 문질러준다. 촬영이 있거나 얼굴이 부었을 때는 더욱 세심하게 마사지해주는데 부기도 제거되고 피부 혈액순환을 도와 좋은 피부 상태를 만들어준다. 이도저도 다 귀찮다면 골프공을 하나 준비해서 관자놀이부터 광대뼈 아래를 돌려가며 문질러준다.

저렴한 비용, 간단한 방법으로 리프팅 효과를 볼 수 있는 페이스 테이핑도 추천한다. 운동선수들이 보통 통증을 감소시키고 근육을 잡아주기 위해 많이 하는 그 테이핑 요법을 얼굴 근육에 적용시키는 것이다. 단순한 고정 차원이 아니라 근육, 피부, 내부 장기의 상호작용에 근거를 둔 치료법이다. 테이프는 약국에서 테이핑용으로 나온 의료용 제품을 구입해서 잘라 쓰면 된다. 얼굴에 테이핑을 하면 근육의 수축과 이완을 유도하여 부기가 빠지고 교정에 도움이 된다. 깨끗하게 세안한 후 물기가 없는 상태에서 세 갈래로 자른 테이프를 턱을 중심으로 붙인 뒤 귀 쪽으로 바짝 당겨준다.

상태에 따라 다르겠지만 보통 3~4시간 정도는 유지를 하면 좋으니 밤에 하고 자는 게 제일 간편하다. 하지만 피부가 민감하다면 얼굴에 하기 전에 몸에 먼저 해보는 등 주의해야 한다.

즐거운 섹스는 섹시한 몸으로부터 시작된다

적당한 운동과 바른 식습관이 중요한 이유는 또 있다. 빙빙 돌려 말하기 답답해서 직설적으로 이야기해본다. 오랫동안 즐거운 섹스 라이프를 즐기기 위해서는 필수적이라는 말이다.

솔직히 섹스 라이프의 만족도는 삶의 질에 꽤 많은 영향을 미친다. 나이가 어느 정도 들면 감정적, 육체적인 애정 욕구는 자연스러운 것이지만 아이러니하게도 그럴수록 우리는 세월의 흐름에 무차별적 공격을 받는다. 모든 신체 조직의 탄력이 20대 중후반을 지나면서 현저히 감소하고, 출산까지 하게 되면 엎친 데 덮친 격으로 노화는 더욱 가속도가 붙는다. 당연히 서로에게 성적 만족감을 줄 수 있는 부위의 탄력도 감소하게 된다. 〈마녀사냥〉이라는 프로그램에서 칼럼니스트 곽정은 씨가 이야기한 명언이 떠오른다.

"여자는 마음이 열려야 몸이 열리고, 남자는 몸이 안 열리면 마음도 안 열린다."

성적 매력이 충만할수록 사랑받을 수 있는 확률이 높아지며, 고로 본인 역시 정열적으로 사랑할 수 있다는 뜻이다.

정신적 사랑은 절대적이고 육체적 사랑은 꼭 필요한 건 아니라는, 마치 자장면과 단무지 같은 관계 정도로 생각한다면 꼭 아니라고 나무랄 수는 없다. 하지만 솔직히 생각해보자. 밥을 먹고 영화를 보고 수다를 떠는 것은 누구와도 충분히 할 수 있다. 반면 몸을 나누고 즐기는 행위는 오직 사랑하는 사람과 했을 때만 충만한 행복감을 느낄 수 있지 않은가. 그런 의미에서 나이가 들수록 성적 매력이 사라지는 것을 지켜만 보기엔 우리의 삶이 너무나 길다.

엉덩이와 골반의 중요성

몇 주 전에 경험 삼아 피트니스 대회에 나간다는 한 여성과 트레이닝을 한 적이 있다. 초등학교 선생님이라는 그녀. 운동을 좋아하여 지루한 일상을 자극하고 자아를 계발하기 위해 도전해보았던 첫 대회에서 꽤 강렬한 경험을 한 모양이었다.

두 번째 대회에서는 더 나은 모습으로 무대에 서기 위해 내게 워킹과 포즈 수업을 요청해왔다. 수업을 시작하기 전 그녀는 원래 자신이 하던 워킹과 포즈를 보여주었다. 경험이 적은 아마추어였으니 능수능란하지 않은 것은 당연지사였지만, 그것을 감안한다고 해도 그녀의 워킹과 포즈는 어설프고 불안정해 보였으며 매력조차 없었다.

본인은 그 모든 원인이 경험 부족에서 비롯한다고 생각했겠지만, 나는 짧은 시간 그녀의 몸과 스타일을 주의 깊게 살펴보고 확실한 원인을 발견할 수 있었다. 그녀는 골반을 전혀 쓰지 못하고 있었던 것이다! 골반과 고관절 자체가 뻣뻣해서 워킹이든 포즈든 아무런 느낌이 없었다. 그 사실 하나만으로도 굉장히 여러 가지 사실을 유추해낼 수 있었다. 마치 수십 년째 유명하다고 소문난 점집의 무당이 딱 보고 때려 맞혀서 손님을 혹하게 만드는 것처럼 질문을 시작했다.

"운동할 때 엉덩이 운동 많이 하세요? 하긴 하는데 제대로 잘 못하시죠?"

나는 그녀가 할 대답을 이미 알고 있었다. 피트니스 대회를 준비한다면 당연히 가장 신경 쓰는 부위가 엉덩이인데, 그녀처럼 골반과 고관절을 쓰지 못하면 절대로 그 부위에 붙어 있는 근육이 예뻐질 수 없기 때문이다.

"어머, 어떻게 아셨어요? 힙 운동을 많이 하는데도 힙업이 되질 않아요."

예상에서 벗어나지 않은 답변이었다.

"남자친구 있어요?"

"네, 있어요. 8년 만났는데 내년에 뭐 결혼하겠죠…."

"아주아주 실례가 되는 질문이지만 남자친구랑 섹스할 때 별로 좋지 않죠?"

나는 이번에도 그녀의 대답과 반응을 미리 알고 있었다. 골반이 유연하지 않고, 자기 몸에 대해 전혀 파악하지 못하며, 자신감조차 없는 여인에게 성생활은 그리 즐겁지 않을 가능성이 매우 높다. 골반에 붙어 있는 다양한 근육들도 활성화되어 있지 않은 상태이므로 관계를 맺을 때 행복감을 느낄 확률도 현저히 떨어진다. 말하지 않아도 이미 그녀의 몸 상태가 현재 어떤지를 여실히 보여주고 있었다.

"헉, 어떻게 아셨어요? 전 사실 한 번도 좋다고 느낀 적이 없어서… 그렇지 않아도 너무 오래 만나서 결혼할 생각이긴 하지만 좀 지루해진 감도 있고, 그래서 걱정이에요."

그렇게 그녀에게 꼭 필요한 레슨의 방향을 잡았고, 우리는 2시간 동안 골반을 최대한 유연하게 만들면서 골반과 엉덩이를 써서 걷고 서 있는 방법을 연습했다. 또한 거울에 비친 몸의 구석구석을 살피면서 '나는 섹시하다'고 세뇌를 했다. 놀랍게도 짧은 연습 시간이 지난 뒤 그녀의 뻣뻣했던 워킹과 포즈가 확 달라졌고, 매력 없던 한 평범한 여자 선생님은 자신감이 충만한 매력적인 여성이 되어 만족스럽게 돌아갔다.

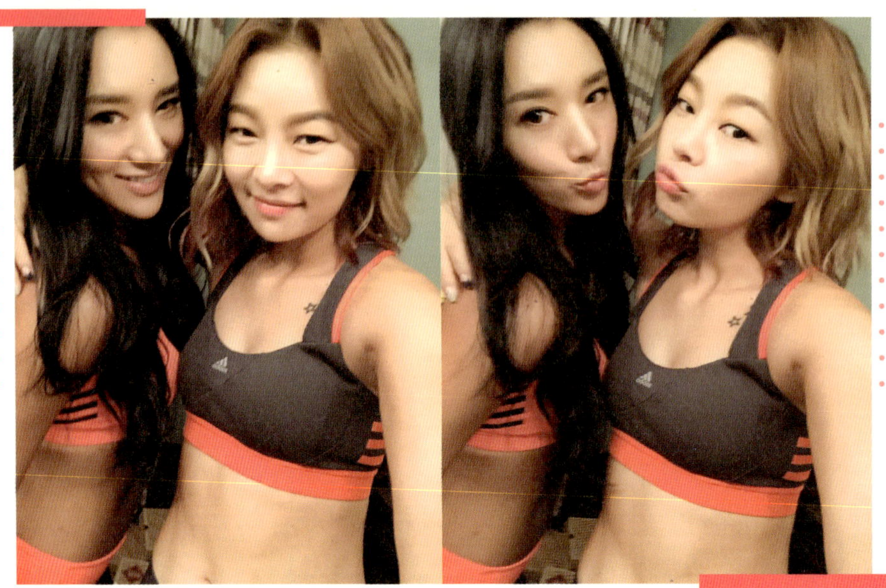

그녀와의 일화는 30대 여성이 숙지해야 할 운동과 몸에 대한 방향을 그대로 보여준다고 해도 과언이 아니다. 자신이 누구보다 섹시하다고 생각하는 자신감에 자기 몸 상태에 대한 세세한 파악, 에너지원이자 비주얼 1등 공신인 엉덩이를 힙업하기 위해 골반과 고관절의 유연성과 밸런스를 찾아가며 효율적으로 운동하기! 이것이 30대 여성에게는 무엇보다 중요한 부분이다. 몸을 제대로 알고 운동해야 몸이 원하는 방향으로 발전한다. 그렇게 하여 만들어진 섹시하고 자신감 넘치는 하드웨어는 인생을 좀 더 활기차게 하고, 성생활을 더욱 즐겁게 만들어준다.

그때 함께 수업했던 그녀가 어디에 있든 새롭게 깨닫게 된 사실 덕분에 더욱 열심히 운동해서 한껏 탄탄해진 엉덩이를 만들고, 완전히 달라진 적극적이고 섹시한 삶을 만들어 나가기를 바란다.

잘 가꾼 몸은 자존감도 높여준다

사랑하는 이와 오랫동안 즐겁게 사랑을 나누고 싶은 것은 인간의 솔직한 본능이다. 세월이라는 녀석에게 원 펀치, 투 펀치를 먹으면서 점점 매력이 떨어진다는 사실, 나는 용납하고 싶지 않다. 그건 정말 비극이다. 비극을 피하고 언제까지나 로맨스 영화의 여주인공으로 살고 싶다면 올바른 운동과 식생활이 필요하다.

재미있는 사실은 몸 관리의 목적이 이렇게 이성에게 매력적으로 어필하는 것, 혹은 섹스 라이프를 당당하게 즐기기 위한 것이라고 해도 그 과정을 통해 최종적으로는 높아진 자존감을 얻게 되더라는 것이다. 나에게 맞는 방식을 스스로 찾아가면서 자기 몸을 아끼는 방법을 깨닫게 되기 때문이다. 뭇 남성들의 시선과 다른 여성들의 부러움을 받는 것이 어느 순간 주요한 목표가 아니라 자연스러운 수단이 될 수 있다. 그러니 지속적으로 노력하면서 자신에게 맞는 방식을 찾아나가야 한다.

아직도 마른 몸을 만들기 위해 악착같이 굶으며 다이어트하고 있다면 이제는 좀 더 본능적이고 현실적으로 똑똑해지는 것이 어떨까. 몸이 원하는 음식을 적당히 먹어주고, 여성미를 잃지 않는 탄력적인 몸을 가진 섹시녀가 되는 것이다.

'남이 볼 때 예쁜 여자'가 아닌 '내가 보았을 때 예쁜 여자'가 되어야 한다는 말은 옳다. 하지만 내가 보았을 때 예쁜 여자는 분명 남이 보았을 때도 예쁘다. 그것이 당신이 원하는 것을 가질 수 있는 가장 확실한 길이다.

인생의 행복을 위해서는 똑똑한 자기 관리로 세월의 흐름과 일대일 정면 승부를 시작해야 한다. 자, 벌떡 일어나서 운동을 하고 싶어지지 않는가?

부위별 개념 정리를 바로 하자

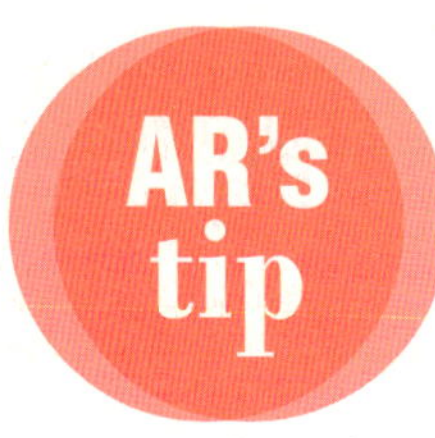

운동이나 다이어트를 하기 전에 여성들이 고민하는 각 부위별 개념 정리가 우선적으로 필요하다. 해당하는 부위가 어떤 상태여야 하는지, 내게 어떤 것이 필요하고 어울리는지를 알지 못하면 어떻게 노력하고 발전시켜 나가야 하는지 답을 찾을 수 없다.

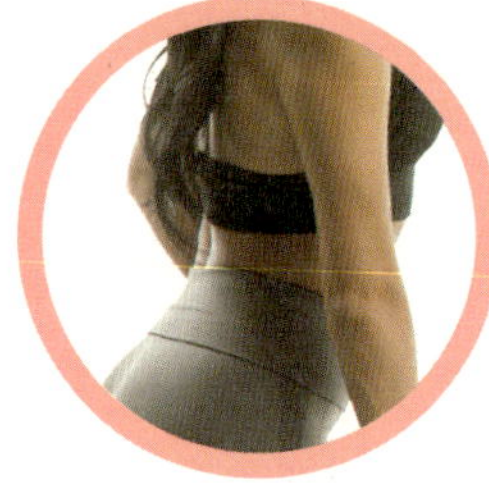

1. 허리

허리 라인, 여성들의 로망이자 고민 부위 중 하나로 가장 중요한 것은 사이즈에 대한 환상과 착각이다. 출연하고 있는 TV 프로그램에서 날씬하다고 소문난 모델 두 명과 연예인 한 명의 허리 사이즈를 직접 측정해 본 적이 있다. '그 안에 장기가 다 들어가 있어요?' 하는 질문이 자연스럽게 나올 정도로 가는 허리를 가지고 있던 그녀들의 허리 사이즈는 가장 가는 허리를 가진 모델이 24.5, 딱 봐도 종잇장 같은 몸이던 다른 한 명은 26이었다. 이것만 보아도 평소 우리가 허리 사이즈에 대해 얼마나 착각을 하고 있는지 알 수 있다. 가는 허리라고 하면 18인치, 20인치를 상상하고 원하는 것은 얼마나 비현실적인가.

허리 사이즈에 대한 착각도 체중에 대한 편견과 비슷하다. 허리가 20인치로 개미허리라는 여자 아이돌의 경우 무조건 허리 사이즈에만 집중해서는 안 된다. 그녀들은 기본적으로 전체적인 사이즈가 작으므로 가능할 수 있는 수치다. 아무리 허리가 얇아도 기본 골격이 크거나 키가 크다면 제아무리 날씬한 허리를 가지고 있어도 20인치는 나올 수 없다. 내게 맞는 허리의 비율을 알고 군살을 없애 매끈한 라인을 만드는 게 중요하다. 18인치, 20인치는 우리가 과거 날씬하다의 기준을 45kg으로 잡고 있던 것과 다를 바 없는 비현실적 로망이므로, 실제로 내 몸에서 허리가 차지하는 비중을 거울로 잘 관찰해서 황금비율을 찾아주어야 한다. 허리는 몸의 비율을 결정짓는 중요한 부위다. 허리를 슬림하게 만들면 골반과 힙이 풍만해 보이고 어깨선이 살아나 보이면서 여성미가 극대화되므로 제대로 된 허리 운동과 식단으로 관리하면서 날렵한 허리선을 되찾아 보자.

날씬한 허리를 만들기 위해 많은 여성들이 잘못하고 있는 대표적인 허리 운동으로는 덤벨을 들고 옆으로 기울이는 사이드 밴드를 들 수 있다. 얇은 허리를 만들고 싶다면 피해야 하는 운동이지만 헬스장에 가면 꽤 자주 무거운 덤벨을 들고 사이드 밴드를 하는 모습을 볼 수 있다. 허리 라인을 구성하는 외복사근 역시 근육의 특성상 자극과 부하를 준다면 사이즈가 커질 수 있다. 허리 살을 빼려고 사이드 밴드를 과하게 했다가 지방은 빠졌지만 두터워진 외복사근으로 인해 허리가 오히려 통자로 보이는 난감한 사태를 맞이할 수도 있다. 가벼우면서도 저강도의 비틀어주는 동작을 반복하는 쪽으로 허리 운동의 방향을 잡자.

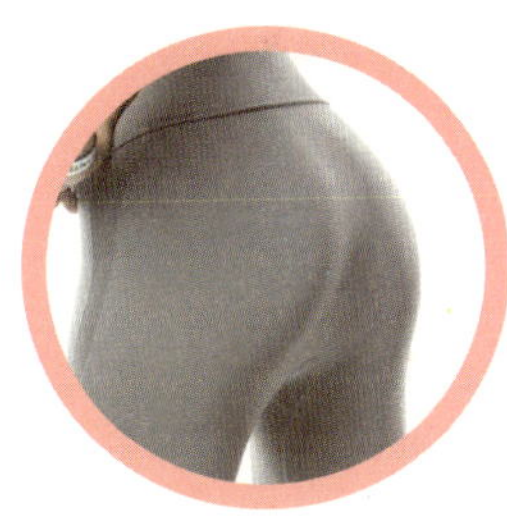

2. 엉덩이

우리 몸에는 커서 예쁜 부위가 있고 슬림할수록 좋은 부위가 있다. 다이어트와 몸 만들기, 자기 기준 잡기에서 늘 실패하는 원인 중 하나도 이 부위별 개념이 없기 때문이다.

엉덩이의 경우는 커도 용납이 되는 부위로 오히려 극단적으로 작다면 더 고민스러워야 하건만, 많은 여성들은 애플 힙을 원한다면서도 힙 근육이 발달하는 것에 대한 거부감과 두려움을 가진다. 엉덩이 근육은 우리 몸에서 가장 큰 근육으로, 노력한 만큼 달라질 수 있다는 점은 내내 강조하고 있는 사실이다. 고로 축 처지고 퍼지지 않는 이상 올라붙어 있으면서 풍만한 엉덩이는 숨 막히는 섹시함의 상징이라고 볼 수 있다. 운동을 통해

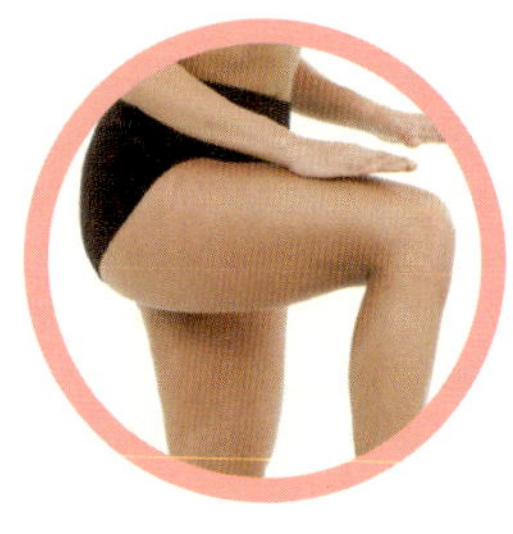

힙 근육이 발달해서 살은 빠졌지만 스커트나 바지가 빵빵해졌다 해도 두려워할 필요 없다는 뜻이다. 몸의 라인과 셰이프가 변해서 그럴 뿐 정작 당신의 엉덩이는 운동 전보다 더 멋진 비주얼을 가지게 된 것뿐이다.

허벅지 역시 엉덩이와 마찬가지로 자기 기준이 필요하다. 나는 개인적으로 깡마른 허벅지를 선호하지 않는다. 허벅지는 스태미나의 상징이자 생동감이 있어야 하는 부위라고 생각하기 때문이다. 아주 가는 허벅지만을 원한다면야 할 말이 없지만 건강한 삶을 오랫동안 영위하면서 즐길 수 있는 멋진 허벅지는 슬림하면서도 특유의 볼륨감과 라인이 살아 있는 허벅지가 아닐까 하는 생각을 해본다. 허벅지가 굵은 경우 운동과 식단을 병행하면 당연히 지방이 빠지고 얇아지니 언급할 필요가 없는데 문제는 허벅지가 극단적으로 얇은 경우다. 허벅지에 근육이 없고 아주 얇은 스타일은 운동을 하면 근육이 붙으면서 자연스럽게 볼륨감이 생긴다. 이것은 살이 찐 것이 아니라 없던 근육이 발달해서 나타나는 자연스러운 현상일 뿐이다. 중요한 것은 눈으로 확인할 수 있는 아름다움이지 허벅지의 굵기가 아니다. 운동을 하는 목적은 지나치게 크고 퍼진 부위는 축소해 슬림하게 만들고, 너무 빈약한 부위는 키우고 채워서 섹시한 건강함을 만드는 것이지, 무조건 다 빼버리는 것은 아님을 허벅지라는 부위를 통해서도 확인할 수 있다.

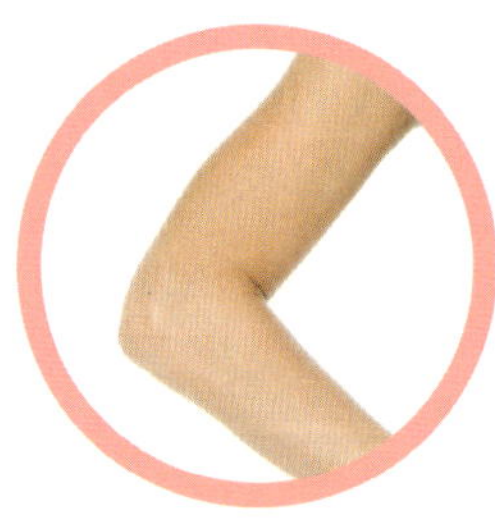

여성들이 고민하는 부위 중 하나인 팔뚝 살은 근육이 적은 부위이다. 고로 그렇게 팔뚝 살에 집착함에도 불구하고 슬림한 라인을 가지지 못하

는 까닭은 의외로 작은 부위에만 의미 없이 집착하기 때문이다. 그리고 잘 생각해보면 팔뚝이 굵어서 고민이라는 이들 중 실제 팔 자체가 굵어서 고민하는 경우보다는 팔 위쪽과 어깨 부위 두루뭉술한 상체 라인 때문에 고민하는 이들이 훨씬 많다. 즉 우리가 팔뚝 살이 쪘다고 생각하는 것은 어쩌면 등 군살, 가슴 옆살, 어깨 뒤쪽 군살일 확률이 높다는 뜻이다. 팔은 어차피 작은 근육이어서 큰 근육인 등을 위한 움직임을 했을 때 충분히 움직이고, 가슴 운동과 어깨 운동을 할 때도 충분히 팔이 쓰인다. 팔뚝 살 때문에 고민이라며 물병을 들고 영혼 없는 운동을 하지 말고 등과 어깨 라인을 잡는 것에 주력해보길 바란다.

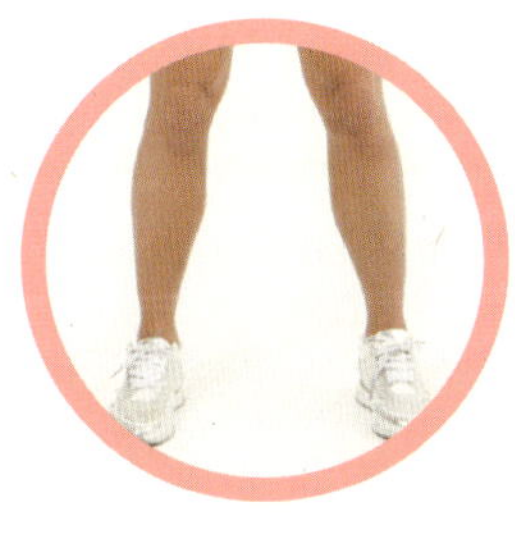

5. 종아리

종아리는 타고난다. 미안하다. 젓가락처럼 근육 하나 없이 가는 종아리를 원한다면 그냥 다시 태어나 다음 생에는 그런 종아리를 가지게 해달라고 비는 것이 최선이다. 그러나 노력을 하면서 관리해준다면 개선될 수 있으니 희망의 끈을 놓지 말고 비현실적 오해나 편견은 가지지 않는 것이 좋다. 종아리 역시 무조건 얇다고 예쁜 부위는 아니다. 적당히 탄력이 있어야 아름다운 부위이며, 간혹 운동을 할수록 굵어지지 않으냐고 질문하는 이들도 있는데 그렇게 따지면 지금 내 종아리는 허벅지보다 5배는 더 굵어야 한다. 실제로 멋진 다리를 가진 모델이나 셀럽들도 맹렬히 운동을 한다. 그리고 운동을 할 때마다 종아리 근육은 늘 쓰인다. 굵어질까 봐 운동을 하지 않는 오류는 범하지 말도록 하자. 운동 후 종아리를 충분히 풀어주는 셀프 마사지를 병행하면서 꾸준히 관리해준다면 종아리도 개선될 수 있다.

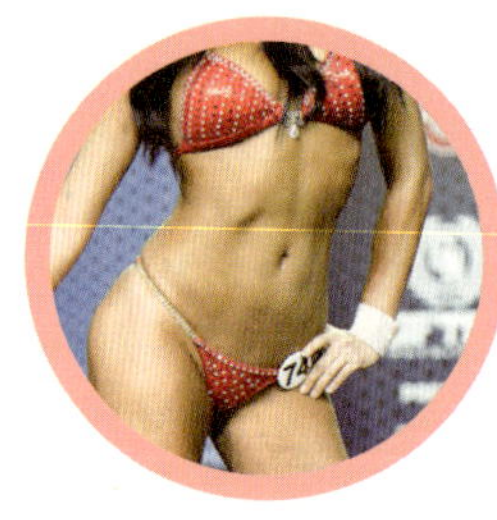

6. 복부

복부에 대한 오해와 편견도 상당히 많다. 많은 여성들이 원하는 11 자 복근은 실은 그 위를 덮고 있는 체지방의 정도에 따라 표면으로 드러 나는 상태를 말하는 것으로, 11자 정도의 라인이 보이는 정도가 가장 보기 좋다는 이유로 여성은 11자 복근이라는 말을 하는 것이다. 복근, 뱃살이라 는 개념 자체는 우리 모두가 가지고 있는 복부 근육 위를 덮고 있는 지방 의 두께 정도다. 물론 복근 운동을 열심히 해서 복근 자체의 사이즈가 커 지고 발달하는 경우도 있으나 아무리 복근이 좋아도 그 위를 다 덮고 있 다면 말짱 도루묵이다.

그리고 여성은 출산과 호르몬 밸런스를 위해 급격한 다이어트를 해서 체지방을 극단적으로 낮추는 실수는 하지 않는 것이 좋다. 자칫 잘못하다 간 겉으로 보이는 복근은 얻지만 실제로는 여성으로서의 기능이 제대로 일어나지 않는 비정상적인 몸 상태를 가지게 될 수도 있기 때문이다. 무 조건 복근이 보이고 드러나야만 아름다운 몸은 아니다. 날씬한 라인, 옷을 입었을 때 슬림해 보이는 복부, 이 정도면 되지 게 아닐까? 복부에 대한 나만의 기준, 중요한 문제다.

섹스의 신세계 발견, 정아름의 은밀한 운동법

우리는 이제 100세까지 산다. 평균수명이 늘고 의료 기술도 발달해서 삶의 길이에 대한 고민은 덜 하며 산다. 대신 100세까지 살되 어떻게 사느냐가 화두로 떠오르고 있다.

무작정 오래 사는 것보다 오래 살되 언제까지 즐겁게 살 수 있는가를 고민해야 하기에, 30대부터는 자신에게 맞는 몸 관리와 충만한 자기애의 실천이 반드시 필요하다. 나는 본능적인 욕구를 최대한 왕성하게 유지할 수 있다면 100세 시대의 행복은 좀 더 가까이 온다고 믿는다. 여기서의 본능은 모두가 아는 수면욕, 식욕, 성욕이다.

수면욕이야 사람에 따라 잠이 많은 이와 없는 이로 나뉘고, 어차피 나이가 들면 자연스레 잠이 없어진다고 하니 그리 신경 쓸 필요는 없는 듯하다. 고로 패스! 식욕도 큰 관심사는 아닌 듯하다. 맛난 음식과 '먹방'이 활개를 치고 있는 마당에 식욕이야 좀 떨어져주었으면 하는 이들이 훨씬 더 많지 않은가. 역시 패스하자.

그렇다면 남은 것은 단 하나, 바로 성욕이다. 성욕에 대한 니즈가 살아 있고 성생활이 즐거우면 남은 인생이 좀 더 즐거워질 수 있다. 30내 여성에게는 빼놓을 수 없는 부분이다. 너무 솔직해서 당황했는가?

기왕 이야기를 꺼낸 김에 아주 솔직해져 보련다. 강하고 섹시해 보이는 외모와 달리 나는 그리 과감한 여성은 아니었다. 20대부터 30대 초반까지도 섹스가 왜 좋은지 이해할 수 없었다. 인생을 통틀어 딱 한 번 엄청나게 사랑했었노라 확신하는 스물한 살 때의 첫사랑과도 얼마나 좋았는지는 기억나지 않는다. 단지 사랑하는 남자와 함께 있다는 것이 행복할 뿐이었고, 나 자신은 즐기지 못했다.

이때는 워낙 어린 나이였으니 몰랐다고 치자. 그럴 수 있다. 그러나 그와 헤어지고 난 뒤 몇 번의 연애를 거치면서도 크게 변한 것은 없었다. 보기보다 예민하고 감성적인 내게 섹스는 즐거운 행위라기보다 은밀하고 두근거리는 그 무엇으로 받아들여졌다.

그러다 보니 스스로 결론을 내리게 되었다. '아, 나는 섹스를 좋아하는 야한 여자는 아니구나….' 섹스는 내게 그리 절실한 것도, 삶에 꼭 필요한 즐거움도 아닌 것으로 결론 내렸다.

그러나 최근에는 기분 좋은 혼란에 빠지게 되었다. 어느 순간부터 무의미하다고 생각하고 살아왔던 섹스가 즐거워지기 시작했다. 물론 이는 진심으로 사랑한다고 느끼는 사람과의 '시너지 폭발'이 있었기에 가능한 일이겠지만, 예전에는 마지못해 했던 행동이 나도 모르게 과감하게 나오며 심지어 발전하기도 한다. 그렇게 내게 신세계가 열렸다.

탐구심과 호기심이 강한 나는 궁금해졌다. 대체 무엇이 여태껏 몰랐던 이 엄청난 황홀함을 깨닫게 한 것일까. 나의 어떤 부분이 달라졌기에 무미건조하던 성생활이 매번 빵빵 터지는 축제로 바뀐 것일까.

감정적인 부분은 배제하고 찾아낸 나름의 결론은 바로 '몸'이었다. 나의 성생활이 행복해진 시점과 오랫동안 운동을 해오면서도 잘 깨닫지 못했던 내 몸에 대해 그 어느 때보다 잘 알게 되었던 시점이 맞아떨어진다는 것을 발견했던 것이다.

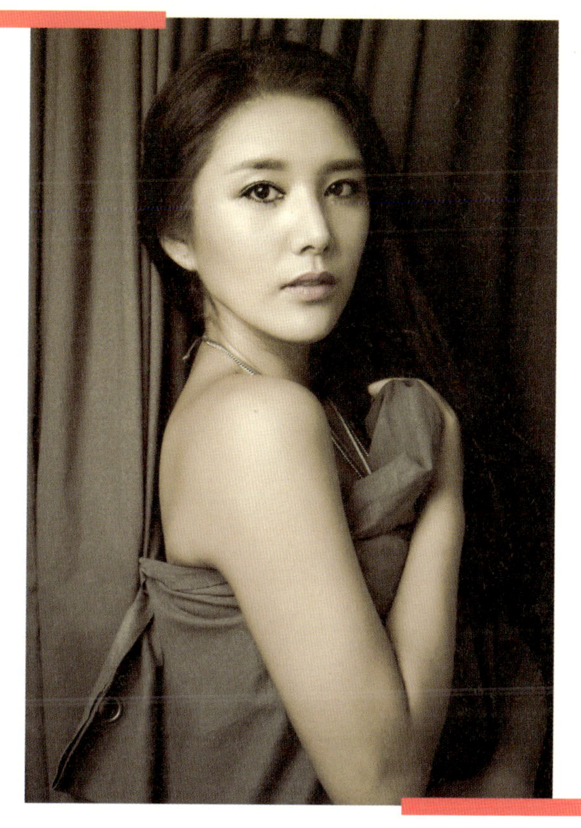

또 내면적으로는 진심으로 나 자신에게 자신감을 갖게 된 시점과도 절묘하게 일치했다. 몸이 어떤 구조를 가지고 있는지, 어떤 방향으로 발전해야 하는지, 장점은 무엇이고 단점은 무엇인지 등등 지난해부터 나 자신에 대해 완벽하게 파악하고 내게 맞는 운동으로 몸을 가꿔 왔다.

그러면서 서서히 진짜 정아름다운 모습으로 나이 들어가고 있음을 느끼자 몸과 마음의 표현이 매우 자유로워졌다. 당연히 매번 더 이상 좋을 수 없을 정도로 새롭고 짜릿하다. 서른다섯 살이 되어서야 비로소 나 자신이 얼마나 섹시한 여인인지를 깨닫게 된 것이다.

그래서 나는 앞으로 다가올 40대와 50대가 두렵지 않고 즐거울 것이라는 확신을 얻었다. 지금보다 더 내 몸을 가꾸어 나갈 것이고, 그러는 동안 내면의 자신감은 훨씬 높이져 진격의 성생활을 영위해나갈 것이기 때문이다.

너무 성생활만 이야기하다 보니 마치 섹스에 환장한(?) 것처럼 느껴질 수도 있겠으나, 어쩌면 이는 상징적인 의미라고도 할 수 있다. 자신의 몸의 감각을 알고 컨트롤할 수 있고 자신 있게 표현할 줄 아는 여자는 섹스는 물론 모든 활동 자체를 즐길 수 있지 않겠는가. 몸이 느끼는 감각에 집중하고 솔직해진다는 것은 매 순간 내가 나 자신을 진정 사랑하고 있음을 느끼게 해주는 행복을 선물한다. 요가를 시작하면서 신세계를 만났다는 또래 친구가 이렇게 말한 적이 있다.

"나는 요가를 하면서 호흡하고 움직이면 아직은 뻣뻣하고 잘 안 되는데도 뭔가 내 몸이 막 좋아지는 느낌이 들어. 팔다리를 그렇게 내 의지대로 움직여 본 적이 별로 없어서 그런가 신기하다니까! 몸이 정화되는 것도 같고 갑자기 뭐라도 하고 싶은 긍정적인 에너지가 나오는 것 같아서 요즘은 저녁에 술 좀 줄이고 일주일에 세 번은 꼭 요가를 간다니까!"

격일로 술을 퍼마시고 다닐 때보다 훨씬 더 생기발랄하고 아름다워진 그녀를 보면서 요가 성애자가 아닌데도 요가를 해보고 싶다는 생각이 들었다. 요가든, 웨이트 트레이닝이든, 필라테스든, 아니면 바깥 산책이나 자전거 타기든 종류는 상관없다. 자신이 선호하는 움직임을 시작하면서 알게 되는 자기 몸의 변화와 느껴지는 생동감은 자칫 자신감을 잃어 갈 수 있는 시기인 30대에게 많은 변화를 안겨준다. 자연스럽게 건강이 좋아지면서 외면적으로도 체력적으로도 업그레이드된다. 30대 여성에게 필수적인 몸과의 대화, 그 중요성은 아무리 강조해도 지나치지 않다.

진격의 섹스 라이프,
몸을 알면 시작된다

여성에게, 특히 30대 여성에게 섹스 라이프는 매우 중요한 부분이다. 사랑받고 사랑하는 여성은 어딘지 모르게 아름답고 생기가 돈다. 과학적으로도 섹스가 다이어트에 도움이 되며 순환을 좋게 하고 면역력을 증강시키며 정신적 스트레스를 감소시키면서 건강을 유지할 수 있게 돕는다고 하니 즐거운 섹스 라이프는 행복한 삶에서 빼놓을 수 없는 요소다. 그러나 불행히도 많은 한국 여성들은 그 자체를 즐기지 못하는 경향이 있다. 물론 섹스가 즐겁지 않다면 거기에는 심리적인 문제나 관계적인 부분 등 매우 다양한 원인과 이유가 있겠으나, 우선 여성은 수동적이어야 한다는 인식이나 분위기에 더해 여성들 스스로가 자신의 몸에 대해 잘 알지 못하고 느끼지 못하는 것도 한 몫을 한다. 상대적으로 표현이 자유롭고 몸에 대한 기준과 자신만의 바디 철학이 강한 서양 여성들과 달리 우리나라 여성들은 그런 부분에 있어서 다소 부족한 것이 사실이다. 그래서 삼삼오오 모여 잡지나 연애 지침서를 읽으며 글로 연애와 섹스를 배운다. 그런

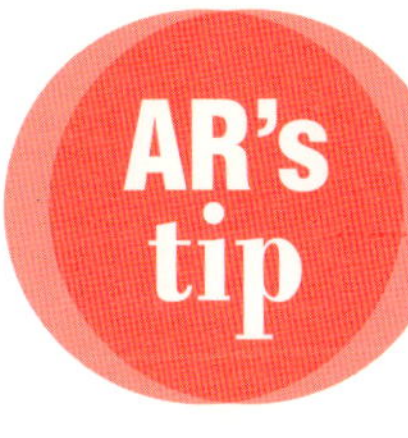

이들에게 나는 운동이 은밀한 섹스 라이프의 강력한 아군이라고 확신한다. 운동을 통해 스스로 몸에 대한 감각을 섬세하게 느끼게 되고 내 몸을 알 수 있게 되기 때문이다. 고로 그에 따라 파트너와의 섹스 시에도 지속적인(?) 발전이 가능하게 될 확률이 높은 것이다.

운동을 좀 해본 사람이면 안다. 같은 어깨 운동을 해도 어깨 앞쪽이 움직이는 것과 옆이 움직이는 것이 다르고 스쿼트를 할 때 힙을 조이고 조이지 않는 느낌의 차이 같은 섬세함을 말이다. 어떻게 움직이느냐에 따라 몸은 반응하고 느낌이 달라진다. 이는 섹스 라이프에도 지대한 영향을 준다. 나조차 내 몸을 제대로 느끼지 못하고 컨트롤하지 못하는 상태

Sex & Body

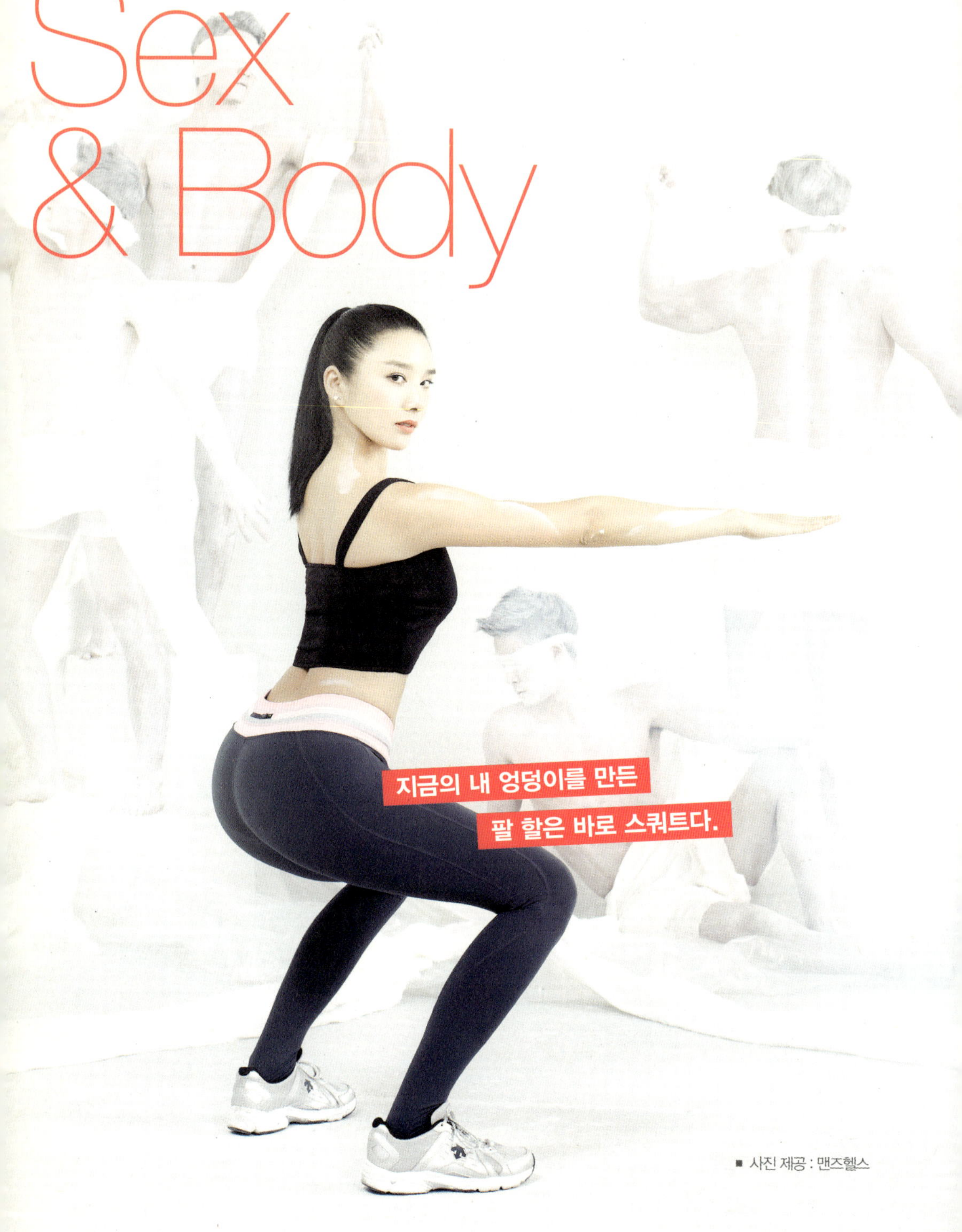

■ 사진 제공 : 맨즈헬스

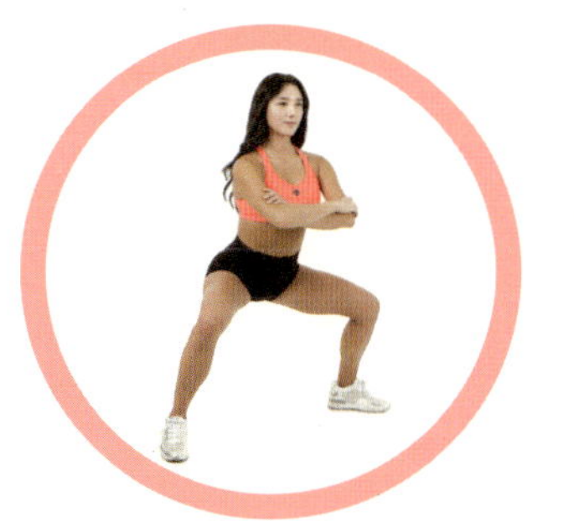

에서는 자유로운 바디랭귀지 구사가 어려워지면서 상대방의 몸과 감각도 느끼지 못할 확률이 높다. 운동을 하면서 조금씩 알아가는 몸의 움직임과 부위별 감각, 반응들이 섹스 라이프를 즐겁게 만들 수 있다. 이렇게 내 몸과 상대방의 몸에 대한 감각이 좋아지면 조금씩 자유로운 표현도 가능해진다. 솔직히 가끔 나는 이런 느낌을 받는다. 내 안에 숨겨져 있던 마성의 그녀가 불쑥불쑥 고개를 든다. '누구도 알려주지 않은, 본 적도 없고 배운 적도 없는 이런 건 대체 어디에서 나오는 것일까?' 신비한 일이다!

세상에서 제일 책임감 없는 행동 중 하나가 좋다고 던지면서 'How-to'를 공유하지 않는 행태이므로 여러분과 함께 내 나름의 팁을 공유하려 한다. 은밀한 섹스 라이프를 발전시킬 수 있는 운동, 평소 가장 즐겨 하고, 누구나 빠른 시간에 빠른 효과를 볼 수 있는 운동이 뭐냐고 묻는다면 주저 없이 스쿼트를 꼽겠다.

스쿼트 동작에 대해서는 이후 자세히 소개하겠지만 스쿼트야말로 언제, 어디서나, 기구나 도구 없이 가장 간편하게 할 수 있는 운동이다. 엉덩이 근육을 만드는 운동인 스쿼트를 제대로 하면 엉덩이 근육과 함께 골반이 조였다가 풀리는 과정을 반복하게 된다. 그 자체만으로도 효과가 있다. 그러나 여기에서 좀 더 섹시 점수를 더하고 싶다면 엉덩이 운동을 하면서 엉덩이 근육의 수축과 골반의 조임에 더욱 집중한다. 골반의 느낌에 집중하고 허벅지 안쪽과 엉덩이 근육을 쥐어짜는 느낌을 계속 유지하는 것이다. 이완과 수축을 반복함으로써 하체에 포함된 모든 근육이 자극을 받게 되고 자연스럽게 생식기의 감각력이 발달하게 된다. 좀 더 섹시한 여성으로 거듭날 수 있도록 몸을 만들어주는 여성에게는 꼭 필요한 운동이다.

쉽게 말해 스쿼트는 기능성과 비주얼 두 가지를 만족시킬 수 있는 해결책이다. 파트너에게는 흐뭇한 뒤태를 보여줄 수 있으면서 스쿼트 동작을 할 때마다 골반과 하체 근육을 충분히 사용함으로써 질 벽을 좁혀주는 이른바 케겔 운동을 하게 되기 때문이다.

또 하나의 섹스 라이프를 위한 운동으로는 골반을 충분히 활용한 레그 레이즈를 꼽고 싶다. 누운 상태에서 영혼 없이 그저 다리를 올렸다 내리는 레그 레이즈를 말하는 것이 아니다. 다리를 들어 올렸을 때 골반이 완벽히 접히고, 내렸을 때 충분히 이완될 수 있도록 실시한다. 나는 벤치에서 골반을 뺀 뒤 양손으로 벤치를 잡고 이 동작을 하곤 하는데 이전 책에서도 고해성사를 한 바 있지만 골반을 아래로 끌어내리고 올리는 이 동작에서 하복부 운동은 물론이거니와 엄청나게 강력한 오르가슴을 느낄 때가 있다. 그래서 기분이 좋지 않을 때는 무조건 10세트 이상 한다! 반동을 이용하지 말고 골반이 접히고 펴지는 느낌에 집중하면서 실시하는 레그 레이즈 역시 감각을 살아나게 하면서 나온 뱃살도 정리해주니 착한 운동이 아닐 수 없다.

이제 우리는 적어도 100세까지는 산다. 그 말인즉슨 몸 관리를 잘하면 섹스 라이프를 오랫동안 영위하고 즐길 수 있다는 뜻이다. 얼마나 오래 사느냐가 아니라 어떻게 오래 사느냐가 관건이 된 세상, 나이가 들면 들수록 즐거워지는 섹스 라이프를 즐기는 여성, 생각만 해도 정말 즐겁지 아니한가. 운동을 통해 몸과 움직임에 대한 깨달음을 느끼게 되면 발전하는 비주얼과 함께 '어마무시' 즐거운 섹스 라이프도 함께 올지니!

평소 의자에 앉아 있는 시간이 많다면 틈새 시간을 활용해서라도 운동을 해보자. 우선 골반을 풀어주는 움직임이 있다. 골반이 계속 약해지고 뻣뻣해진다면 앉아서도 수시로 골반 운동을 해주도록 한다. 엉덩이 아래에 만져지는 뼈가 고르게 의자에 닿도록 앉은 상태에서 척추를 펴고 골반을 좌우로 왔다 갔다 하고, 앞뒤로 최대한 말았다가 빼는 동작을 반복하라. 앉아 있는 시간이 1시간을 넘어간다면 한 번씩 의자에 앉은 채로 골반을 전후좌우로 최대한 움직이는 동작을 하면 뻣뻣한 골반이 풀어지면서 맞지 않던 균형도 맞춰질 수 있다. 또 척추의 화분격인 골반이 풀리면 자연스럽게 척추의 건강도 증진될 수 있으니 앞뒤 양 옆으로 골반 흔들기 노력 대비 큰 효과를 거둘 수 있는 일상의 팁이다.

이제 우리는 적어도 100세까지는 산다.
몸 관리를 잘하면 섹스 라이프를
오랫동안 영위하고 즐길 수 있다는 뜻이다.

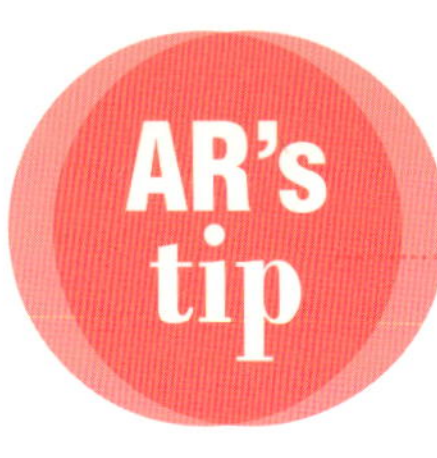

코어 근육 단련의 중요성

코어란 몸통 부위인 골반, 척추, 복부, 뼈와 관절의 움직임을 잡아주는 근육을 말한다. 코어는 우리 몸의 올바른 체형을 유지해주므로 코어 근육을 강화시켜주는 운동을 꾸준히 하면 척추가 튼튼해져 척추 통증도 완화되며 몸의 시스템이 살아난다.

캐나다에서 8000명의 연구 대상자를 13년 동안 추적 관찰한 결과 복근과 코어 근육이 가장 약했던 사람들은 이 부위가 가장 강했던 사람들 보다 사망률이 더 높았고, 미국에서는 10주 동안 코어 근육 운동 프로그램을 진행한 남성이 요통을 겪을 가능성이 30%나 감소했다는 연구 결과를 내놓기도 했다. 코어를 단련시켜 놓으면 살찌는 것도 예방할 수 있는데 이는 우리 몸의 생명 유지를 위해 필요한 최소한의 에너지양인 기초대사량에 영향을 미친다. 기초대사량은 근육량과 비례하는데 35세가 넘으면 근육량은 뚜렷하게 줄어든다. 근육량이 줄어들면 자연히 대사 기능도 떨어지므로 평소 속근육을 단련해놓아야 기초 대사량을 높게 유지할 수 있다. 기초대사량이 충분하면 살이 쉽게 찌지 않는 체질로 변해 건강을 챙길 수 있다.

인체에서의 코어란 몸의 중심을 말하며, 몸통 즉 복부와 모든 등 근육을 포함한다. 코어를 복근이라고 잘못 알고 있는 이들도 많은데 코어란 두개골을 포함한 목의 시작에서 척추의 끝까지를 의미한다는 점을 기억하자. 어떤 동작을 할 때도 골반 척추가 약하면 운동을 제대로 할 수 없다.

내 무게중심을 어떻게 컨트롤하느냐가 모든 운동의 기본이 되고 모든 움직임의 기본이다. 하느냐 못하느냐의 기본은 내 무게중심을 얼마나 잘

코어란 두개골을 포함한 목의 시작에서 척추의 끝까지를 의미한다는 점! 골반 척추가 약하면 운동을 할 수 없다.

컨트롤하느냐에 달려 있다고 해도 과언이 아닌데 이것이 코어 근육들의 가장 중요한 기능이기도 하다. 척추를 보호하고 중립을 유지해서 내 무게 중심을 제대로 이용할 수 있도록 해주는 기능이다. 요부·골반·둔부 복합체와 흉추·경추에 위치한 근육들로부터 모든 움직임이 시작된다. 동적인 운동을 하게 될 때 효과적인 가속과 감속 안정화에 기여하는 동시에 동작의 효율성에도 영향이 크다. 근력·순발력·근지구력·근신경조절력(협응력)에도 지대한 영향을 미치는 것이 바로 코어다.

해부학에서 본 코어는 운동체계와 안정체계로 나누어진다. 보기 좋은 몸을 만드는 데 혈안이 된 요즘 눈에 띄게 드러나 있지 않은 안정체계 근육에 대해서는 굉장히 소홀할 수 있는데 이부터 잘 잡혀 있어야만 건강과 멋진 비주얼이라는 두 마리 토끼를 다 잡을 수 있다. 안정체계에 속하는 근육은 복횡근, 내복사근, 요추다열근, 골반하부근, 횡격막 횡돌기극근이며, 운동체계는 광배근, 척추기립근, 장요근, 허벅지 뒤(슬와근), 둔부(고관절) 내전근인 대내전근, 장내전근, 단내전근, 박근, 치골근, 둔부(고관절) 외전근인 소둔근, 중둔근, 대퇴근막장근, 복직근, 외복사근이다.

안정체계 근육들은 건강의 기본이 되면서 운동체계 근육들의 운동을 도와주는 역할을 한다. 소홀하기 쉬운 녀석들로 아예 육안으로는 볼 수 없는 근육들인데, 아이러니하게도 중요성을 인지하기 힘들지만 가장 중요하다고도 볼 수 있다. 그러므로 진정한 코어 트레이닝이 필요하고 이는 호흡부터 이루어져야 한다.

코어를 강화하기 위한 호흡의 키는 바로 복횡근과 횡격막, 골반하부근에 있다. 복횡근은 자연산 벨트 역할을 하는 근육으로 복부 가장 안쪽에 있다. 척추에 붙어 있는 허리띠 같은 근육으로 호흡만 제대로 해도 복횡근을 활성화할 수 있지만 우리는 대부분 제대로 호흡하지 못하고 있다. 호흡을 할 때 움직이는 횡격막 역시 제대로 움직이는 사람이 많지 않다. 과도한 스트레스나 잘못된 몸의 패턴으로 인해 횡격막을 움직이지 못하는 호흡을 하는데 이는 전체적인 몸 상태나 근육, 내장 기관에 영향을 크게 미친다. 연쇄작용으로, 보이지 않는 근육인 하부 횡격막인 골반 기저근도 제대로 쓰느냐 못 쓰느냐에 따라 결과는 달라진다. 하부 횡격막인 골반 기저근으로 인해서 몸에는 많은 변화가 있을 수 있다. 흔히 우리가 알고 있는 케켈 운동은 펠빅플로어 활성화 운동을 말한다. 보이지도, 말할 수도 없지만 마치 '산수유 광고'처럼 진짜 좋은데 설명할 방법이 없는 근육이다. 펠빅플로어와 횡격막은 반대되는 운동의 형태를 가지기에 호흡이 제대로 이루어지지 않아 횡격막이 잘 쓰이지 못하면 자연히 펠빅플로어는 약화될 수밖에 없다. 그러면 장기들에도 문제가 생기고 성기능 장애, 불감증 등 다양한 문제가 야기됨과 동시에 어깨와 허리 쪽에 문제가 생길 수 있다. 내장과 골반을 확실히 지지하지 못하기 때문이다. 장요근이라고 하는 근육의 경우도 횡격막과 연결되어 있어 횡격막에 따라 영향을 받을 수 있다. 그래서 장요근이 타이트한 상태에서는 호흡을 잘 못하는 이들이 많다. 이런 사람들의 특징은 늘 긴장되어 있고 불안한 상태인 경우가 많다는 점이다. 제대로 된 코어 트레이닝과 강화의 핵심은 제대로 된 호흡 훈련에 있다.

코어를 어떻게 활성화하느냐에 따라 일상에서의 피로도나 컨디션에도 영향이 많다. 예를 들어 의자에 앉아 있을 때 지근이 아닌 속근으로 앉아

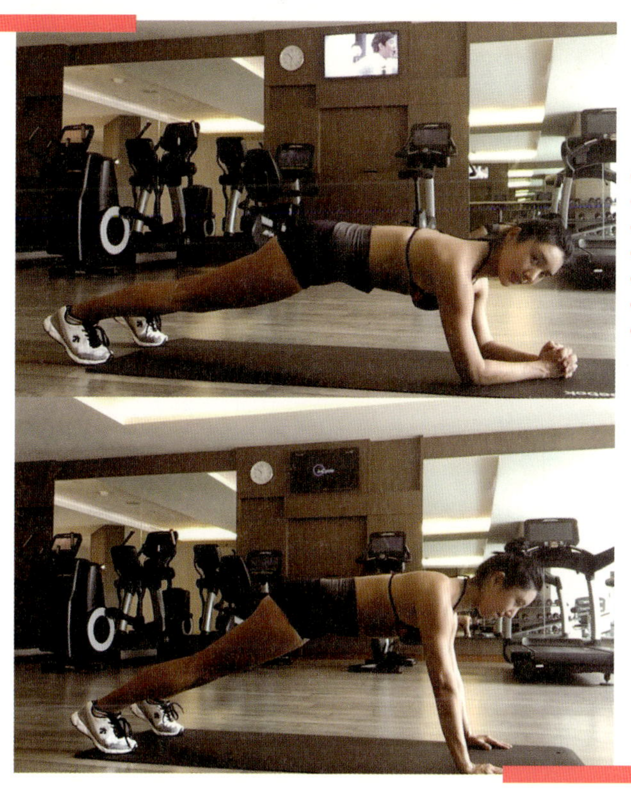

있으면 금방 아프고 힘이 든다. 긴장을 안 해도 될 근육들이 긴장하면 피로가 유발된다. 운전을 할 때나 장시간 회의를 할 때 펠빅플로어를 끌어올려 중심을 잡고 횡격막과 복횡근을 잘 활용하여 호흡을 하면 피로도가 확실히 감소된다.

이처럼 호흡과 제대로 된 기본적인 코어 트레이닝을 늘 해야 하는 이유는 코어가 강해야 건강과 몸매 만들기의 기본을 다져갈 수 있기 때문이다. 척추의 중립 확보를 통해 움직임의 일관성과 자세를 확립하고 원활한 신경 전달이 이루어지도록 해야 하며 힘의 합산과 순차적인 힘의 발현, 동적 운동 시 안정화가 잘 이루어질 수 있도록 해야 한다. 그러면 만성적·급성적 부상의 위험을 피할 수 있는 몸 상태를 만들면서 체간의 올바른 정렬을 인식하고 교정이 가능해지며 자세가 변화됨을 느껴볼 수 있다. 실제로 복근이 탄탄하고 운동을 잘 하는 몸짱들의 경우 코어의 힘도 강한 경우가 많다. 반대로 운동을 잘 하지 않고 스트레스가 많으며 만성적인 요통을 가진 사람들은 코어 근육의 활성화가 느리거나 적고 낮은 안정화 능력을 가지고 있다. 비주얼과 코어, 다이어트와 코어, 건강과 코어는 떼레야 뗄 수 없는 관계를 의미한다. 적절한 척주와 골반의 안정 없이 전통적인 복부와 허리 운동을 비롯해 전반적인 운동을 수행하는 것은 운동사슬체계의 부적절한 힘을 야기할 수 있는데, 척주와 골반의 부적절한 자세를 인지하고 코어를 활성화할 수 있는 능력을 스스로 학습하는 것이 필요하다. 호흡부터 바로잡고 서서히 훈련해야 한다. 코어가 활성화되지 않아 먼저 쓰이지 않아야 할 녀석들이 먼저 쓰이면 상대적으로 보상작용이 일어나 건강은 점점 악화되고 운동을 해도 예쁜 몸을 만들 수 없으며 다이어트도 잘 되지 않는다.

보기 좋은 몸, 다이어트, 건강, 컨디션 관리를 위해서 움직이는 모든 행위들에 코어 트레이닝과 코어 강화의 개념이 필요하다. 웨이트 트레이닝이나 기타 운동을 수행하기 전에도 코어 트레이닝이 반드시 수반되어야 한다.

어차피 평생 할 다이어트, 즐겁게 하라

내게 늘 삶과 연애에 대한 주옥같은 조언을 해주는 친한 언니가 있다. 가칭 '여왕님'이라고 부르기로 하자. 몇 년간 보아온 여왕님은 능력 있고 성공한 30대 싱글녀로 그녀에게 충성하며 푹 빠져 있는 남자친구가 있었고, 동성에게든 이성에게든 인기가 많았다. 그렇게 그녀는 일과 연애 두 마리 토끼를 한 방에 잡으면서 살고 있다. 나를 비롯한 후배, 동생들에게도 롤 모델이 되고 있다.

여기까지만 듣고 당신이 상상한 여왕님의 비주얼은 어떤가? 30대라고 상상하기 힘들 만큼 날씬하고 군살 없는 몸매일 거라고 단정 짓기 쉽다. 그러나 여왕님은 44, 55사이즈의 마른 인형 같은 몸매와는 거리가 멀다. 오히려 통통한 편에 속해, 주변 사람들에게 "살이 빠지면 정말 더 예쁠 거야"라는 말을 자주 듣는다.

그러나 그녀는 다이어트를 하지 않는다. 자신이 '통통' 혹은 '뚱뚱'에 속한다고 생각해 주변 눈치를 살피며 급하게 다이어트에 돌입하는 소심함 대신 당당함으로 무장하고 있다. 통통한 허벅지도 팔뚝도 부끄러워하지 않고 과감히 가슴골을 드러내며 우아하고 애교 있게 말하고 사랑스럽게 웃는다. 타인의 시선과 기준 때문에 풀과 닭을 씹고, 하기 싫은 운동을 하면서 체중계 숫자에 연연하는 이들과는 차원이 다른 강력한 매력이다. 여왕님과 대화를 나누다 보면 깨닫게 된다. 무미건조하고 자존감 없는 마른 처자들보다 통통하고 당당한 그녀가 아름답다

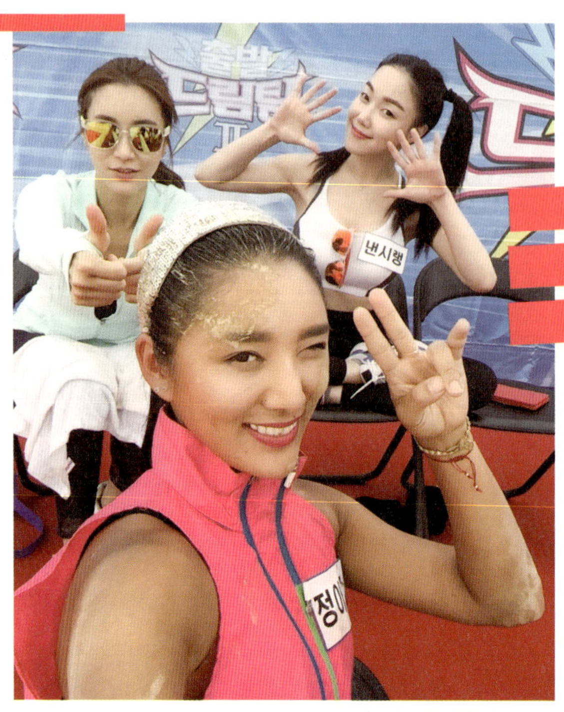

정아름
낸시랭

훈장처럼 진흙을 뒤집어써도
절로 미소가 지어졌던
드림팀에서의 우승날!

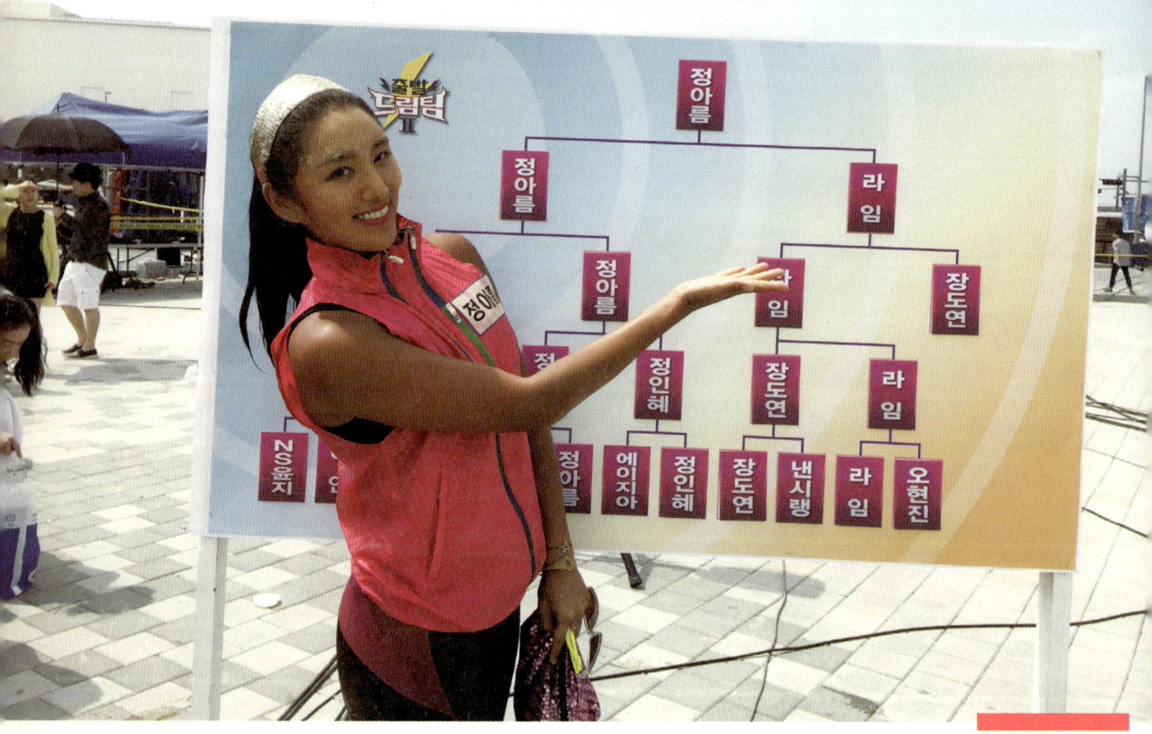

는 사실을.

그런 여왕님도 다이어트를 생각한다. 단 그녀의 다이어트는 잘 보이기 위한 것도 아니고 수치만 줄이기 위한 것도 아니다. 바로 건강을 위해 하는 다이어트다. 좀 더 체력을 보완하고 떨어지는 컨디션을 끌어올려야만 일도 사랑도 더욱 즐겁게 할 수 있기 때문이다. 그래서 여왕님은 자신을 위해 나름의 건강관리와 다이어트를 한다. 다이어트는 그녀에게 '살빼기'가 아니라 매력을 업그레이드하기 위해 필요한 옵션일 뿐이다.

그녀를 포함해 사회적으로 '매력적'이라고 평가되는 마성의 여자들의 공통점은 바로 '다이어트를 위한 다이어트'를 하지 않는다는 데 있다. 그녀들은 껍데기를 제외하고도 자신이 얼마나 매력적인지 잘 알고 있다. 남에게 잘 보이기 위해 굶어서 빼빼 마르지 않아도 충분히 섹시하다는 것을 알고 있기에 억지스럽게 다이어트를 하지 않는다.

나 또한 아이러니하지만 매일 다이어트를 하면서도 다이어트를 하지 않는다. 한때는 체중과 치수를 줄이기 위해 다이어트를 할 때가 있었지만 이제는 나도 여왕님처럼 지금, 그리고 앞으로 더욱 발전적인 삶을 즐길 수 있는 하드웨어를 만들기 위해 운동을 하고 피부와 미모 유지를 위해 건강한 음식을 고른다. 이렇게 30대 여성에게 적합한 개념을 탑재하고 받아들이는 운동과 다이어트, 몸 관리는 강박이나 괴로움이 아닌 더없이 재미있고 즐거운 놀이가 된다.

살집이 있어도, 덩치가 커도 스스로 자신이 얼마나 매력적인 사람인지 깨닫는다면 기죽을 필요가 없다. 30대 여성에게 섹시함의 궁극적 완성은 당당함과 자신감이다. 오늘두 어디에선가 열정적으로 일하고 연애하면서 화려한 30대 싱글 라이프를 마음껏 즐기고 있을 여왕님처럼, 그리고 엉덩이 자존심을 살리기 위해 열심히 스쿼트를 하고 건강하게 밥을 챙겨 먹으며 하루를 보낸 나처럼 다이어트에 집착하지 않고 다이어트를 하는 순간 섹시한 인생이 시작된다.

TV 등의 대중매체에 등장하는 내 모습을 모니터링할 때가 많다. 그런데 엄마와 나는 재미있게도 전혀 다른 관점으로 본다.

"얘, 너 살을 더 빼. 말라야 더 예쁘게 나오지!"

이런 말 뒤에는 꼭 전쟁이 시작된다.

"엄마는 어떻게 그런 말을 해! 엄마부터 그렇게 생각하니까 이 사회가 바뀌지 않는 거야!!!"

물론 나도 안다. TV의 특성상 마르면 마를수록 예쁘게 나올 수 있다는 사실을. 하지만 나는 진심으로 내 모습을 보며 만족한다.

"뭐, 저 정도면 괜찮네!"

"저만 하면 예쁘지 뭘 더 바라, 이 나이에!!"

나를 실제로 본 사람들은 실물을 보니 더 마르고 얼굴도 훨씬 작다고 칭찬(?) 해줄 때가 많은데, 나는 어차피 TV에 나오는 나나 브라운관 밖의 나나 그 사람이 그 사람이라고 생각한다. 그래서 모니터링을 할 때면 최대한 객관성을 유지하되 일부러 불만스러운 부분을 꼬투리 잡듯 캐내려고 하지 않는다.

하지만 이런 태도는 솔직히 고백하건대 '왕비병'이나 '자뻑'이라기보다는 나 자신을 위한 세뇌다. 사람들의 관심과 취향은 하루가 멀다 하고 바뀌기 때문이다. 오늘은 사람들이 나의 애플 힙을 보며 대세라고 감탄사를 연발하고 까만 피부가 섹시하다며 찬사를 늘어놓지만 내일이 되면 또다시 정아름 같은 몸은 너무 육덕지고 과하다는 말을 할지도 모른다. 까만 피부보다 백옥처럼 새하얀 피부가

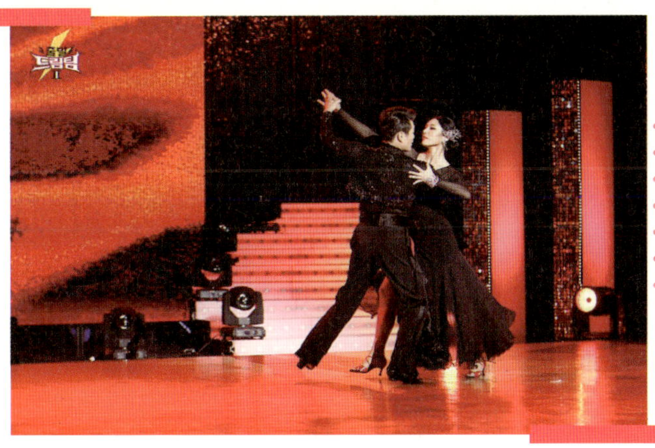

'절대 갑'이라고 외칠지 모른다. 만약 그렇게 된다면 내 삶은 또다시 마른 몸 만들기를 위한 다이어트와의 전쟁에다 의기소침으로 채워질 것이다.

그래서 나는 스스로 나를 위한 아름다움이라는 합리화를 하기 시작했다. '타인의 기준에 맞춘 예쁜 몸이 내게도 절대적인 답'이라는 오류를 범하지 않기로 했다. 만약 당신도 시시각각 변해가는 사람들의 시선과 기준에 휘둘리며 아까운 삶을 낭비하고 싶지 않다면 나처럼 아름다움에 대한 세뇌를 시작해보기를 권한다.

요컨대 나는 몸매를 만들어주고 다이어트 방법을 전파하는 몸짱 트레이너나 방송인을 넘어, 나 자신은 물론 동시대를 사는 사람들의 마음속에 마법을 부리는 당대 최고의 '사기꾼'이고 싶다. 외모나 신체 사이즈, 체중, 체지방에 관계없이 타인이 들이대는 잣대에 상처받지 않고 내가 최고로 아름답고 섹시하다는 생각에 빠지도록 만들어주는 그런 사람! 바로 그런 '사기꾼'이고 싶다.

뭔가에 홀린 듯 거울 속 내 모습이 제일 멋있어 보이고 나와 나의 인생을 징열적으로 사랑하게 되면, 그때부터 다이어트와 운동, 건강관리는 그리 어렵지 않게 된다. 자연스럽게 나 자신에게 맞는 방법을 찾게 되고, 그것을 실천하는 것이 즐거워지기 때문이다. 배가 좀 나오면, 체지방이 좀 많으면, 저주받은 신체 비율을 타고나면 좀 어떤가. 건강한 아름다움에 대해 확고한 기준을 가지고 있다면 인생은 그 자체로 섹시하고 행복해지지 않을까.

인생은 장기전이다. 지금부터 조금씩 섹시하고 건강하게 나이 들어가는 연습을 하자. 그동안 가슴속을 짓누르던 외모에 대한 스트레스는 사라지고 자신만의 인생을 오랫동안 즐기게 될 것이다. 그러니 스스로를 믿도록 하자. 당신은 누구보다 건강하고 아름답다. 그리고 내일은 더욱 아름다워질 것이다! 레드선!

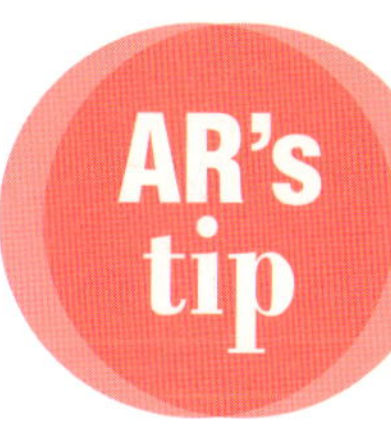

코코넛 오일 활용법

최근 들어 각종 오일이 다이어트와 건강의 트렌드로 떠오르는 가운데 그 중에서도 가장 핫한 아이템을 꼽자면 늘 사랑받는 올리브 오일과 코코넛 오일을 들 수 있겠다. 안젤리나 졸리, 귀네스 팰트로, 미란다 커, 장윤주 등 국내외 스타들이 다이어트와 미용에 적극 이용한다고 알려져 너도 나도 오일 열풍에 동참하고 있다. 두 오일을 과연 어떻게 활용하면 좋을까?

잘만 먹으면 살이 빠진다는 두 오일을 비교해보자면 우선 칼로리 면에서는 100g 기준으로 올리브 오일이 859kcal, 코코넛 오일이 830kcal로, 생각보다 높다. 그러나 이는 100g 기준이다. 한 스푼은 15g 정도로 100g 정도 섭취하려면 7스푼가량 흡입해야 한다. 즉 아무리 좋은 오일도 무턱대고 마시다간 낭패를 볼 수 있다는 점을 기억해야 한다. 모델 장윤주는 올리브 오일을 하루 2스푼, 안젤리나 졸리나 귀네스 팰트로는 코코넛 오일을 하루 3스푼 정도 식전 또는 공복에 먹는 게 자신의 몸매 비결이라고 말했다.

코코넛 오일은 식물성 기름 중에서 독특하게 불포화지방산이 아닌 포화지방산으로 이뤄져 있다. 비록 포화지방산이긴 하지만 고혈압이나 심장질환의 원인, 비만의 원인이 되는 동물성 포화지방과는 확연히 다른 것이 특징이다. 지방의 경우 장사슬 지방산과 중사슬 지방산으로 나뉘는데 지방을 이루고 있는 지방산의 길이가 길다고 하여 길 '장' 자를 써서 장사슬 지방산이라고 하는 녀석은 지방산이 분해되는 과정이 복잡하고 어려워 혈관을 떠돌아다니면서 쌓여 혈관에 피딱지를 만들고 동맥경화까지 유발한다.

지방산의 길이가 다소 짧은– 중간 정도– 것을 중사슬 지방산이라고 하는데 코코넛 오일이 해당된다. 이 부분이 다른 기름들과 다른 점인데 중사슬 지방산은 복잡한 분해과정을 거치지 않고 몸에 들어오면 간으로 들어

가서 바로 에너지 대사에 쓰인다. 그렇기 때문에 우리 몸에 축적되지 않아 동맥경화를 일으키지도 않고 오히려 신진대사를 활성화하기 때문에 다이어트에 제격인 셈이다. 지방산의 길이가 길면 분해하는 것이 복잡하고, 지방산의 길이가 짧으면 분해과정도 짧아서 바로 에너지로 쓰인다. 체내에서 쉽게 분해가 되어 에너지원으로 사용할 뿐만 아니라, 오히려 신진대사를 촉진해 체내에 지방이 쌓이는 것을 막아줘 다이어트는 물론 심장병, 고혈압 등 심혈관계 질환 예방에도 효과적인 지방이다. 그래서 코코넛 오일이 몸에 축적되지 않아 다이어트에 도움이 된다는 말이다.

코코넛 오일은 직접 마시는 것 말고도 활용도가 굉장히 높다는 장점이 있다. 특히 미용에 적극 활용하는 것이 가능한데, 세안 후 얼굴에 기초 제품과 섞어 바르거나 화장 솜에 묻혀 클렌징이 가능하다. 또 흑설탕과 섞어 각질 제거제로 쓰거나 손과 손톱이 건조해서 갈라지고 거칠어졌을 때 손 전체에 발라 마사지해준 후 집에 있는 비닐장갑을 끼고 10분 정도 기다려주면 그 어떤 비싼 팩과 견주어도 손색이 없다. 손톱 갈라짐이 사라지는 건 덤이다. 또 유독 손

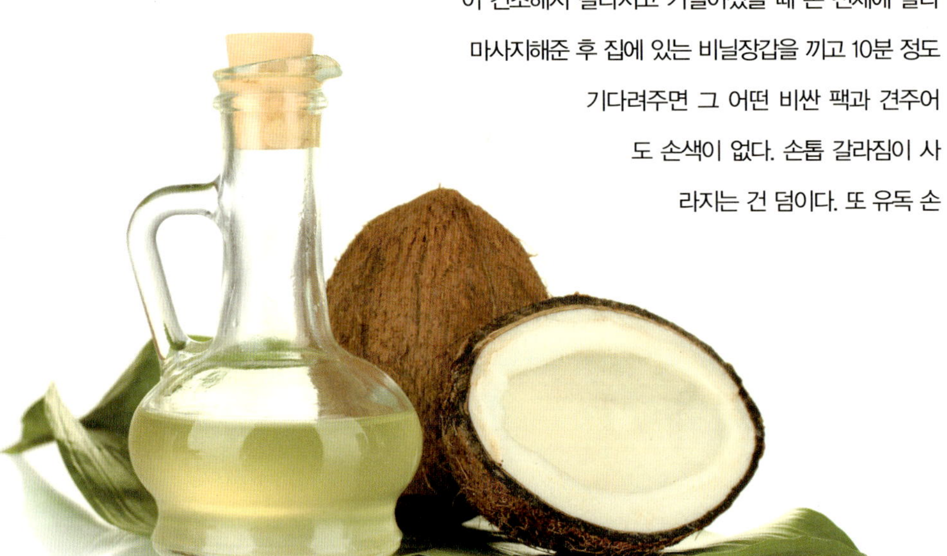

발이 차가운 경우 코코넛 오일 마사지를 해주면 손을 따듯하게 만들어주면서 혈액순환을 돕는다. 입술이 자주 튼다면, 겨울에 23도면 고체로 굳는 코코넛 오일을 작은 용기에 넣어 립밤처럼 쓸 수도 있다.

'중사슬 지방산'은 피부에 빨리 흡수되기 때문에 촉촉하고 탄력 있는 피부 만들기의 좋은 친구다. 아, 샴푸 후 머리끝에 톡톡 두드려주면 헤어 트리트먼트와 헤어 에센스 효과를 볼 수도 있다. 이토록 장점이 많은 오일이라니!!!! 코코넛 오일에는 모유에 들어 있는 라우르산 성분이 모유보다 약 8배 이상 함유되어 있다. 그래서 면역력을 높여주는데, 이 라우르산은 몸속에 들어가면 중사슬 지방산이 분해되는 과정에서 케톤체라는 항생물질로 변한다. 이때 만들어진 케톤체가 일명 노화의 주범이라는 활성산소 킬러이므로 코코넛 오일은 노화도 잡고 면역력도 잡는 일석이조 오일이라고 할 수 있겠다.

HotBody Mentori

Part 3

서른이 훌쩍 넘어 운동과 몸 관리를 시작하면 늦었다고 생각하는 이들이 많다. 물론 우리가 젊은 처자들에 비해 불리한 것은 어느 정도 맞다. 똑같이 먹어도 더 빨리 태우지 못하며, 근육량은 감소하는 추세로 들어서고, 여성 호르몬 분비도 40대에 들어서면 급격히 떨어진다. 그러나 이러한 단점들이 있기에 오히려 더욱 정신 차리고 운동을 시작해야 한다.

30대 여자의 운동은 달라야 한다

Body & Move

아름다움을 포기하지 말라

2011년, 처음으로 외국에서 열리는 피트니스 대회에 참가했다. 세계 곳곳에서 모인 쭉쭉빵빵 여인들이 비키니를 입고 저마다 몸매 자랑에 여념이 없었다.

보통 피트니스 대회에는 다양한 종목이 있는데, 그중 내가 가장 인상 깊게 본 것은 40세 이상 중년 여성들이 참가하는 종목이었다. 그때만 해도 '아름다움=젊음'이라고 생각했던 내게 중년 여성들의 잘 가꿔진 몸은 기분 좋은 충격으로 다가왔다. 정성스럽고 탄탄하게 가꿔진, 오래되어 반질반질 윤이 나는 손때조차 매력적인 명품 앤티크 가구 같은 기품은 어린 친구들보다 더 매력적이고 섹시했다.

서른이 훌쩍 넘어 운동과 몸 관리를 시작하면 늦었다고 생각하는 이들이 많다. 물론 우리가 젊은 처자들에 비해 불리한 것은 어느 정도 맞다. 똑같이 먹어도 더 빨리 태우지 못하며, 근육량은 감소하는 추세로 들어서고, 여성 호르몬 분비도 30대를 지나 40대에 들어서면 급격히 떨어진다. 그러나 이러한 단점들이 있기에 지금부터 정신 차리고 운동을 시작해야 하며, 자신만의 행복한 삶을 위한 절실한 니즈가 있는 상태에서 시작하는 운동은 최고의 효율을 가져온다.

이는 실제로 내가 체험하고 있는 부분이기도 하다. 한동안 시합에 나가지 않던 나는 늘 같은 모습으로 일관하려는 생각을 버리고 더욱 발전하기 위해 2015년 다시 피트니스 시합에 본격적으로 뛰어들기로 마음먹었다.

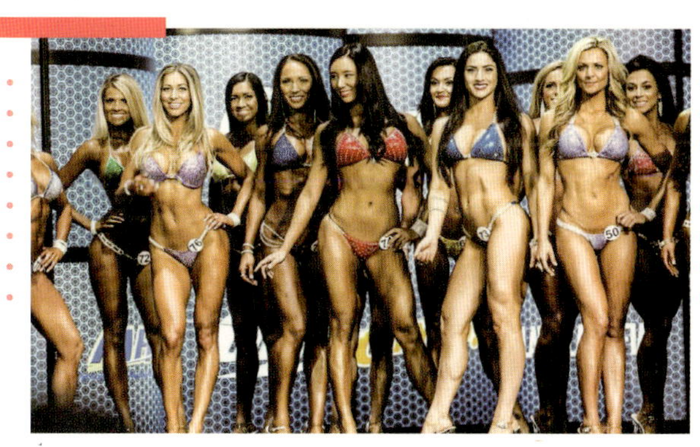

그 시발점은 2015 올림피아 대회였다. 많은 사람들에게 피트니스 대회는 여전히 생소하겠지만 올림피아 대회는 세계적으로 유일무이한 국제연맹인 국제바디빌딩연맹(International Federation of Bodybuilding and Fitness, IFBB)에서 주최하는 최고의 피트니스 이벤트다. IFBB에서는 전 세계적으로 다양한 대회를 열고 있다. 운동을 좀 하고 몸에 대한 열망이 있는 사람들에게 IFBB는 꿈의 무대다. 특히 프로카드라는 것을 획득하면 말 그대로 프로로서 인정받게 되어 여러 면에서 좋은 대우를 받을 수 있다. 우리나라에서도 대한체육회(Korean Olympic Committee, KOC) 산하의 대한바디빌딩협회(Korea Bodybuilding Federation)에서 주최하는 시합들은 공식적인 프로필과 경력으로 인정받을 수 있는 정통성을 자랑한다.

그동안 수많은 엘리트 선수들이 구슬땀을 흘리고 있었지만 안타깝게도 마케팅 실패로 주목받지 못하고 있는 실정이다. 2015년 올림피아 대회는 그러한 분위기를 반전시키고자 하는 목적으로 참가하게 되었다. 대중적으로 정통성 있는 대회를 홍보하고, 2015년 붐이 딕친 '몸짱' 열풍이 단지 일시적인 흥분에 그치지 않도록 전 국민에게 운동과 몸의 의미를 새롭게 인식시키고자 한 것이었다.

공식적으로는 이렇게 좋은 취지를 가지고 올림피아 대회에 참가했지만 개인적으로도 벅찬 일이 아닐 수 없었다. 나 역시 어린 시절부터 해외의 유명 피트니스 잡지나 광고를 보면서 세계 유수의 피트니스 스타들을 동경했고, 아무리 운동의 첫 번째 역할이 건강이라지만 계속 아름답고 싶다는 열망을 갖고 있었다. 내 나이 서른다섯, 지금이 아니면 도전할 용기가 나지 않을 것이라는 생각으로 덜컥 올림피아 대회 출전을 결정했다.

대회 참가를 결정하고 대회가 열리는 날까지 남은 시간은 달랑 20일 남짓, 운동량을 늘리고 다이어트도 해가면서 이미 빡빡하게 들어차 있는 스케줄을 감당하기에는 무리가 있었다. 게다가 20대 친구들보다 당연히 신체 기능도 떨어져 있을 확률이 높은 상황이었기 때문에 과연 이 무모한 도전이 올바른 결정이었나 싶었다.

대회를 준비하면서 내 생애 가장 오랫동안 일반 음식을 먹지 않았다. 시합 기간까지 세어 보니 20일도 훨씬 넘는 기간 동안 내가 먹은 거라곤 한 번에 흰살 생선이나 닭가슴살 100g, 고구마 100g, 방울토마토 8개와 시합 기간 중 먹은 현미밥뿐이었다.

기존 일정을 모두 소화하기 위해 운동은 오전부터 오후까지 몰아서 하고 저녁부터 밤까지는 촬영과 미팅을 했고, 틈이 나면 밤에 유산소운동을 한 번씩 더 하기도 했다. 말만 들어도 혀를 내두를 테지만 목적하는 바가 있으면 간절해지고 독해지는 법이다. 분명 건강하고 바람직한 다이어트 방법은 아니었지만 나는 아름다워지고 싶었다. 주어진 기간에 최선을 다해 가장 아름다운 모습으로 꿈의 무대 올림피아에 서는 최초의 한국 여성이고 싶었다.

결국 20일 만에 나는 근육량을 늘리면서 체지방만 4kg을 감량할 수 있었다. 당신이 이 글을 읽고 있을 지금도 나는 어디에선가 땀을 흘리며 바벨과 덤벨을 들고 새로운 시합을 준비하거나 또는 더 큰 무대에서 훨씬 나아진 모습으로 서

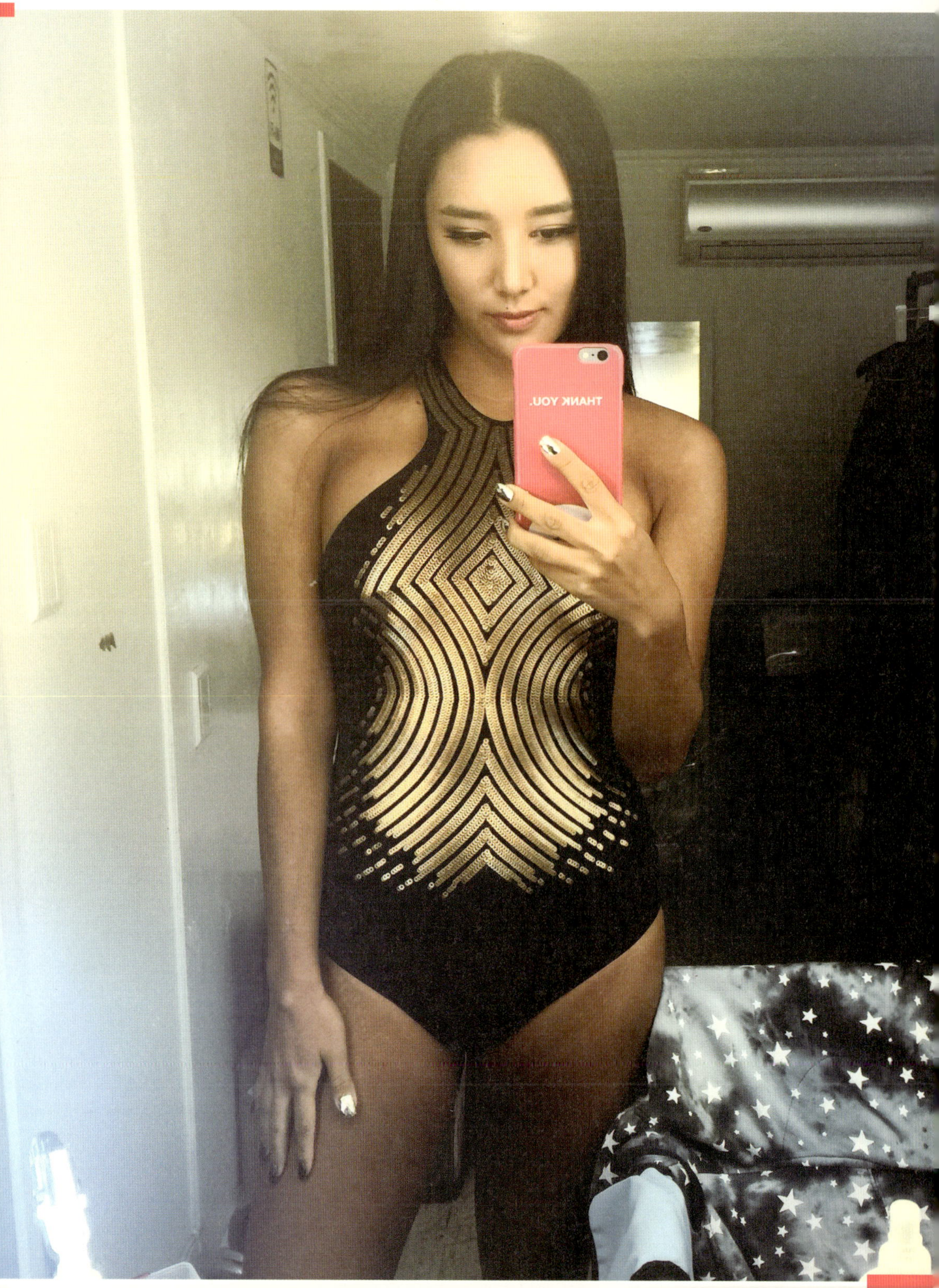
THANK YOU.

있을 것이다. 흥분되지 않는가! 미스코리아가 되었던 스물한 살 때보다 서른다섯 살에 더 당당하고 섹시하고 마음에 드는 몸을 가질 수 있다는 것이.

대회가 끝난 지금도 나는 여전히 다이어트를 하고 있다. 보통은 피트니스 대회가 끝나면 그동안 참았던 식욕이 폭발해 봉인이 해제되고 '먹방'을 시작하는 것이 일반적이지만, 이상하게도 나는 음식이 먹히지 않았다. 다음 시합에서 더 잘하고 싶다는 욕심과 이미 탄력이 붙은 몸만들기와 다이어트의 속도를 더 높이고 싶은 마음 때문이었다.

내가 마냥 어린 나이였다면 이런 강철 같은 마인드가 가능했을까? 단언컨대 불가능했을 것이다. 시간이 있으니까, 나는 어리니까, 하면 하는 대로 변할 수 있으니까 하는 자신감에 나 역시 진격의 '먹방'을 시작했을 것이다.

그러나 아름다움에 대한 강렬한 욕망은 내 다이어트와 운동 의지를 불태우는 데 엄청난 역할을 하고 있다. 이는 30대 여성들의 무기다. 어린 친구들은 가질 수 없는 간절함이 있기에 신체적 능력이나 재생력, 기초대사량이 조금 떨어진다 해도 의지와 노력으로 충분히 극복할 수 있고 과정을 즐길 수 있다.

30대 몸 관리가 이후의 몸을 보장한다

많은 전문가들이 30대 이후부터 여성의 운동은 무조건 건강이 우선이어야 한다고 외치지만 나는 약간 의견이 다르다. 건강을 해치지 말아야 한다는 것은 기본이지만 여성에게는 어리든 그렇지 않든 본능이라는 것이 존재한다. 언제나 예쁘고 어려 보이고 싶은 마음은 누구에게나 있고, 슬프게도 나이가 들면서 그 열망은 더욱 강해진다.

물론 서서히 자신의 몸과 소통하고 제대로 운동하고 먹으면서, 오로지 예쁘고 날씬하기 위해 땀을 흘리던 20대 때와는 의미 자체를 달리 해야 한다는 것은

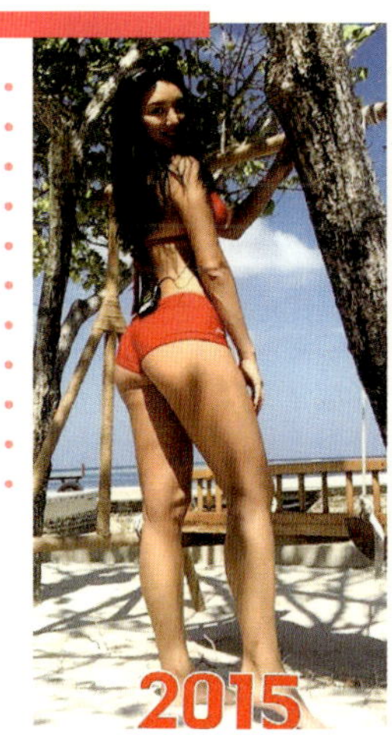
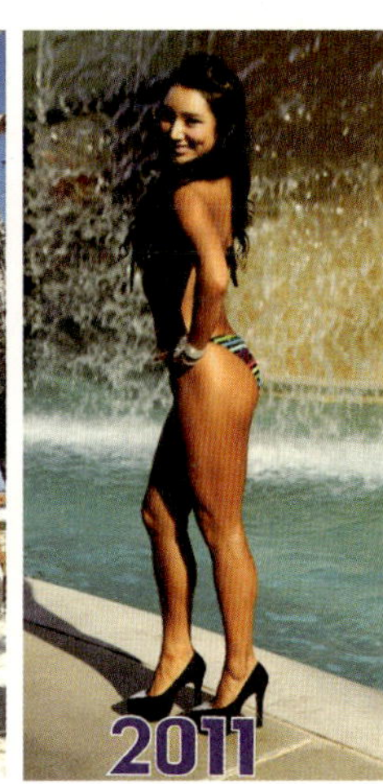

2011년의 나와
2015년의 나.
엉덩이 운동을 꾸준히 한
보람이 그대로 보이는
사진이다.

불변의 법칙이다. 그러나 정신적으로 건강에 대한 개념은 놓치지 않으면서도 우리가 가지고 있는 본능의 목소리에 충실하게 나아진 모습으로 살아가기 위해 고군분투하는 즐거움이 적절하게 어우러져야 한다.

30대 여성이 운동을 통한 몸 관리라는 희망의 끈을 놓아서 안 되는 이유는 30대에 어떻게 관리하느냐에 따라 다가올 40대와 50대의 청사진이 달라지기 때문이기도 하다. 아직까지는 괜찮다. 지방을 분해하고 여성스러운 매력을 발산할 수 있게 해주는 여성호르몬이 30대까지는 아직 활발하게 분비되기 때문이다. 그러므로 30대에 올바른 방식으로 운동하면서 떨어지는 몸의 시스템을 끌어올리는 노력을 한다면 나이를 먹는다는 공포에서 자유로워질 수 있다

운동을 한 지 올해로 20년이 되어 간다. 10대 후반 골프선수로서 웨이트 트레이닝을 시작한 뒤로 발전과 실패를 거듭하면서 여기까지 왔다.

앞서 살짝 언급했듯이 이론상으로 내 몸의 전성기는 당연히 미스코리아로 뽑혔던 20대 초반이나 한창 때였던 20대 중반이 맞다. 그러나 나는 진심으로 지금의 내 몸이 가장 아름답고 나다우며 건강하고 에너지 넘친다고 확신한다. 체지

방도 훨씬 적고 나날이 발전하고 있다.

20대 초반에는 그저 어리기에 몸매가 날씬했고, 20대 중반에는 나도 모르게 운동 방법에 따라 몸이 수시로 바뀌곤 했다. 살이 찌고 빠지고를 반복했던 것이다. 그렇게 이제껏 우왕좌왕했던 운동 루틴이 비로소 30대가 되어서야 내게 딱 맞는 방식으로 서서히 자리 잡기 시작했으며, 그렇게 매일 뿌듯한 땀을 흘린 결과 피부 탄력과 체력은 10대 부럽지 않고 엉덩이는 그 어느 때보다 제대로 올라붙어 있다. 스물한 살 때의 엉덩이와는 차원이 다른 풍만함과 섹시함이 있다는 것은 서른다섯 살을 맞이한 시점에서 엄청난 행운이다.

워낙 운동 경력이 있으니 그런 것 아니냐고 반문할지도 모른다. 그러나 백지 상태(?)로 방치되어 있던 몸이라면 오히려 조금씩 애정을 쏟아부을수록 감사하게 반응한다. 실제로 매일 엉덩이 운동인 스쿼트를 중심으로 블로그에 올리는 내 데일리 운동 프로그램을 따라 해 근육이 붙고 힘이 생기면서 탄력 있어졌다며 감사의 글을 보내는 이들은 대부분 30대다. 절대로 늦지 않았음을 다시 한 번 강조한다.

운동이야말로 나 자신을 가장 적극적으로 아끼는 행복한 자해(?)다. 무미건조한 인생보다는 매일 거울을 들여다보며 뿌듯함을 느끼고 나이와 반비례하는 자신감을 느낄 때 우리의 남은 삶은 섹시해진다. 정신 차리고 내 몸을 사랑하면서 땀을 흘리자. 제대로 된 운동을 통해 떨어지는 기초대사량을 조금씩 계속 끌어올려 주고 물컹한 살들을 쫀쫀한 근육으로 바꿔가는 과정을 즐기다 보면 나처럼 20대 때가 전혀 생각나지 않는 최고의 '바디 전성기'를 맞이하게 될 것이다.

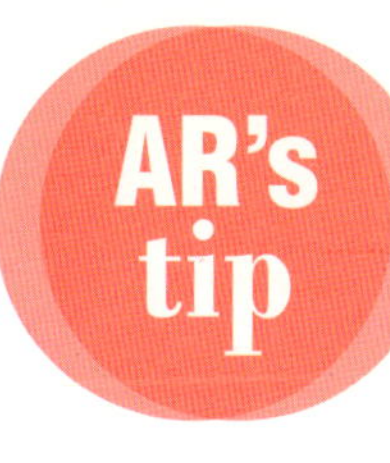

운동 시 메이크업에 대하여

땀이 나면 메이크업 잔여물이 모공을 막기 때문에 운동을 할 때는 화장을 지우고 하는 것이 좋다는 말이 있다. 어느 정도는 사실이지만 개인적으로는 운동을 할 때도 메이크업이 필요하다고 생각한다. 현실적으로 바쁘게 일을 하다 보면 화장을 한 채 운동하게 되는 경우도 많고 거울 속 내 모습이 초췌한 생얼인 것보다는 예뻐 보이는 쪽을 선호하기 때문이다. 곧 죽어도 폼생폼사 아니던가. 그래서 나는 운동도 매일매일 예쁜 모습으로 하자고 다짐하곤 한다. 왠지 내 자신이 예뻐 보이면 운동 에너지가 더 분출되면서 뿌듯함이 느껴진다. 특히나 운동 자체에 취미를 붙이기까지 갈 길이 먼 처자들이라면 나처럼 예쁘게 꾸미고 운동하는 자신의 모습을 즐기는 것에서 스스로 모티베이션을 찾고 흥미를 느낄 수 있다. 아래는 내 나름 터득한 운동 시 메이크업 노하우다.

1. 화장을 하고 있는 경우

일상 중에 짬을 내서 운동을 할 수도 있고 운동 후 또 일정이 있거나 일상으로 복귀해야 하는 경우, 그 와중에 운동을 위해 클렌징을 하고 끝난 후 다시 화장을 하고 나가기란 번거롭고 불가능하다. 화장을 지울 여건이 안 되어 그냥 운동을 해야 하는데 피부가 걱정된다면 약간의 꼼수를 부리면 된다. 이럴 땐 눈만 남기고 하는 퀵 클렌징이 해결책이다. 메이크업 시간을 잡아먹는 것은 마스카라, 아이라인, 눈썹 등 눈 화장이므로 그럴 땐 눈을 제외한 다른 부분들을 클렌징한다. 눈을 제외한 이마와 눈 아래쪽을 클렌징품이나 오일을 사용해서 지운 뒤 기초제품과 자외선 차단제, 약간의 톤만 보정할 수 있는 CC크림이나 BB크림, 혹은 컨실러만 살짝 사용한 채 운동을 하는 것이다.

그렇게 운동을 한 뒤 눈을 제외한 다른 부위에 재빠르게 파운데이션이

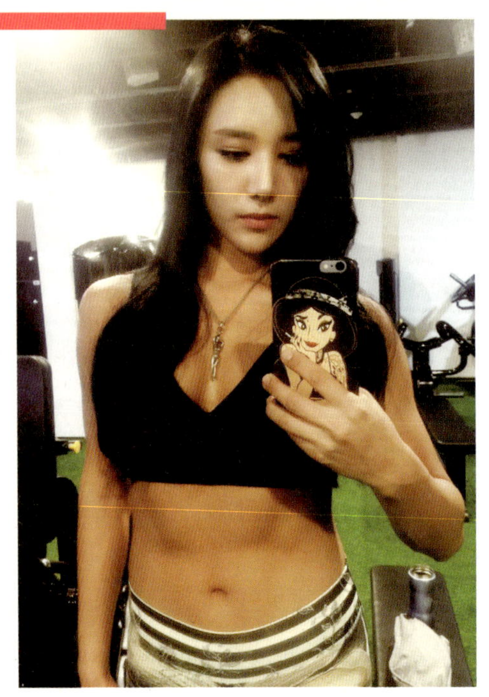

나 팩트를 두드린 후 일상으로 복귀하면 된다. 다 지우고 하는 것보다 훨씬 시간도 단축되고 피부에 대한 고민도 덜 수 있다.

매우 기초적인 부분이다. 운동할 때 내가 무조건 지키는 룰이기도 하다. 아무리 화장을 하지 않더라도 다크서클 커버와 눈썹 그리기는 꼭 하고 운동을 한다. 다크서클을 가릴 때는 피부 화장을 한 상태가 아니므로 지나치게 밝게 하면 눈가만 어색해 보이고 푸석해 보이기 때문에 지나치게 밝은 컬러는 피하도록 한다. 오히려 약간 어두운 톤이 낫다. 눈썹은 자연스럽게 섀도로 쓱쓱 틈만 메우는 정도면 오케이! 요즘 많이 쓰는 타투 스타일의 아이브로 제품 등으로 눈썹을 약간 잡아주면 보기에도 서글픈 생얼 같지는 않다.

운동 시 완벽한 생얼이라면 진격적인 컬러의 립이 답이 될 수 있다. 칙칙해 보이는 민낯을 밝혀주면서 포인트도 되어준다. 평소 잘 시도하기 힘들었던 분이라면 더더욱 진하고 쨍한 컬러의 립으로 포인트를 시도해보자. 나는 운동용으로 아주 짙은 컬러의 립스틱을 적극 활용한다. 화장을 하지 않았지만 한 듯한 효과 최고 진한 컬러의 립이 나이 들어 보이지 않을까 걱정이 될 수도 있지만 화장을 완벽히 한 상태가 아니므로 생얼에서의 진한 립은 오히려 스타일리시하고 어려 보이는 효과를 준다. 참고로 내가 선호하는 컬러는 쨍한 톤의 핫핑크와 레드다.

4. 운동 후 바로 약속이 있을 때

운동 후 바로 약속이나 일이 있을 때도 있다. 그럴 때는 끝나고 시간을 벌 수 있는 정도, 운동을 해도 망가지지 않는 선까지만 메이크업을 하고 운동을 한다. 물론 땀이 날 수도 있지만 얼굴에서 줄줄 땀이 흐르지는 않기 때문에 베이스 메이크업을 꼼꼼히 하되 치크나 셰이딩은 하지 않은 상태에서 운동을 한다. 시간이 오래 걸리는 눈썹과 섀도, 아이라인은 그리되 마스카라와 립은 바르지 않는다. 마스카라는 워터 프루프라도 어느 정도 번질 확률이 있어 전체적인 화장이 지저분해질 수 있기 때문에 운동이 끝나고 나서 뷰러를 사용한 뒤 마스카라를 하고, 운동 중에는 하지 않는다. 또 립의 경우도 다시 예쁘게 바르기 전에 굳이 운동을 할 때 립까지 완벽하게 메이크업을 할 필요가 없으므로 그냥 립밤만 촉촉이 발라서 건조해지는 것만 막아준다. 운동을 다 한 뒤 베이스는 수정하고, 치크와 셰이딩을 하고 눈 언더라인을 정리한 다음 마스카라와 립으로 마무리하면 짧은 시간 안에 메이크업을 한 채 출타가 가능하다. 바쁘고 약속 많은 여성들에게 추천한다.

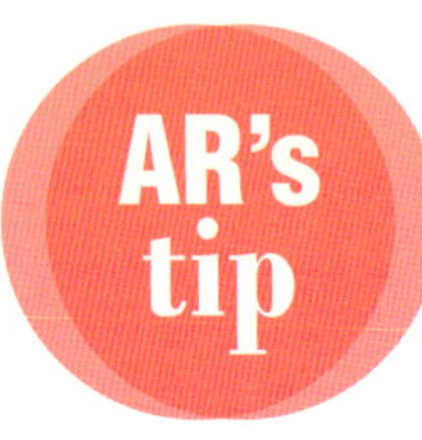

레깅스 팬티 자국 해결법

"레깅스 입을 때 팬티 자국은 어떻게 하세요?"

아주 사소하지만 대놓고 물어볼 수 없어 망설이는 고민이다. 레깅스 팬티 자국의 솔루션을 공유한다. 타이트한 레깅스를 입었을 때 팬티 자국이 나지 않는 사람을 보면, 어떻게 저 사람은 엉덩이에 자국이 나지 않을까 하고 궁금해 한 적이 있을 것이다. 일단 근본적으로 엉덩이 운동을 통해 힙이 동그랗게 올라가면 팬티를 입었을 때 경계선이 생기는 부분이 아주 많이 해소된다. 곡선이 위로 생기니 자연히 팬티를 입었을 때 분리되어 보이는 라인 없이 매끈하게 떨어지게 되는 이치다. 즉 장기적으로는 예쁜 엉덩이를 만드는 것이 속옷 걱정을 덜 수 있는 현명한 방법이다. 그러나 그때까지 못 견디겠다면 아래와 같은 방법도 있다.

1. 노팬티도 괜찮아

솔직히 가장 심플한 방법은 노팬티다. 특히 촬영을 하거나 컬러가 밝아서 티가 너무 난다 싶을 경우에는 굳이 팬티를 챙겨 입지 않는다. 컨디션이 좋지 않아 평소보다 분비물이 더 많이 나온다든지 지나치게 장시간 동안 레깅스를 착용해야 할 경우를 제외하고는 처음 도전이 어색할 뿐, 일단 레깅스 노팬티에 적응하면 어느 순간은 팬티를 입는 것이 이상하게 느껴진다. 단 노팬티를 위해서는 왁싱이 필수다. 나는 늘 완벽한 브라질리언 왁싱 상태를 유지하고 있는데 한 번도 도전해보지 않았다면 브라질리언 왁싱 후 노팬티 레깅스 착용을 강추하는 바다.

2. 팬티를 똑똑하게 선택해

팬티를 똑똑하게 선택하는 것도 중요하다. 레깅스를 입을 때는 팬티 가장자리가 고무줄이 달려 조이는 형태보다는 엉덩이를 감싸는 형태로 만들어진 팬티가 적합하다. 사이즈 문제도 중요하다. 레깅스를 입고 자국이 나지 않게 하려면 넉넉한 사이즈의 팬티를 입어야 한다. 아무리 날씬해도 팬티를 입었을 때 사이즈가 타이트하면 엉덩이와 허벅지 사이가 분리되는 듯한 자국이 나고, 허리 골반선 위로 살이 튀어나오게 된다. 팬티 사이즈를 넉넉하게 선택하면 그럴 위험성이 매우 낮아진다.

3. 티팬티를 편하게 입을 수 있는 방법

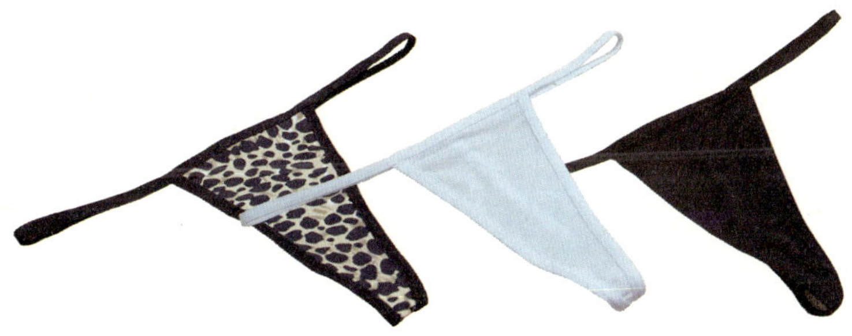

티팬티는 확실하게 자국이 나지 않지만 문제는 입었을 때 불편함을 느끼는 이들이 많다는 점이다. 느낌상 누군가가 계속 똥침을 하고 있는 것 같고 불편하고 아픈 것 같기도 하다고 토로한다. 그래서인지 외국에서는 많이들 입지만 국내에서는 아직까지 티팬티를 즐겨 입는다는 분을 쉽게 발견할 수 없다. 티팬티를 입고 싶지 않은 이유 중 몇 가지는 이러하다.

■ **불편해 보일 것 같다는 이미지:** 처음엔 적응이 안 될 수도 있지만 적응되면 편하다.

■ **위생상 일반 팬티보다 좋지 않을 것이라는 편견:** 아무래도 티팬

■ **실제로 입었을 때의 이상한 느낌:** 위에서 언급했지만 나도 처음
티팬티를 입었을 때 엉덩이 부분이 끼여 약간의 불편함을 느꼈지만
익숙해지면 괜찮다.

그래도 완벽한 레깅스 착장을 위해 티팬티에 도전하고 싶다면 더욱 위
생적이고 편안하게 입을 수 있는 쇼킹한 내 노하우를 따라 해보라. 바로
팬티라이너를 이용하는 방법이다. 티팬티가 불편한 결정적 이유인 닿는
면적이 작다는 점을 보완할 수 있는데 아래의 주요 부위에 팬티라이
너 2개를 겹쳐서 붙여주면 된다.

4. 지나치게 얇은 레깅스 피하기

팬티 자국이 적나라하게 드러나지 않게 하기 위해서는
레깅스 소재도 매우 중요하다. 무조건 꽉 끼게 입는다고 좋
은 게 아니므로 내 몸을 서포트해준다는 느낌으로 적당한 압
박을 가진 제품이 몸매를 예뻐 보이게 할 수 있음을 염두에 둔다. 지
나치게 소재가 얇으면 어떤 팬티를 입어도 자국이 난다. 소재가 너무 얇
거나 싸구려 같은 레깅스는 피하는 것이 좋겠다.

'적당히' 먹고 '제대로' 운동하라

"피부가 어쩜 이렇게 탱탱해요?"

촬영을 위해 메이크업을 받을 때마다 이런 말을 자주 듣는다. 내 나이 같지 않게 탄성이 좋다는 칭찬, 여자라면 누구나 춤을 출 만한 멘트다.

실제로 몸도 얼굴도 20대 때보다 훨씬 좋아졌으며, 트러블도 없고 재생력도 좋은 희한한 상태를 유지하고 있다. 그러나 아이러니하게도 내 일상의 패턴을 보면 피부가 좋을 일이 별로 없다. 바쁜 일정 탓에 잠도 많이 자지 못하고 살짝 불면증도 있다. 피부과에 맹렬히 돈을 쏟아붓지도 않는다. 화장을 하고 있는 시간도 많고, 스킨 케어 제품도 남들보다 과하게 챙기지 않고 기본만 충실히 한다. 심지어 흡연과 음주를 할 때도 있다. 그런데 왜 점점 피부가 좋아지고 어려 보인다는 말을 듣는 것일까?

내가 찾은 해답은 다이어트 식단에 집착하지 않고 운동에 초점을 맞춘 맞춤형 라이프스타일이다. 실제로 서른다섯 살이 되면서부터 나는 예전처럼 탄수화물을 배제한 단백질 위주의 식단만 고집하지도 않고, 원푸드 다이어트 식단은 시도조차 하지 않는다. 대신 매일 한두 시간씩 운동을 열심히 하되 살을 빼기 위해 굶거나 영양소를 제대로 섭취하지 않는 짓은 절대 하지 않는다. 이유는 하나, 계속 어려 보이고 예뻐 보이고 싶기 때문이다! 날씬한데 늙어 보인다면 빈대 잡기 위해 초가삼간 태우는 격이다.

30대 여성의 몸 관리와 동안 유지의 핵심은 바로 이것이다. 제대로 운동하되 굶지 말 것! 두 가지를 떼어 놓을 수는 없겠지만, 특히 운동의 경우 30대 여성에게 노화의 공격을 피할 수 있는 힘을 선물한다.

극단적 다이어트는 얼굴을 늙게 한다

몇 년 전 극단적인 다이어트 식단으로 두세 달간 극한의 다이어트를 한 적이 있다. 닭과 고구마, 방울토마토 8~10개를 제외하고 다른 음식은 전혀 먹지 않고 하루에 두 번씩 웨이트 트레이닝과 유산소운동을 했다. 물론 살은 쭉쭉 빠졌지만 문제는 거울 속 내가 예민하고 날카로워 보이고 하루하루 피곤에 찌들어갔다는 것이다.

물론 세 달간 다이어트를 한 뒤 자연스럽게 다른 음식들을 먹기 시작하자 한창 닭과 고구마만 먹을 때보다는 나아졌다. 다시 그렇게 잃었던 생기와 에너지, 여성미를 되찾고 나니 과격한 다이어트가 과연 옳은 것인지 심각하게 고민하게 되었다. 내가 즐거워서 열심히 하는 운동과 일상에서 지속가능한 식생활만이 롱런(long run)의 비결이라는 것도 깨달았다. 어떻게 평생 닭과 고구마만 먹고 살 수 있겠는가. 어떻게 평생 살을 빼기 위해 공복 유산소운동을 하고 몸이 부서질 듯 두 차례의 웨이트 트레이닝을 할 수 있겠는가.

운동을 한다는 것은 쓰이는 부위의 근육만을 자극한다는 의미가 아니다. 운동은 전반적인 신진대사를 끌어올려 줄뿐더러 운동하면서 흘리는 땀은 노폐물을 배출해 혈액순환을 돕는다. 탄력 있는 근육은 자극과 재생 과정을 통해 생성된다. 즉 몸도 피부도 적당한 운동으로 필요한 자극을 주면 재생되기 때문에 쓰지 않아 나날이 퇴화되고 나이 들어가는 몸과는 차원이 다른 탄력적인 몸과 어

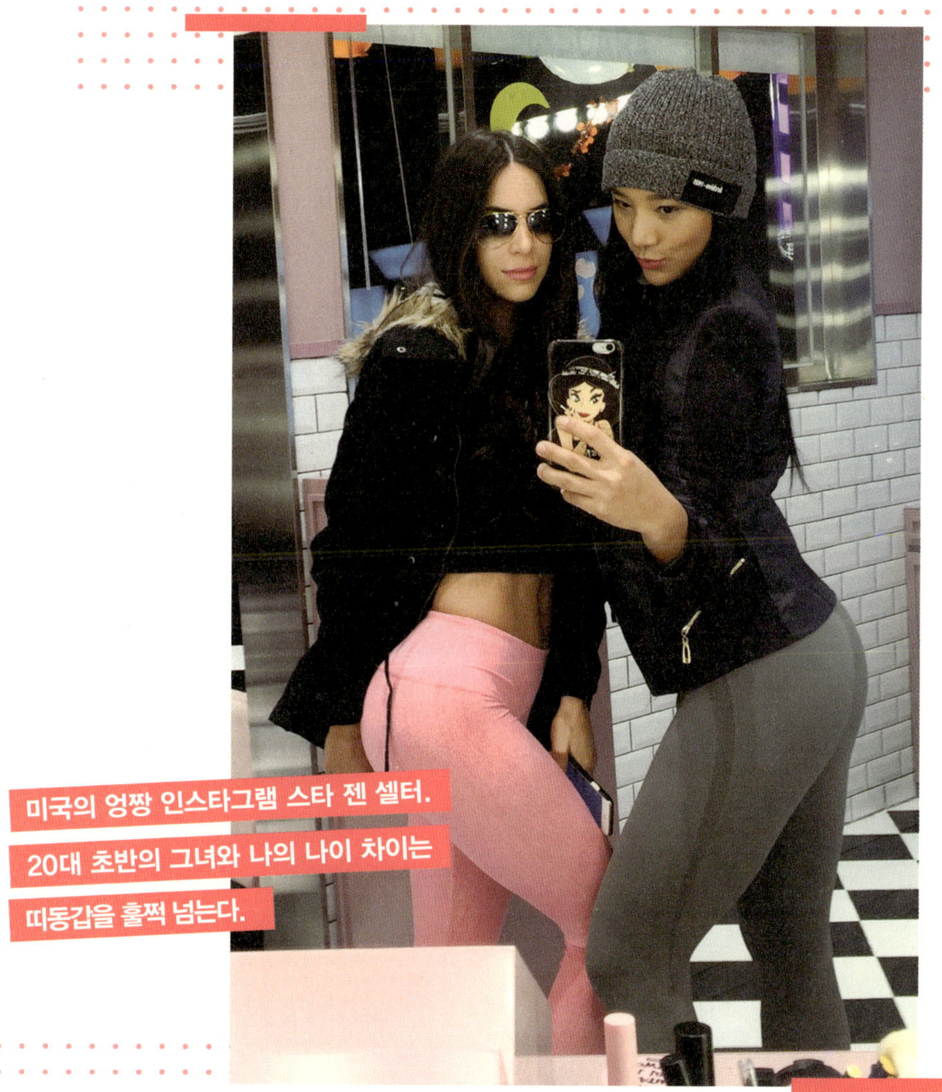

미국의 엉짱 인스타그램 스타 젠 셀터.
20대 초반의 그녀와 나의 나이 차이는
띠동갑을 훌쩍 넘는다.

려 보이는 비주얼을 만들어준다고 이해해도 좋다.

나이가 들수록 아름다워지는 배우 김희애 씨가 좋은 예다. 모 여행 프로그램에서 민낯에도 굴욕 없이 화제가 됐던 그녀는 하루도 운동을 거르지 않는 운동마니아다. 유산소운동도 빼놓지 않고 하는데, 그렇게 걷고 뛸 때마다 그녀는 생각을 하고 스트레스를 푼다고 한다. 자기 기준에 따라 이렇게 노력하고 관리한 결과는 눈으로 확인할 수 있다. 한참 어린 남자 배우들과의 '케미'도 두렵지 않을 만큼 그녀는 아름답고 우아하다! 그녀를 포함해 30대와 40대인데도 아름다움으로 어필하는 이들에게는 적당한 운동을 통해 철저하게 자기 관리를 한다는 공통점이 있다.

단 30대 여성을 위한 운동에는 반드시 효율성과 똑똑함이 겸비되어야 한다. 자칫 과한 운동으로 오히려 필요한 지방과 수분까지 없애버려 노안이 되고 얼굴이 상하면 무슨 소용이 있겠는가? 우리가 땀을 흘리는 것은 건강하고 예뻐지기 위해서라는 것을 잊어서는 안 된다. 특히 30대는 한번 잘못되면 쉽게 회복하기 힘든 나이이기 때문에 운동이 아름다움과 건강을 해치는 독이 되게 해서는 안 된다.

운동에는 여러 방식이 있고 요즘에는 희한한 운동도 많이 유행한다. 그렇다고 해도, 몸이 좀 좋다는 소리를 듣는 이들이 전통적으로 선호하는 방식은 웨이트 트레이닝과 유산소운동을 적절하게 조합하는 것이다. 웨이트 트레이닝 시간에는 자신이 정한 부위에 집중하여 운동을 하고, 30분에서 1시간가량 유산소운동을 하는 것으로 마무리 지어야 한다.

웨이트 트레이닝은 하루에 최대 1시간, 유산소운동은 1~2시간을 넘지 않도록 조절해야 한다. 무조건 길게 하는 것보다 정해진 시간에 원하는 근육을 집중하여 자극하는 것이 진리다. 제대로 된 운동은 곧 집중적이고 효율적으로 정해진

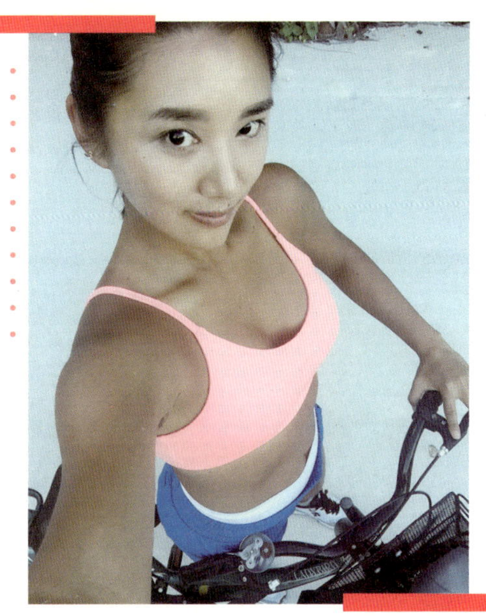

시간 내에 모든 에너지를 소진하는 것을 말한다. 30분이든 1시간이든 자신이 정한 시간에 배터리가 방전되듯 체력을 쓰면서 계속적으로 자신이 운동하고 있는 부위를 느껴라.

혼자 운동할 때는 거울을 보고 자세가 올바른지, 운동하는 부위가 제대로 움직이고 있는지 느끼고 눈으로 확인해야 한다. 느낌이 없다면 직접 움직이면서 부위를 만져 보는 방법도 좋다. 쉬는 시간은 최대한 짧게 갖되 느낌이 올 때까지 동작을 반복하면 된다. 그런 뒤에 빠르게 걷거나 걷고 뛰기를 번갈아 하는 등 자신이 선택한 방식으로 유산소운동을 해 준다.

효율성이 떨어지는 장시간의 운동으로 지쳐버려서는 곤란하다. 그렇지 않아도 체력이 달리는데 엉뚱하고 잘못된 방식의 운동으로 힘만 빼면 억울하지 않겠는가. 시간이 길어질수록 힘만 들고 집중도 되지 않는다.

한 가지 더, 운동만큼 중요한 식단에 대한 이야기해보자. 살을 빼려면 어느 정도 배가 고파야 한다. 그도 그럴 것이, 운동을 하면 에너지를 사용하는 속도가 빨라져서 폭식을 하지 않는 이상 배고픔을 빨리 느끼게 되기 때문이다. 적극적으로 다이어트를 하고 있으면 그런 증상은 더 심해진다. 시도 때도 없이 배가 고픈데, 그렇게 배가 고픈 상태 또한 즐겨야 한다.

그러나 이렇게 자연스럽게 배가 고픈 것과 굶는 것은 매우 다르다. 근육은 지방을 태우면서 바디라인을 살리고 탱탱함을 유지해준다. 그런데 몸에 연료가 전혀 없다면 우리 몸은 근육을 태워서 에너지로 쓴다. 따라서 굶으며 운동하면 근육을 빼고 다시 만드는 발전 없는 쳇바퀴를 돌 뿐이다. 굶기만 하고 운동을 하지 않는 것은 최악이다. 몸이 그나마 있는 에너지를 박박 긁어 쓰게 되면서 좀비가 되어 가기 때문이다.

물론 굶으면 살은 빠진다. 이럴 때는 살이 빠진다는 표현보다는 부피와 무게가 줄어든다는 표현이 맞다. 그러나 살이 빠져도 흐물흐물해 보이고, 힘이 하나도 없고, 피부도 생기 없이 처진다면 무슨 소용이 있으랴. 동안 미모를 유지하려면 적당히 영양을 공급해주고 절대 굶지는 않아야 한다.

정말 당연한 말이지만, 오랫동안 아름답고 건강한 몸을 만들고 유지하기를 원한다면 운동과 식이조절은 항상 함께 해야 한다. 운동을 많이 하니까 그만큼 먹어도 괜찮겠지 하고 생각하는 것은 가장 큰 실수다. 먹는 양이 지나치게 많으면 운동으로 먹은 음식의 일부밖에 소비할 수 없고, 나머지는 모두 잉여 지방으로 쌓이기 때문이다. 물론 마음껏 먹고 운동하면 체력은 좋아지겠지만, 운동으로 단련된 근육과 살로 거구가 되기를 원하지는 않을 것이다. 마음껏 먹고 운동하면 건강한 돼지가 될 뿐이라는 사실을 기억하자.

럭셔리한 동안 다이어트 음료, 티파니 스무디

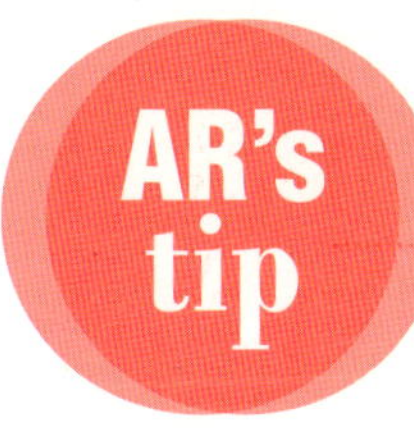

티파니 스무디라고 이름 붙인 까닭은 여성들이 열광하는 브랜드인 티파니의 대표 컬러를 꼭 닮았기 때문이다. 때문에 여성들이라면 좀 더 행복한 기분으로 먹을 수 있다. 내 몸에 비록 티파니는 걸칠 수 없어도 건강을 위해 속은 럭셔리하게 케어해줄 수 있으니 이보다 더 좋은 것이 또 있을까 싶다. 겉으로 보이는 모습보다 가지고 있는 하드웨어인 몸 자체가 명품이 될 수 있는 삶을 지향할 모두를 위해 럭셔리 동안 다이어트 음료인 티파니 스무디를 만들어보자.

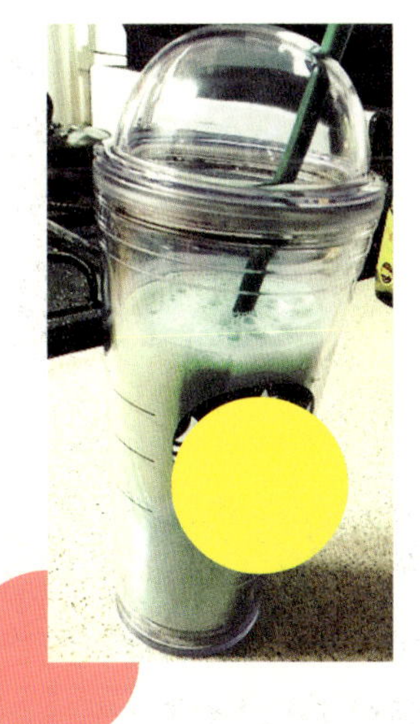

티파니 스무디의 장점 중 포인트는 집에서 만든 수제 요거트와 스피룰리나다. 요거트는 잘 알려져 있다시피 장 건강과 면역력 증강, 피부미용 등 많은 장점을 가지고 있다. 스피룰리나는 다소 생소할 수 있으나 할리우드 스타들이나 건강 좀 챙긴다 하는 이들이라면 잘 아는 영양소다. 활성산소 제거 효과가 큰데, 노화와 질병의 원인 중 90%는 활성산소라는 점에서 주목할 만하다. 활성산소란 몸속 생체 조직을 공격하고 세포를 손상시키는 산화력이 강한 유해 산소를 말한다. 활성산소의 원인으로는 자외선, 과도한 음주와 흡연, 스트레스 등이 있는데 25세까지는 활성산소를 잡아주는 항산화력이 높지만 40대 이후가 되면 활성산소 제거 능력이 50%나 감소하게 된다. 그렇게 되면 활성산소의 생성과 제거의 균형이 깨지면서 몸 속 여기저기에 공격을 받게 되면서 빠르게 노화가 진행된다. 특히 피부 탄력이 나빠지고 주름이 생긴다.

활성산소 지우개라고 불리는 스피룰리나는 이미 미국, 일본 등에서는 인기 식재료로 알려져 있다. 5대 영양소를 포함해서 50여 종의 필수 영양소를 모두 갖추고 있는데 소화 흡수율은 95% 정도로, 식재료가 가지고 있는 대부분의 영양 성분을 그대로 흡수한다고 볼 수 있다. 그래서 최근 UN이 인류의 미래 식품으로 지정했으며, 미 항공우주국(NASA)에서는 우주 비상식품으로 지정해 차세대 우주 식품으로 개발 중이다.

스피룰리나에는 피코시아닌이라는 물질이 있는데 이것이 바로 스피룰리나에만 있는 항산화물질로 항산화 효소 발생을 촉진시키는 역할을 하며 SOD라고 불리는, 체내에서 생성되는 항산화 효소도 지니고 있다. 이외에도 활성산소를 제거하는 항산화 효소만 7종이나 함유하고 있다. 피부 탄력을 증가시켜 주름을 감소시켜주니 동안을 위한 식재료라 해도 과언이 아니다. 다이어트와 몸만들기에도 좋은 이유는 우선 활성산소를 없애 내 몸의 시스템을 제자리로 돌려놓는 것이 무엇보다 중요하기 때문이다. 또한 단백질과 필수 아미노산 등이 균형 있게 함유되어 있어서 다이어트할 때 부족한 영양분을 스피룰리나로 충족시킬 수 있다. 그래서 번뜩이는 아이디어로 다소 거부감이 느껴지는 초록색 식재료를 활용한 스무디로 다이어트와 건강을 잡아야겠다는 생각을 하게 되었다.

스피룰리나는 활성산소 지우개라고 불릴 만큼 활성산소 제거에 탁월한 효과를 가지고 있어 미국, 일본 등에서는 인기 식재료로 사용되고 있다.

■ 티파니 스무디 만드는 법

재료: 수제 요거트 1컵 / 스피룰리나 가루 / 기호에 따라 꿀이나 감미료 / 얼음 / 저지방 우유 / 일반 우유

만드는 법은 아주 간단하다. 위의 재료들을 넣고 한 번 갈면 놀랍게도 티파니 브랜드와 같은 컬러의 예쁜 스무디가 탄생한다. 이제 티파니 반지 대신 티파니 스무디를 텀블러에 들고 다니는 여성으로 거듭나야 할 때다. 수제 요거트가 없다면 시중에서 파는 플레인 요거트를 사용하면 된다. 의외로 집에서 아무 도구 없이 매우 간단히 수제 요거트를 만들 수 있다. 저지방 우유 500mL와 우유 1000mL를 준비하고 일반 발효유나 요거트를 하나 같이 준비한다. 유리볼이나 통에 우유를 붓고 여기에 요거트를 넣어준 뒤 그냥 따듯한 실온에서 밀봉한 상태에서 24시간 정도 하루쯤 방치해둔다. 그럼 알아서 잘 만들어진다.

스피룰리나 가루는 인터넷에서 쉽게 구입할 수 있으니 매일 아침을 티파니 스무디로 대체하는 것도 다이어트를 위해 좋은 방법이다. 나도 종종 티파니 스무디로 아침을 해결하고 있는데 반드시 아침이 아니더라도 하루 한 끼를 가볍게 스무디로 한다면 피부도, 몸 상태도 살아나는 것을 느낄 수 있다.

대세는 엉덩이다

최근 '애플 힙'이라는 단어가 유행하는 것을 보면 예쁜 엉덩이에 대한 관심이 높아진 것을 알 수 있다. 튀어나온 엉덩이를 가진 내가 엉덩이의 여신으로 거듭났으니 이보다 더 감사한 일이 또 있을까.

이러한 현상을 그저 유행일 뿐이라고 보는 사람들도 많다. 또한 패션 트렌드가 변하듯이 예쁜 몸에 대한 기준도 시간에 따라 조금씩 변하는 것이 사실이다. 언젠가는 마르고 근육 없는 몸을 더 예쁘다고 생각하는 시대가 다시 올 수도 있지만, 나는 별로 걱정하지 않는다. 지금 우리나라가 변해가는 추세가 선진국의 변화 형태와 아주 닮아 있기 때문이다.

미국이나 유럽에서는 많은 사람들이 엉덩이에 집착한다. 인스타그램 등 SNS를 통해서도 엉덩이 운동이나 스쿼트 모티베이션(squat motivation)을 찾으면 수많은 사진이 뜬다. 엉덩이에 집착하는 분위기는 그들에게는 당연한 문화이며 분위기다. 자연히 운동 방법과 몸 상태는 발전할 수밖에 없다. 가장 큰 근육이 아름답고 강할수록 비주얼과 건강도 나아질 수밖에 없으니 말이다.

단적으로 외국의 인기 스타들 가운데 엉덩이가 유독 아름다워서 주목받는 이들은 있어도 가슴이 예뻐서 인기가 많은 이들은 없지 않은가. 그만큼 엉덩이와 탄력 있고 날씬한 근육에 대한 욕망은 단순한 바람만은 아닐 것이다. 이제 시작일 뿐 앞으로 계속 확산되지 않을까.

물론 그 와중에 트렌드는 약간씩 바뀌겠지만, 근본적으로 강하고 아름다운 몸과 근육을 통한 아름다움을 포기할 수 없는 또 다른 이유는 운동으로 몸을 가꾸기 시작하면 자신도 모르게 다른 사람의 시선에 흔들리지 않고 자신만의 장점을 가꿔 나가는 노력이 즐거워지는 경험을 하게 되기 때문이다.

아름다운 엉덩이 = 체력 + 에너지 + 섹시함

그런 의미에서 엉덩이를 예쁘게 만들고 엉덩이에 집중하는 것은 몸만들기 이상의 가치를 지닌다. 가장 빨리 눈에 띄게 발전할 수 있는 부위이니만큼 노력에 따른 뿌듯함을 느끼면서 계속 자신을 사랑하는 노력을 할 수 있게 해주고, 이는 인생의 즐거움에 밑바탕이 된다고 확신한다.

그래서 나는 엉덩이에 심하게 집착한다. 방송을 하거나 특강을 할 때도 엉덩이가 처지면 인생이 처진다는 말을 빼놓지 않고 한다. 자랑 같지만 실제로 엉덩이 운동에 대해서는 자부하는 바다. 따라올 테면 따라와 봐!

계속 강조했듯이, 엉덩이는 우리 몸에서 가장 큰 근육이다. 고로 이 근육이 강해진다는 것은 곧 체력과 에너지와 섹시함이 업그레이드된다는 것을 의미한다. 30대 여성에게 체력과 섹시함은 반드시 필요하다.

앞서 언급한 엉덩이는 가장 큰 '근육'이라는 사실에 집중할 필요가 있다. 가장 크고 무거운 근육이므로 방치할 경우 가장 크게 중력의 영향을 받는다. 원래 타고난 날씬한 몸이라 해도 운동을 하지 않고 방치한다면 엉덩이는 세월의 흐름과 함께 흘러내리고 만다. 그러한 비극을 방지하기 위해 중력을 거스를 수 있도록 엉덩이 근육의 힘을 키워야 한다.

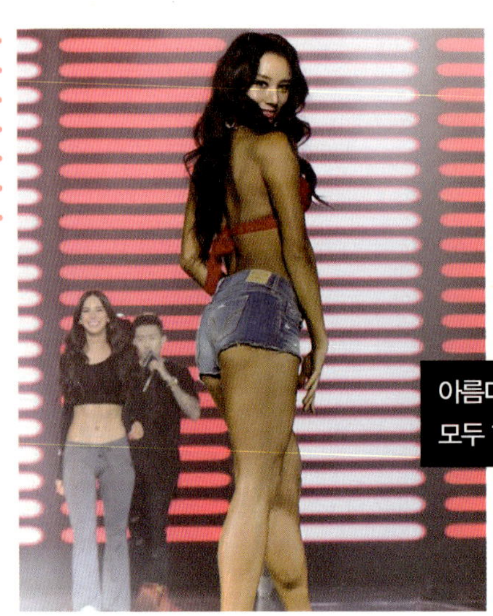

근육이란 녀석의 특성도 우리가 왜 엉덩이에 집착해야 하는지를 말해주는 포인트가 된다. 근육은 저항과 자극을 가하면 성장한다. 엉덩이는 근육이 크기 때문에 당연히 공을 들일수록 발전한다.

운동을 해도 변화할지 않을지 확신이 없는 부위나, 운동을 해도 별반 차이가 없는 부위일랑 잊어버리고 노력에 비해 확실한 효과를 볼 수 있는 부위에 집중하는 것이 현명하다. 거칠게 비유하자면 싸움할 때랑 비슷하다. 타고난 싸움꾼 소리를 들으려면 자신 없이 이놈 저놈 건드리지 말고 한 놈만 패야 이긴다! 엉덩이로 승부를 걸어 보자.

엉덩이를 예쁘게 만들 수 있는 운동엔 여러 가지가 있지만, 내가 가장 추천하고 싶은 운동은 1초의 망설임도 없이 스쿼트다. 내가 매일매일 SNS와 방송에서 그 중요성을 역설하는 스쿼트는 운동의 기본이며 맨몸으로 할 수 있는 최고의 운동이다. 스쿼트를 하는 동안 주로 자극되는 부위는 엉덩이와 허벅지이지만 큰 근육에 더해 우리 몸의 다양한 근육들이 함께 쓰이게 되므로 기초대사량이 올라가고 칼로리를 태워주기 때문이다.

또 자세, 도구, 무게 등 환경과 조건을 바꿔준다면 수많은 방식으로 응용할 수도 있다. 특히 혼자 운동을 하거나 집에서 할 수밖에 없는 상황이라면 반드시 스쿼트를 운동 프로그램에 포함하는 것이 좋다.

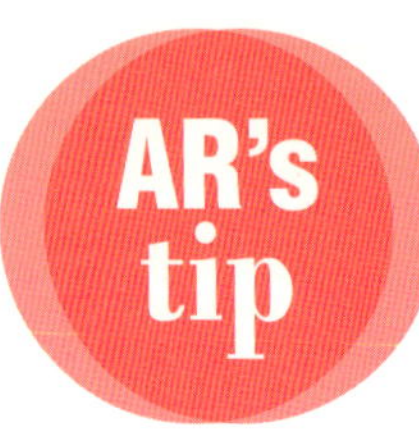

운동이 되는 산책 노하우

운동을 할 겸 반려견을 데리고 산책을 나갔다 30분 정도 함께 걷다 들어 왔다. 운동을 했다는 생각에 뿌듯하다. 그러나 왜 그런지 몸매는 늘 제자 리걸음이다. 원인은 운동과 산책을 착각하기 때문이다. 본인은 나가서 열 심히 걸었으므로 운동을 했다고 생각하지만 효율이 떨어지는 느긋한 걷 기는 일종의 마실일 뿐 몸매를 위한 운동이라고 볼 수 없다. 그렇다면 기 왕 하는 산책, 제대로 운동효율을 거둘 수 있는 방법은 없을까.

1. 목표 거리 정하기

어플을 통해 이동거리나 동선을 체크할 수 있다. 길 찾기를 이용해도 총 거리가 표시된다. 이를 이용해서 출발점과 목표 지점을 정하면 총 거리 를 파악할 수 있다. 운동을 시작하기 전에 내가 어느 정도의 거리를 걸을 것인가를 먼저 설정하고 걸어준다.

2. 속도에 변화 주기

그냥 세월아 네월아 걸을 수도 있겠지만 속도에 변화를 준다면 일상적 인 산책도 운동이 된다. 기본 빠른 걸음으로 걸어주되 중간중간에 빠르게 달리기를 섞어주는 식이다.

3. 오르막길과 계단 이용

내리막보다는 오르막 경사를 선택한다. 오르막 경사나 계단을 걸을 때 는 엉덩이와 허벅지 근육을 더 사용하므로 칼로리 연소와 힙업에 도움이 된다. 또 중간에 계단이 있다면 멈춰서서 한 칸씩 교차로 밟아주며 뛰는 스텝 점프를 1분가량 실시하는 것도 좋다.

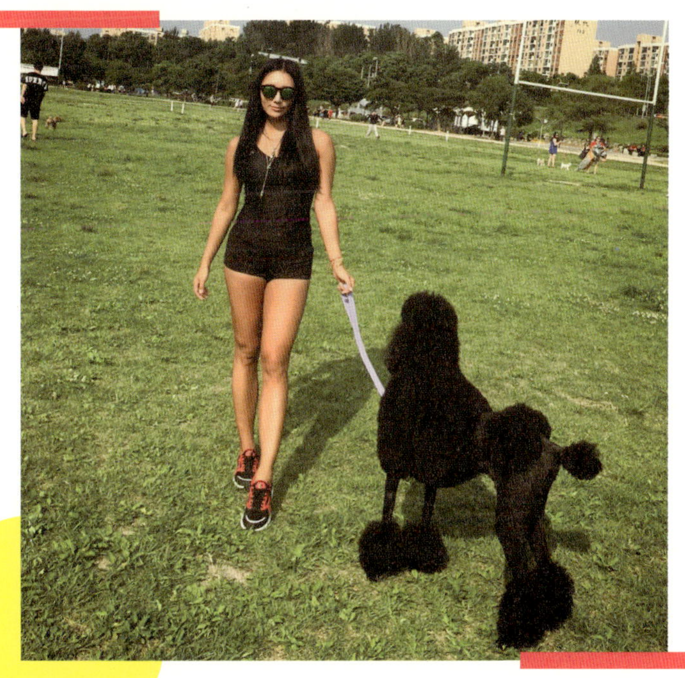

4. 바른 자세와 복부 긴장

아무리 많이 걸어도 자세가 바르지 않다면 운동효율이 떨어진다. 허리를 펴고 어깨에 힘을 빼고 턱을 살짝 당기고 팔은 앞뒤로 자연스럽게 흔들어준다. 복부는 항상 긴장을 유지한다. 복부의 긴장을 유지하는 간단한 방법은 배꼽을 등 쪽에 가깝게 항상 당겨주는 것이다. 복부 가장 안쪽의 복횡근을 사용하게 되어 운동효과가 배가된다. 또한 등 뒤 날개 뼈의 간격이 벌어지지 않게 조이고 팔뚝 뒤를 긴장시켜준다.

5. 모티베이션을 위한 사진 찍기

모티베이션을 위해 예쁜 셀카를 한 장 남겨준다. 기왕 하는 산책, 예쁜 아우터와 운동화를 신고 해주면 더 좋겠다.

스쿼트는 엉덩이와 허벅지 두 부위를 모두 노리는 동작이므로 당연히 허벅지도 자극된다. 그러나 스쿼트의 주목적은 바로 탄력 있게 올라붙은 엉덩이를 만드는 것이다.

그러나 잔뜩 화가 난 엉덩이를 꿈꾸며 스쿼트를 해보아도 아무런 느낌이 없다면? 여기서 스쿼트에 대한 당신의 고민과 그에 따른 해결책을 제시한다. 스쿼트를 하긴 하는데 뭔가 이상하고 엉덩이에 자극이 오지 않는다고 느낀다면 반드시 다음 사항을 체크해야 한다.

스쿼트를 하면 엉덩이가 아니라 허벅지 앞쪽만 굵어진다?

많은 여성들이 특히 고민하는 부분이다. 이들은 스쿼트를 해도 엉덩이에는 아무런 자극이 오지 않고 자꾸 허벅지 앞쪽에만 힘이 들어간다며 스쿼트를 기피한다. 이는 스쿼트를 할 때 체중이 앞으로 실려 뒤쪽 엉덩이로 힘이 집중되지 않기에 일어나는 현상이다. 이는 골반을 제대로 접고 엉덩이를 뒤로 빼서 앉으면 사라지는 고민이다.

체중이 자꾸 앞으로 쏠린다면 스쿼트를 할 때 발가락을 들고 해보는 것도 좋다. 발가락을 들면 지면에 발바닥 전체를 더 밀착하게 되고, 자연스럽게 앞으로

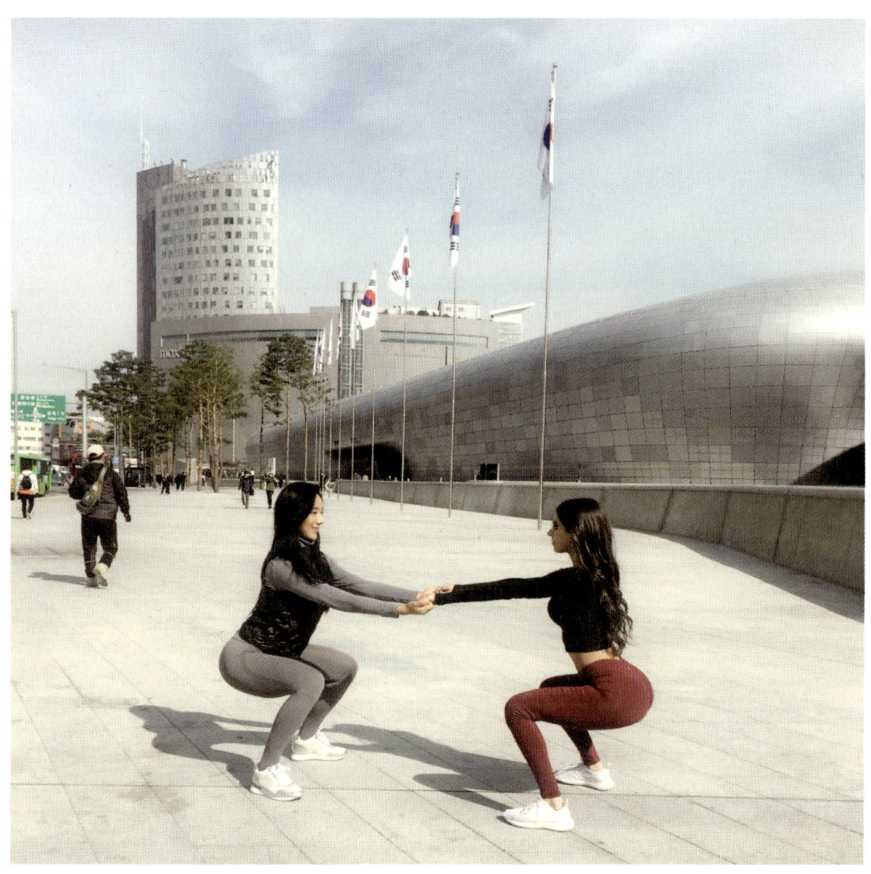

with Jen Selter

몸이 쏠리는 현상을 막을 수 있다. 또 발뒤꿈치로 지면을 밀어낸다는 기분으로 뒤쪽에 체중을 실어 스쿼트를 하면 앞쪽 허벅지보다 뒤쪽과 엉덩이에 힘이 전달되는 것을 느낄 수 있다.

가장 좋은 연습법은 집에서 문고리나 피아노처럼 체중을 버틸 수 있는 무언가를 잡고 해보는 것이다. 소도구나 벽, 파트너를 활용해보자. 무엇이 되었든 양손으로 잡고 체중을 완전히 뒤로 실어서 스쿼트를 하면 뒤로 넘어질 위험이 없다는 것을 확실히 인지하게 되고, 자신도 모르게 체중을 뒤로 완벽히 실어서 동작할 수 있게 된다. 엉덩이를 뒤로 빼서 앉았다 일어날 수 있는 확실한 방법이기 때문에 연예인을 트레이닝시킬 때 실제로 초기에 이 운동법을 숙제로 내준다.

무언가를 잡고 손을 떼면 당장이라도 뒤로 넘어갈 정도까지 체중을 완전히 뒤쪽에 실어라. 그 상태에서 모든 무게를 엉덩이로 쏠리게 하고 발뒤꿈치의 느낌에 집중해 스쿼트를 연습하다 보면 어떤 느낌인지 감이 올 것이다. 점차 익숙해지면 맨몸으로도, 그리고 무게를 더하고도 충분히 엉덩이만을 자극하는 스쿼트를 할 수 있게 된다.

아무 느낌이 안 온다

스쿼트 동작 자체가 제대로 되지 않는 이들은 공통적으로 골반과 고관절이 매우 뻣뻣하다. 골반과 고관절의 유연성과 활동력이 스쿼트의 운동효과와 그에 따른 엉덩이의 발달을 좌우한다고 해도 과언이 아닌 이유는 엉덩이가 붙어 있는 부위가 골반이며 스쿼트 동작을 할 때 다리와 연결되어 있는 고관절을 쓰지 않고는 동작 자체가 불가능하기 때문이다.

잦은 좌식 생활과 운동 부족, 평소의 잘못된 자세 때문에 골반이 틀어져 있고 뻣뻣해져 있는 상태라면 당연히 골반과 고관절의 느낌을 살릴 수 없고, 스쿼트는 아무리 해도 힘만 들고 느낌은 없는 이상한 동작이 될 뿐이다. 그런 이들은 스쿼트를 시작하기 전에 먼저 골반과 고관절을 풀어주어야 하고, 일상에서도 골반을 움직이는 느낌을 자주 찾아보아야 한다. 이는 예쁜 엉덩이를 만들기 위한 스쿼트의 절대 기본이며, 좀 더 유연해진 골반과 고관절은 몸 전체의 순환을 비롯한 건강에도 도움이 된다.

선 상태에서 한쪽 다리를 들어 90도에 가깝게 구부린 뒤 앞, 뒤, 옆으로 움직이고 돌려주는 운동을 스쿼트를 하기 전 워밍업으로 충분히 해주거나, 일상에서 가볍게 본운동으로 해도 좋다. 또 서서 무릎을 살짝 구부리고 골반을 앞으로 쭉 말았다가 뒤로 쭉 밀어주고 골반으로 원을 그리며 골반 웨이브를 해보는 동작은 평소 잘 쓰지 않는 골반을 활성화하기에 좋으니 습관처럼 실시하도록 한다.

무릎이 아프고 뒤쪽으로 힘이 실리지 않는다

엉덩이를 공격하는 스쿼트를 하기 위해서는 동작을 하는 동안 앞보다는 뒤쪽으로 힘이 더 들어가 있어야 한다. 그러나 어쩐지 무릎이 아프고 자꾸 앞으로만 쏠리면서 뒤로 힘이 실리지 않는다면 엉덩이에 자극을 느끼기 힘들다.

특히 무릎이 아픈 원인은 동작을 할 때 체중이 앞쪽에 많이 남아 있거나 중심이 무너지기 때문인 경우가 많다. 앞에서도 언급했듯이 도구나 파트너를 잡고 스쿼트를 하는 것도 좋은 해결책이 될 수 있으며, 벽에 짐볼을 대고 스쿼트를 하는 방법도 좋다. 짐볼이 있어 역시 체중을 완전히 뒤에 실을 수 있다는 장점이 있기 때문이다.

어떤 방식으로 하든 체중을 완전히 뒤에 두었다가 발뒤꿈치로 지면을 밀고 올라오는 스쿼트를 꾸준히 연습하면 무릎이 아픈 현상도 사라지고, 스쿼트를 하면 할수록 엉덩이가 자극되는 것을 느낄 수 있다.

엉덩이 자체에 애정이 없다

'엉짱'이 되기 위해 스쿼트를 하지만 자기 몸에 대한 인식이 부족한 경우에도 효과가 반감된다. 운동을 할 때 최대의 효과를 얻으려면 앉을 때는 골반이 확 열리면서 엉덩이 근육이 늘어나고, 일어서면서 수축할 때는 골반이 제자리로 돌아오면서 엉덩이가 단단한 돌덩이가 되듯 제대로 수축되어야 한다. 그러나 스쿼트의 운동효과를 보지 못하는 이들은 대부분 맹목적으로 앉았다 일어서기만을 반복한다.

무릎을 구부려 앉을 때는 골반이 확실히 열리면서 엉덩이 근육이 이완되는 것을, 무릎을 펴서 제자리로 돌아올 때는 골반이 제자리로 돌아가면서 엉덩이가 조이는 것을 느끼고 또 느껴 본다. 평소 거울을 통해 자주 엉덩이를 관찰하고 힘을 주어 근육을 수축해보는 연습을 하는 것도 좋다. 당신의 엉덩이를 관찰하고 사랑하라!

스쿼트를 하면 허리가 아프다

허리가 아픈 원인은 매우 다양하다. 스쿼트를 할 때 유독 허리가 아프다면 잘못된 자세 때문일 확률이 높다. 가장 흔한 실수는 무릎을 구부려 앉은 완성 동작을 옆에서 보았을 때 엉치뼈와 꼬리뼈의 각도가 지나치게 죽어 버리는 것이다.

엉덩이 골 바로 위, 손바닥을 댄 부위의 각도가 처음부터 끝까지 원래의 올바른 각도인 사선을 예쁘게 유지하고 있어야만 엉덩이에 자극이 가고 엉덩이 근육을 자극할 수 있다. 그러나 평소 골반을 앞으로 말고 다니거나 골반이 불안정하고 비뚤어져 있으면 스쿼트를 할 때 이 부위의 각도가 죽어 버린 상태로 스쿼트를 하게 된다.

해결책은 꼬리뼈와 엉치뼈의 각도가 죽지 않을 정도까지만 동작을 하는 것

이다. 각도가 죽지 않은 채로 앉는 연습을 하면서 차츰 가동 범위를 발전시켜
야 한다. 꼬리뼈와 엉치뼈의 각도가 무너지는 선을 넘어서 앉는 동자을 하게 되
면(완전히 앉는 동작인 '풀 스쿼트'가 있지만, 이는 일반인들에게는 권하지 않는다) 엉덩이에
자극을 느끼기 전에 이미 허리에 무리가 가며 이 부분에 주의하지 않으면 스쿼
트는 엉덩이를 만드는 운동이 아니라 허리를 망가뜨리는 움직임으로 전락하고
만다.

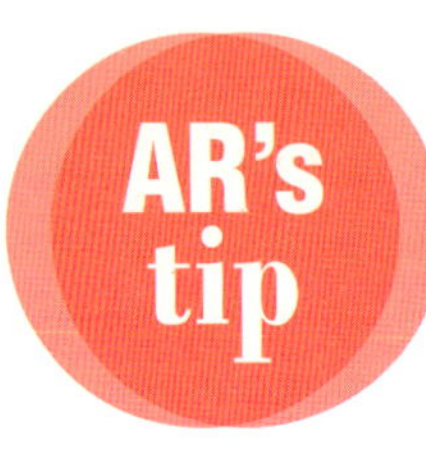

부기와의 전쟁에서 승리하는 법

흔히 '하루에 물 2L 이상, 하루 물 8잔'을 마시면 건강해지고 다이어트를 할 때 도움이 된다고 알고 있다. 그런데 내 몸 상태를 제대로 알지 못한 채 무작정 마시는 물은 오히려 살이 찌는 원인이 될 수 있다. 특히 많이 먹지도 않았는데 유독 하체에 살이 찌고 뱃살이 늘었다고 고민하고 있다면 그 원인을 마시는 물과 연관 지을 수 있다. 말이 안 된다고 치부해버릴 수도 있으나 정말 물만 먹어도 찌는 것이 가능할 수도 있다. 정확히 말하자면, 우리가 마신 물, 즉 수분이 몸속에 정체되어 몸이 붓고, 이 부종이 그대로 살이 되는 것이다. 특히 땀이나 소변으로 배출되어야 할 수분이 빠져나가지 못하고 몸속에 쌓여 질병을 일으키는 현상을 '수독'이라고 한다.

쉽게 말해, 우리 몸 일정한 부위에 물이 쌓여 있으면 마치 고인물이 썩듯 몸 안의 체액을 변질시키고 변질된 체액은 각 조직에 스며들어 기능을 악화시키거나 염증이 잘 생기는 환경을 만들어놓는 것이다. 게다가 뭉친 수분들이 주위에 있는 기관이나 조직을 압박해 혈액순환에도 문제를 일으킨다. 이렇게 되면 몸이 붓고 부종은 그대로 살이 될 수 있다. 그런데 수독이 쌓인 줄도 모르고 또 물을 마시고, 이것이 또 살이 되는 악순환을 반복한다면 답답할 노릇이다. 분명 먹는 양을 줄이고 살 빼는 데 도움이 된다고 물 마신 것밖에 없는데 살은 안 빠지고 오히려 찌는 일이 발생하는 것이다.

그래서 살이 찌지 않는 체질로 만들면서 다이어트하고 싶다면 지방은 빼면서 몸속에 쌓인 물, 수독 다이어트에 관심을 가져야겠다. 지방만 뺄 것이 아니라 내 몸속에 쌓여 있는 물도 빼줘야 한다. 예로 종아리가 특히 자주 붓는 경우를 들 수 있다. 물은 무거워 아래로 흐르는 성질이 있다. 상체는 괜찮은데 하체 비만인 분들이 수독일 확률이 높다. 발목이 구분 없이 통나무 다리이거나 허벅지와 종아리 굵기가 비슷하다면 수독이 많이 쌓

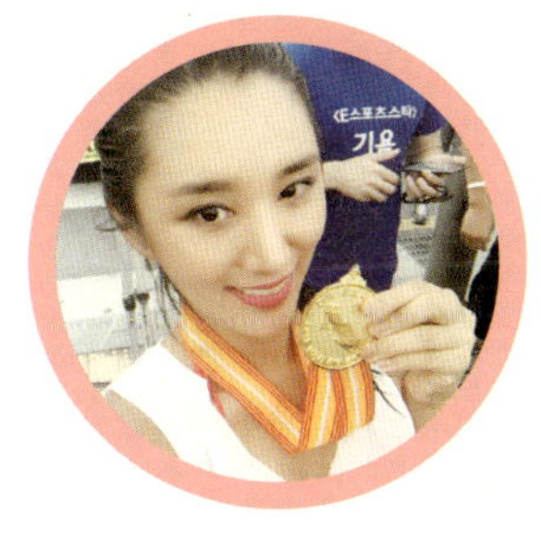

였을 가능성이 높다. 그리고 종아리는 체내 수분 분포가 많아 다른 부위에 비해 부종이 오기 쉽다. 쌓인 수독은 혈액순환을 방해해 코끼리 다리를 만든다.

이렇게 피부에 물이 많이 쌓여 있을 때는 부종으로 나타나지만 위에 수분이 많이 쌓여 있을 경우에는 소화장애가, 폐에 쌓이면 비염이나 호흡기 문제가 나타난다. 머리가 무겁고 만성피로일 경우 역시 수독의 증상일 수 있다. 특히나 수독이 잘 쌓이는 부위가 있다. 복부가 대표적이다. 수독은 장의 흡수 기능을 방해해 신진대사에 필요한 미세 영양소 흡수를 막고 살을 찌운다. 또한 순환장애로 인해 손발이 차가워지는 냉증을 유발한다. 특히 아랫배 쪽에 살이 찌게 되는데 수분 정체로 혈액순환이나 신진대사가 원활하지 않아 살이 더 찌는 것이다. 또 수독이 잘 쌓이는 곳이 다크서클이다. 독소가 쌓였을 때 가장 나타나기 쉬운 곳이 바로 눈 주위다. 눈 주위 피부가 가장 얇기 때문에 독소가 쌓이면 그대로 반영된다. 며칠 잠을 못 자면 마치 판다처럼 다크서클이 내려오는 이들이 있다. 나도 예외는 아니다. 그럴 때면 거울 속의 내가 그렇게 초췌해 보일 수가 없다. 급 늙어 보이기도 하는데 이렇게 늙어 보이는 것도 몸속에서 빠져나가지 못한 물이 쌓여 고여 있기 때문이다. 잠을 자야 세포 대사가 원활해지는데 잠을 못 잘 경우 특히 수독이 있는 사람은 세포 사이의 물들이 정체되어 눈 주위가 다크서클은 물론이거니와 불룩하게 보일 수 있다.

그렇다면 흔히 물살이 찌는 원인은 무엇일까? 원인 중 하나는 수분의 과다 섭취를 꼽을 수 있다. 현대인은 어디서나 손쉽게 물이나 커피. 음료

수를 마실 수 있다. 특히 문제가 되는 것은 찬 수분을 과다 섭취하는 것이다. 여름에 덥다고 찬물이나 찬 음료를 많이 마시는 게 원인이다. 찬 음료 등을 많이 섭취하면 소화 기능이 떨어지고 수분 대사가 잘 이뤄지지 않아 체내에 수분이 고이기 쉽다. 수분을 제대로 배출하지 못하고 있는 상태에서 쌓이기만 하는 상황으로, 이런 것들이 다 수분이 빠져 나가지 못하고 쌓이는 것이다.

환경적인 이유로 현대인은 몸이 차가운 이들이 많다. 체온이 35도에 못 미친다면 보통의 정상적인 생활을 한다 하더라도 체내에 수분이 고이기 쉽다. 체온이 낮으면 땀을 잘 흘리지 않게 되어 지방이나 노폐물의 연소가 힘들어지고 수분이나 지방. 노폐물의 배출이 원활하게 이뤄지지 않아 체내에 축적되어 물살이 된다. 문제는 차가운 몸 때문에 쌓인 물이 더욱 몸을 차게 하는 악순환을 낳는다는 것이다. 고로 수족 냉증 증상을 가지고 있다고 생각되거나 몸이 차가운 이들은 찬 물과 음료를 너무 많이 마시지 말자. 퉁퉁 붓고 살이 찌기 때문에 주의해야 한다.

수분을 쌓이게 하는 또 다른 원인은 바로 음식 알레르기다. 우리 몸은 유해물질이 들어오면 세포가 최대한 손상을 줄이기 위해 수분을 잔뜩 흡수해 희석시키려고 하는데 이 과정에서 부종이 발생된다. 음식 알레르기는 겉으로 확 티가 나는 경우도 있다. 하지만 대부분 먹고 난 후에 경미한 복통 정도만 느껴질 뿐 별다른 자각 증상이 없어서 눈치채지 못한다. 그래서 모르고 계속 섭취하다 보면 수분이 지속적으로 쌓이게 되고 결국 부종이 된다. 이런 경우 소화 기능을 떨어뜨리며 신진대사를 악화시키고 무력

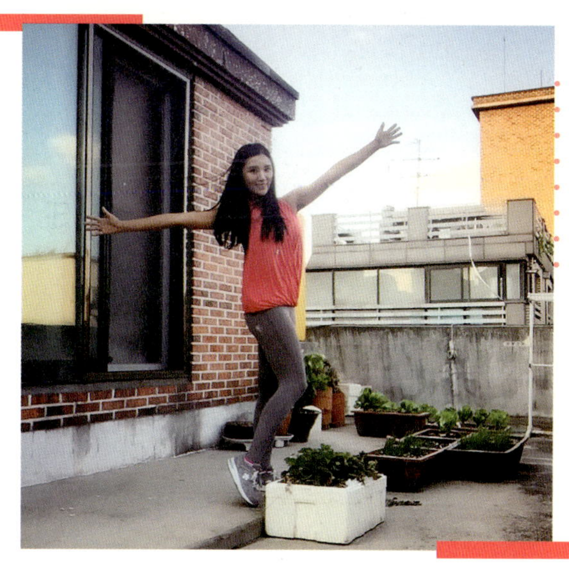

감, 피곤함, 심지어 불면증까지도 생기고 비만의 원인이 된다. 즉, 부은 게 그대로 살이 되는 것이다. 수분이 셀룰라이트 사이에 축적되어 악화시키는 것도 문제다. 셀룰라이트는 한번 생기면 잘 없어지지 않는다. 음식 알레르기의 경우 평소 자신은 해당되지 않는다고 생각하는 경우가 많다. 요즘은 병원에서 간단하게 피검사로 음식 알레르기 검사를 해주니 검사 후 자신에게 맞지 않는 음식은 피하는 것도 좋은 건강관리가 될 수 있다. 본인도 모르는 음식 알레르기가 있을 수 있으니 평소 신경 쓰는 것도 좋다. 음식 알레르기가 있으면 세포 손상을 막기 위해 수분을 잔뜩 흡수, 중화시키려 해서 수분 정체가 심해진다.

평소 짜게 먹는 식습관은 수분 정체를 야기해 살을 찌운다.

몸이 붓는 또 하나의 원인은 나트륨이다. 짠 음식을 먹고 나면 한없이 물이 들어간다. 다량의 염분이 몸에 들어오면 아까 말한 것과 같이, 몸속 세포들이 나트륨을 중화시키려고 수분을 잔뜩 흡수한다. 그래서 평소 짜게 먹는 식습관은 수분 정체를 야기해 살을 찌운다. 저염식은 건강과 다이어트 측면에서 반드시 필요한 라이프스타일이다. 그러나 갑자기 싱겁게 먹기는 힘들기 때문에 그럴 때에는 나트륨을 잡아주는 '칼륨'을 함께 섭취하면 좋다. 나는 칼륨 보충제를 늘 섭취하는데 칼륨은 세포 안의 나트륨을 소변과 함께 배출하는 작용을 한다. 평소 식습관에서 칼륨이 풍부한 음식을 먹으면 나트륨 배출이 원활해져, 수독이 생기는 것을 방지할 수 있다. 칼륨이 풍부한 식품으로는 다시마, 사과, 고구마, 감자, 토란 등이 있으며 배, 바나나, 키위, 검은콩, 감자, 브로콜리는 대표적으로 나트륨 배출을 돕는 식품이다. 배는 체내 잔류 나트륨을 배설시켜 혈압을 조절해주면서 수용성 식이섬유소인 펙틴도 풍부해서 혈압 조절효과와 혈액 중 콜레스테롤 수치를 낮춰준다. 바나나에도 칼륨이 많이 들어 있는데 식이섬유와 단백질도 들어 있으므로 다이어트 시 잘 활용하면 좋다.

우리 몸에 필요하면서도 과하면 살을 찌게 만들고 고혈압과 당뇨병, 뇌, 심장질환, 위암, 골다공증의 원인이 되기도 하는 나트륨을 어떻게 컨트롤하느냐도 중요한 문제다.

일반 식사 때 나트륨을 줄일 수 있는 방법으로는 식초의 활용을 들 수 있다. 식초는 염분을 낮추는데 레몬즙이나 식초, 혹은 천연육수 같은 대체 조미료를 이용하면 소금을 적게 넣어도 충분히 깊은 맛을 낼 수 있다. 또 한식에 빠질 수 없는 된장, 고추장에도 나트륨이 많이 들어 있으므로 된장이나 고추장을 사용하는 요리에는 장의 비율을 줄이고 고춧가루나 콩가루를 넣어준다. 그러면 본연의 구수하고 칼칼한 맛은 그대로 살리고 나트

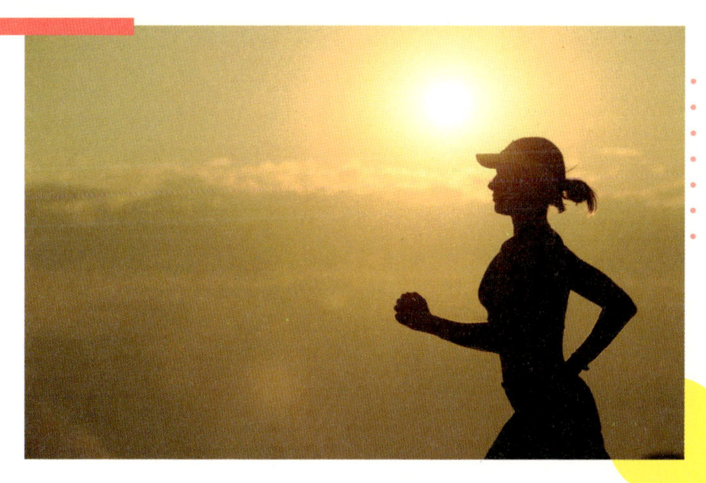

　륨 함량은 낮출 수 있다. 나물 무칠 때는 소금, 간장 대신 들깻가루나 멸치 다시마 육수로 간을 하면 나물을 저염식으로 건강하게 먹을 수 있다.

　그리고 원론적으로 수독이 쌓이지 않게 예방법은 운동이다. 수분은 우리 몸 세포를 움직이게 하는 원동력이므로 정체되지 않고 세포 속까지 잘 전달되게 하는 것이 중요하다. 몸속 수분을 충분히 세포로 전달해 흡수하고, 배출되는 과정에서는 열에너지가 필요하다. 열에너지가 발생하면 체온이 증가하면서 세포에 수분 흡수가 원활해지는데 열에너지가 부족할 경우 수분이 혈액이나 세포에 충분히 흡수되지 못하고 장기나 조직에 쌓여 부종이 되거나 설사의 형태로 배출된다. 운동을 하면 이러한 부분들이 해소되므로, 건강관리와 다이어트의 기본은 운동이다. 근육은 우리가 섭취한 음식물을 열에너지와 수분으로 전환시키는 역할을 하는데, 근육 활동 중에 방출되는 에너지의 75%가 열로 소모된다. 평소 꾸준한 근력 강화 운동으로 근육을 늘린다면 열량을 더 많은 열에너지로 사용할 수 있다. 그래서 근력 운동을 하면 몸속 수분도 100% 이용하고 탄탄하고 아름다운 몸매를 가질 수 있게 된다.

정아름식 기본 스쿼트

기본 스쿼트만 잘해도 멋진 엉덩이와 탄력 있는 몸을 만들 수 있다. 실제로 외국에서는 '스쿼트 챌린지'라는 이름으로 한 달 내내 스쿼트만 주야장천 반복해서 다이어트를 하고 몸을 만드는 운동 프로그램이 인기를 끌고 있다. 나 역시 블로그와 인스타그램 등 SNS를 통해 스쿼트를 포함한 운동을 하는 라이프 글램 스쿼트 챌린지를 날마다 진행하고 있을 정도로 스쿼트의 효과는 강력하다. 지금부터 기본 스쿼트를 제대로 해내는 방법을 하나씩 짚어 보겠다.

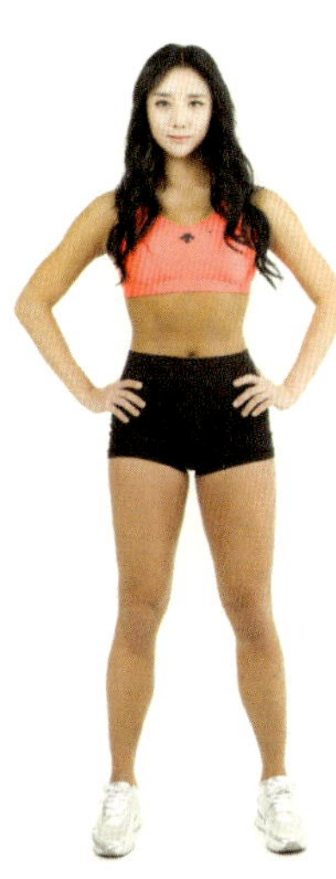

발

스쿼트를 제대로 하는 데는 발의 자세가 무엇보다 중요하다. 대부분 많은 사람들이 앉았다 일어나는 동작에만 집중할 뿐 운동을 하기 전의 세팅에는 신경 쓰지 않는다.

양발의 간격은 어깨와 골반 너비로 유지하고 발끝은 반드시 일직선상에 있어야 한다. 발은 골반이 벌어진 각도대로 자연스럽게 살짝 열어 八자로 해준다. 그러나 현대인들은 대부분 몸이 틀어져 있고 자세가 바르지 않으므로 처음부터 이렇게 자로 잰 듯 맞춰 서기가 힘들다.

　본인은 제대로 섰다고 생각하지만 뒤나 옆에서 보면 정렬조차 맞지 않은 상태에서 스쿼트를 하는 경우가 부지기수다. 조금이라도 정렬이 맞지 않는 상태에서 스쿼트를 하면 주요 부위인 엉덩이에 자극이 전달되지 않고, 틀어진 몸이 더 틀어질 수 있어 몸을 상하게 된다. 그러므로 제대로 맞출 자신이 없다면 덤벨이나 책, 휴대폰, 물통 등 일상에서 사용할 수 있는 소품을 이용해 자신에게 맞는 위치를 맞춰 놓고 늘 정해진 자세에서 스쿼트를 해야 한다.

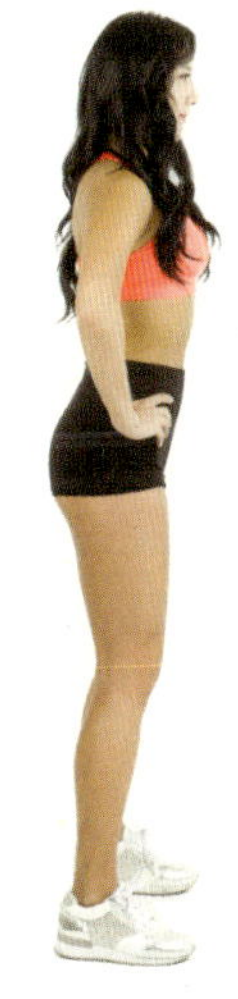

선 자세

　발바닥은 지면에 고르게 붙어 있어야 하고, 무릎은 살짝 굽혀져 체중 전체가 발바닥에 잘 실려 있는 상태여야 한다. 골반은 앞으로 지나치게 기울어져서도 안 되고, 뒤로 심하게 빠져 있어도 안 된다. 옆에서 보았을 때 예쁜 사선을 유지하면 발목부터 무릎, 골반이 거의 일직선상에 놓이는 것을 확인할 수 있다.

　복부는 배꼽을 등 쪽으로 당겨 긴장시켜주고, 어깨는 뒤로 러깨를 아래로 끌어내리는 느낌으로 등과 어깨를 펴주고, 턱은 살짝 당기고 시선은 정면을 본다. 팔은 골반에 대거나 가슴 앞에 올려주는 등 편한 동작을 선택하면 된다.

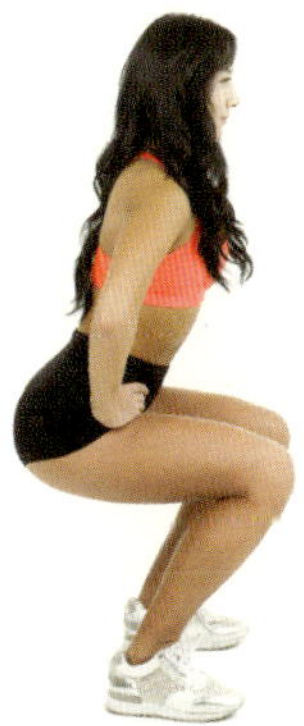

제대로 앉기

　완벽하게 선 자세를 갖추었다면 이제 본격적인 동작을 시작한다. 호흡을 들이마시고 내쉬면서 골반을 확실하게 접고 엉덩이를 뒤로 빼고 무릎을 구부려 앉는다.

　이때 이론적으로는 무릎이 발끝 선상보다 앞으로 나가면

안 된다고 하나 사람에 따라 넓적다리의 길이(무릎부터 허벅지)가 긴 경우 살짝 벗
어날 수도 있다. 중요한 것은 완벽히 앉은 자세에서 골반과 넙다리뼈 사이에 손
이나 수건을 끼웠을 때 빠지지 않을 정도로 강력하게 접어주는 것이다. 그래야만
엉덩이 근육이 최대한 늘어난다.

옆에서 보았을 때의 각도도 중요하다. 꼬리뼈 쪽에서 만져지는 삼각형 모양의
뼈를 엉치뼈라고 하는데 이 엉치뼈의 각도가 비스듬한 사선으로 유지되어야만
허리가 상하지 않고 엉덩이에 최대한 자극을 주는 완벽한 스쿼트 자세가 된다.

다시 호흡을 들이마시고 내쉬면서 발뒤꿈치를 밀어 엉덩이를 조이면서 제자
리로 돌아온다. 이때 늘어났던 엉덩이 근육이 확실하게 수축해야 한다. 엉덩이가
단단하게 조여지는 느낌이 중요하다.

스쿼트를 매일 해도 괜찮으냐는 질문이 많은데 이에 대한 답은 '예스'다. 이
론상으로는 근육을 자극한 뒤에는 쉬어야 한다고 하지만, 일상에서 자신의 체중
만을 이용해서 하는 스쿼트 정도로는 며칠 쉬어야 할 정도로 근육이 심하게 손
상되지 않는다. 지방이 가장 많고, 빨리 탄력을 만들고 싶은 부위는 오히려 자주
해줄수록 당연히 반응도도 높아지므로 스쿼트를 매일 해도 될까, 하는 고민은 버
리자. 하루 25개씩 4세트 100개를 했다면 다음 날은 두 배를 해주는 식으로 횟
수나 강도에 변화를 주면서 실시하면 된다.

건강 다이어트 간식 만들기

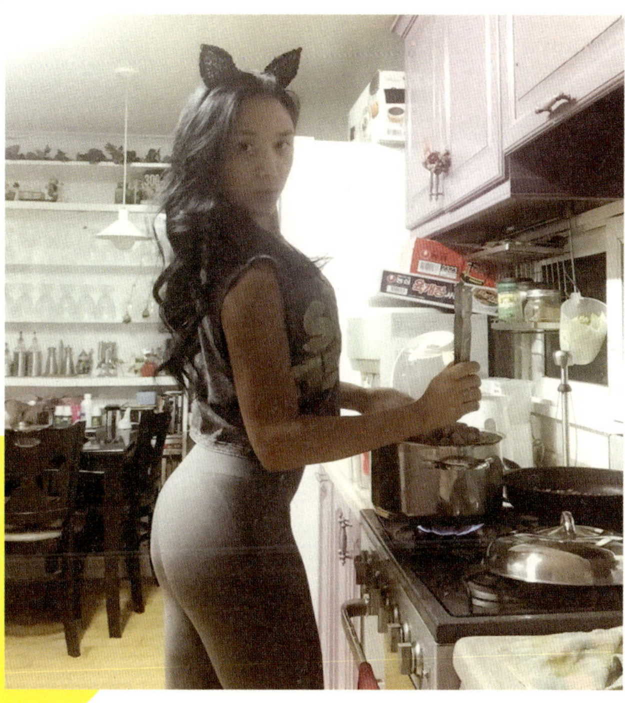

정글래미 새우깡

건강하게 다이어트를 하는 식습관을 지켜가고 싶을 때 도움을 줄 수 있는 정글래미 간식 시리즈 1탄으로 정글래미 새우깡을 소개한다. 천연 새우 과자다. 입이 궁금할 때, 간식을 도저히 끊을 수 없을 때 먹으면 좋은 정글 래미 새우깡은 만드는 방법도 초간단하다. 맛은 대만족이다. 설탕 대신 설 탕 대체 감미료인 스위트너를 사용해서 살 찔 걱정 없이 먹어도 된다. 볶 을 때 기름은 최소화한다.

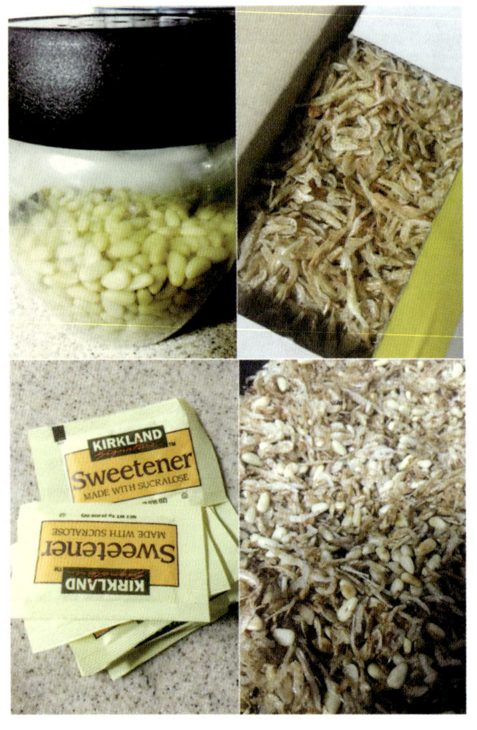

먼저 잣을 비롯한 여러 가지 견과류를 준비한
다. 취향에 따라 다르겠지만 소량의 잣은 정글래
미 새우깡과 참 잘 어울린다. 이제 마른 새우를
준비한다. 인터넷이나 마트를 통해 마른 새우를
주문하면 저렴하게 구입할 수 있다. 말린 새우 자
체가 맛있게 만들어져 있는 상태라면 더욱 맛있
는 정글래미 새우깡이 나올 수 있다. 스위트너는
취향에 맞게 준비한다. 스위트너 역시 인터넷에
서 설탕 대체 감미료나 설탕 대체를 서치하면 구
입할 수 있다. 대충 양을 가늠해보자면 큰 한 주
먹당 스위트너 1개라고 정하면 되겠다. 올리브유
를 팬 표면에 살짝만 발라주고 새우를 볶는다. 아
주 약한 불에 여유를 가지고 볶으면 더욱 바삭해
진다. 기름이 많이 들어가면 오히려 느끼하고 눅
눅하므로 표면에 코팅만 해준 상태가 좋다. 새우
를 볶다가 견과류를 추가해서 다시 '쉐킷쉐킷'! 한
번 섭취할 때는 종이컵 하나 이상의 양은 금지하
기로 하자.

정글래미 다이어트 건강 간식 2탄은 시나몬 아몬드다. 아몬드에 계핏가루를 더해 풍미를 주고 영양은 높인 아이템이다. 계피는 육계나무 껍질을 말려놓은 것으로 후추 · 정향 · 계피, 세 가지가 세계 3대 향신료에 속한다.

계피에는 감기 개선, 면역력 증강, 항균효과, 충치 예방, 소화력 상승 , 생리통과 냉증 같은 여성 질환 완화, 심혈관 질환 예방, 시력 증진, 노화 방지, 다이어트, 빈혈 예방, 위장 기능 및 기관지 강화, 구취 억제, 골다공증 예방, 피로회복, 항암 효과, 설사 방지 등 다양한 효과가 있다. 이렇게 효능이 많은 계핏가루를 넣어서 더욱 건강하고 맛있게 아몬드를 먹을 수 있도록 만들어본다. 계핏가루를 넣되 설탕은 빼서 다이어트를 해치지 않는 쪽으로 응용한다.

재료: 아몬드 / 계핏가루 / 스위트너 혹은 설탕 대체 감미료 / 피넛 파우더 (없어도 됨) / 올리브유 약간 / 프라이팬 / 지퍼백 혹은 비닐봉지

만드는 방법은 매우 간단하다. 생아몬드를 준비한 뒤(인터넷 구매를 할 경우 생아몬드가 구운 아몬드보다 더 저렴하다) 팬에 올리브유를 살짝 바르고 그 위에 아몬드를 투척한다. 아주 약한 불로 가열해야 타지 않는다. 아몬드에 계핏가루를 넣어준다. 나중에 섞어도 되지만 일단 1차에서 한 번 볶아주는 게 더 맛이 좋다는 사실을 발견했다. 여기에 설탕 대용으로 쓸 수 있는 스위트너도 넣어준다. 역시 인터넷 검색을 통해 설탕 대체, 스위트너 등의 단어를 검색하면 쉽게 구입할 수 있다. 내가 사용하는 스위트너는 설탕하고 똑같이 단맛이 나기 때문에 단걸 좋아한다면 더 많이 넣어주어도 좋다.

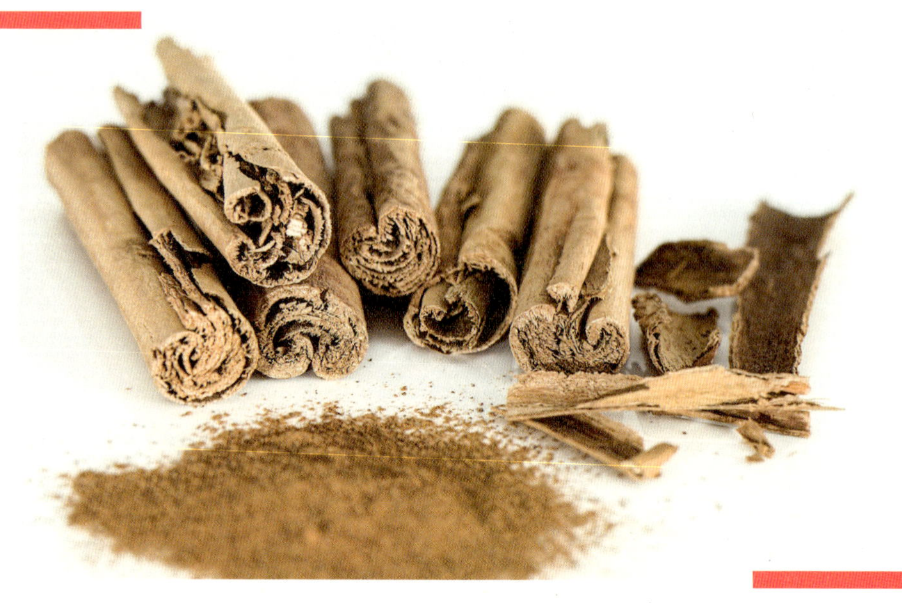

이제 달달 볶아주면 계핏가루가 사이사이 뭉쳐서 달달한 맛이 난다. 이제 다 볶아진 아몬드를 봉지에 넣고 피넛 파우더를 추가할 경우 섞어주면 된다. 콩가루로 대체해도 된다. 그리고 마지막으로 계핏가루를 좀 더 추가하고 스위트너도 살짝 더 넣고 봉지를 흔들어 고루 섞어주면 완성이다. 계핏가루를 먼저 한 번 넣고 볶아준 후 두 번 넣어주었으므로 맛이 겉돌지 않는다. 역시 마구 퍼 먹는 게 아니라 한 번 먹을 때 종이컵 3분의 2나 반이 넘지 않도록 주의해서 맛있는 간식으로 활용한다.

세상에서 가장 똑똑한 운동법

여성들이 대부분 운동을 통해 제대로 된 몸 관리를 하지 못하는 한 가지 이유는 책상에 오래 앉아 있으면서도 제대로 집중하지 못하고 어영부영 시간을 보내는 '공부 못하는 아이들'처럼 운동을 하고 있기 때문이다. 점심을 잔뜩 먹고 밖으로 나가 휴대폰을 만지작거리면서 1시간씩 걷는다. 그리고 생각한다.

'아, 오늘도 운동 많이 했구나.'

그러나 그녀가 한 운동은 먹은 칼로리의 아주 작은 부분을 소모하는 데 그친 움직임일 뿐 제대로 된 운동이라고 할 수 없다.

헬스장에서도 공부 못하는 아이들처럼 운동을 하는 여성들을 흔히 볼 수 있다. 특정 기구 앞을 서성이면서 잘못된 자세로 몇 번 반복하다 말고, 덤벨을 들고 영혼 없이 어느 부위를 자극하고 있는지 모른 채 운동을 하는 듯 마는 듯하다 이내 다시 트레드밀로 가서 휴대폰을 만지며 유산소운동을 하는 것이 헬스장에서 흔히 볼 수 있는 여성들의 모습이다.

예쁘고 건강한 몸을 만들고 싶다면 더 이상 공부 못하는 애들처럼 어리석게 운동해서는 안 된다. 15분이면 15분, 30분이면 30분, 1시간이면 1시간, 시간을 정해놓고 그 안에 자신의 에너지를 모두 소진한다는 생각으로 현명하게 운동해야 한다.

흔히 지방은 운동을 시작한 지 30분 뒤부터 타기 때문에 최소 30분 이상은 운동을 해야 한다고 한다. 그래서 짧게 운동하면 소용없다고 생각하고 아예 놓아 버리는 이들이 많다.

이 말은 어떻게 보면 사실이고, 또 어떻게 보면 거짓이다. 몸과 움직임을 단 한 가지로 정의 내리고 단정 지을 수는 없지만 어떻게 운동을 하느냐, 어떤 운동을 먼저 하느냐, 자신의 몸 상태에 맞는 운동을 하고 있느냐에 따라 결과가 다르기 때문이다.

살이 빠지는 타이밍을 알고 운동하기

우리 몸은 운동을 시작하면 탄수화물, 지방, 단백질 순서로 태운다. 그래서 보통은 운동을 시작하면 탄수화물을 먼저 없애기 시작하는데, 이런 이유로 공복 유산소운동이 체지방 제거에 효과적이라고 하는 것이다. 공복 상태에서는 체내에 태울 탄수화물이 없으므로 그다음 순서인 지방을 태우게 되어 지방 연소에 효과적인 운동을 할 수 있다는 이론이다.

그럼 반대로 음식물을 섭취했을 때는 어떨까? 음식물이 들어 있으면 운동을 시작했을 때 몸은 탄수화물을 먼저 태운다. 특히 폭식을 한 뒤라면 탄수화물이 다 타고 지방이 타기까지 어마어마한 시간이 걸린다. 지방이 타기도 전에 어설프게 운동을 끝내고 마음으로만 뿌듯해하고 다 소화되었다고 기뻐한다. 그러나 천만의 말씀이다. 그런 상태의 운동은 단지 먹은 것의 일부분을 소진할 뿐 나머지는 족족 지방으로 가서 결국 건강한 돼지가 될 뿐이다.

그러므로 효율적인 운동은 30분 이상이든 이하이든 상관없이 음식물을 소량 섭취한 뒤, 또는 식사를 하고 1시간이 지난 뒤 먼저 근육을 만드는 운동을 통해 탄수화물을 효과적으로 태워준 후 그다음 순서인 지방을 연소하기 위한 유산

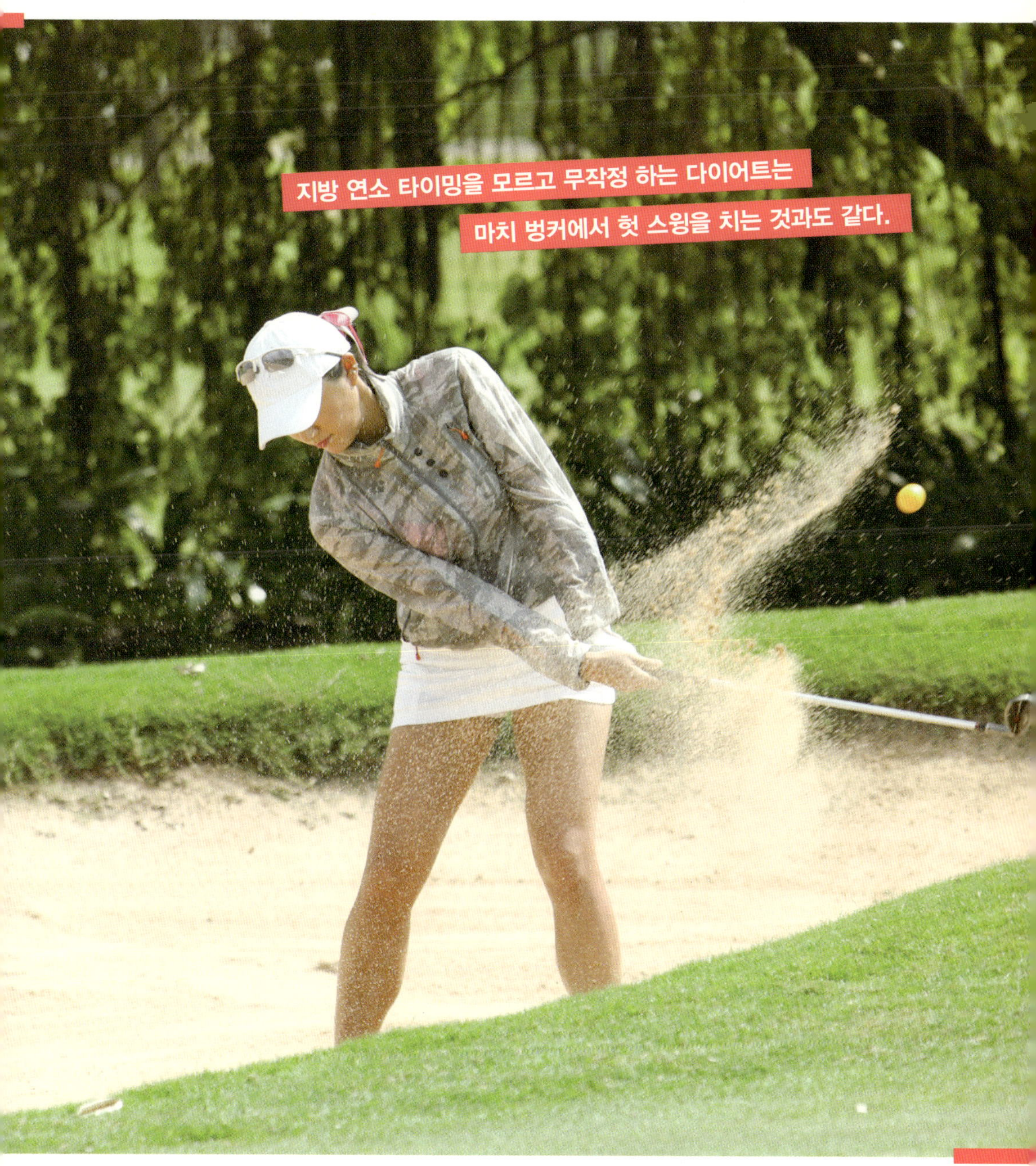
지방 연소 타이밍을 모르고 무작정 하는 다이어트는
마치 벙커에서 헛 스윙을 치는 것과도 같다.

소운동을 이어주는 것이다. 짧게 운동했다고 실망하지도 말자. 운동 시간은 짧아도 된다. 단 집중해서 강도를 높여야 한다.

한창 유행하던 타바타 운동이 바로 이러한 개념을 바탕으로 한 것이다. 단시간의 고강도 운동은 일시적인 대사량을 확 끌어올리는데, 한번 올라온 대사량은 쉽게 떨어지지 않고 유지된다고 한다. 즉 10분 운동한다고 무슨 효과가 있겠느냐며 손을 놓을 일은 아니라는 것이다.

시간 여유가 있다면 충분한 근력운동을 한 뒤 유산소운동을 하는 것이 가장 좋다. 그러나 시간이 없다면 적절한 고강도 운동을 자신의 생활 방식에 맞게 짜서 하는 것도 몸매 만들기와 건강 챙기기에 도움이 된다. 어떤 운동이 고강도 운동이냐고? 버피 테스트(Burpee Test)나 점프 스쿼트(Jump Squat)처럼 맨손으로도 할 수 있는 고강도 운동도 많으니 선택의 문제일 뿐이다.

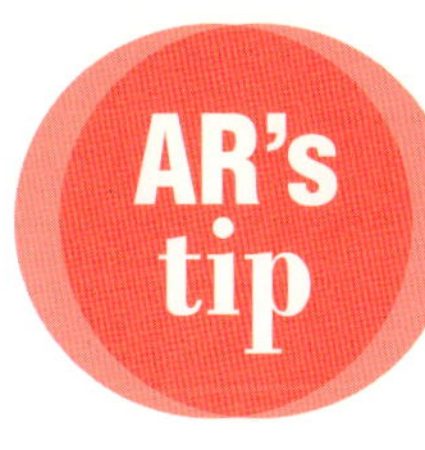

체지방이 잘 빠지지 않는 이유

죽어라 노력하지만 체지방이 잘 빠지지 않는 몇 가지 이유가 있다. 우선 체지방과 제지방 등 체성분 검사를 했을 때 나오는 것들에 대한 개념부터 알자. 체지방이란 분해되지 않고 몸속에 쌓여 있는 지방이다. 체지방률은 체중에 대한 체지방의 비율을 말한다. 체지방은 내장지방과 피하지방으로 나뉘며 개인차가 있다. 내장지방이 많으면 성인병에 걸릴 위험이 크게 증가한다. 분해되고 남은 것들이 배, 엉덩이, 허벅지 등에 쌓인다. 혈관이 막히면 심장으로 가는 길이 막혀서 뇌졸중·심근경색 등의 증세가 오기도 한다. 나이를 먹어갈수록 체지방이 쌓이기 쉽고 근육량이 감소하면서 더욱 체지방 상승에 노출되기 쉽다. 체지방률은 일반적으로 남자의 경우 15~20%, 여성은 20~25% 정도를 이상적인 평균치로 둔다.

제지방이란 체중에서 지방량을 제외한 수분, 근육의 단백질, 당질, 뼈 등을 측정한 양이다.

> 내장지방이 많으면 성인병에 걸릴 위험이 크게 증가한다. 분해되고 남은 것들이 배,엉덩이, 허벅지 등에 쌓인다.

체지방이 적은 사람일수록 제지방 체중이 많이 나가고 기초대사율, 즉 삶을 유지하기 위해 필요한 최소의 에너지를 소모하는 비율이 높다. 잘못된 다이어트는 체중을 무조건 떨어뜨려 체지방뿐 아니라 제지방의 양까지 줄여버리므로 건강과 몸의 질을 향상시키는 데에는 별 도움이 안 된다. 제지방 세포 속에 근육, 내장, 혈액 등의 신체를 구성하는 중요 요소들이 포함되어 있고, 이들이 줄어든다는 의미는 아무리 살이 빠져도 건강에는 전혀 도움이 되지 않는다는 뜻이니 주의해야 한다.

체수분이란 것도 있다. 체수분은 우리 몸의 수분량으로 체중의 60%를 차지한다. 적은 체수분은 탈수로 이어지고 근육의 약화와 피부의 탄성도 저하로 이어진다. 수분이 부족하면 피부에서는 체온 조절을 위한 열이 발생하지 않게 되어 체온이 높아지고, 이 경우에는 신경계통에 좋지 않은 영향을 미친다. 사우나, 설사 등을 통해 인위적으로 우리 몸에서 수분을 빼는 방식으로 다이어트를 하고 체중을 줄이면 체수분량은 감소하게 되므로 당연히 체중 역시 줄어들 수 있다. 그러나 이후 다시 수분을 보충하면 늘어나는 것 또한 기정사실이다. 체지방의 변화를 가져오지 못하고 몸의 기능을 떨어뜨려 오히려 지방을 분해할 수 없는 체질로 만들어 버리므로 다이어트 중에는 더욱더 충분한 수분 섭취

가 필요하다. 이렇게 체지방, 제지방, 체수분의 개념을 알았다면 어떤 것을 줄여가야 할지에 대한 답을 찾을 수 있을 것이다. 체지방이 줄지 않는 원인에는 무엇이 있을까.

제일 먼저는 나트륨의 과다 섭취다. 짜게 먹으면 체지방이 잘 빠지지 않는다.짜게 먹으면 몸속에 들어간 나트륨이 수분을 빨아들이고 잘 놓지 않아 붓고 순환이 잘 되지 않으며 지방이 끼게 만든다. 나는 소금은 잘 사용하지 않고 소스는 1회 분에 밥숟가락 한 개 이상은 넣지 않는다. 저염간장이나 천일염을 사용하는 것도 방법인데, 확신하는 바 입맛은 바뀐다. 나트륨 배출을 돕는 식품을 섭취하는 것도 도움이 된다. 우리 몸에 필요하면서도 과하면 살을 찌게 만들고 고혈압과 당뇨병, 뇌, 심장질환, 위암, 골다공증의 원인이 되기도 하는 나트륨을 어떻게 똑똑하게 컨트롤하느냐가 건강과 다이어트의 관건이 될 수 있다.

과식과 1회 분에 대한 무개념도 체지방이 줄어들지 않는 원인이다. 체지방을 줄이지 못하고 다이어트에 성공하지 못하는 이들의 공통점은 나도 모르게 많이 먹는다는 거다. 먹는 게 없는데 살이 찐다는 건 특별히 몸에 이상이 있지 않는 한 불가능한 일이다. 칼로리를 계산하려는 강박보다

더 효과적인 것은 탄수화물, 단백질의 양을 어느 정도 가늠하는 것이다. 가령 단백질 종류를 먹을 경우 100g에서 최대 300g까지(고기로 따지면 2인분), 탄수화물의 경우 밥으로 치면 3분의 1이나 2분의 1공기, 고구마는 작은 것 하나 정도 등 자신만의 룰을 정한다. 물 이외에 어떤 음식도 잔뜩 먹을 경우 살이 안 찌는 건 없다! 특히 체중이 아닌 체지방을 줄이는 다이어트를 하고 싶다면 한 번에 왕창 먹는 습관은 반드시 고쳐야 한다.

먹고 운동하면 된다는 생각도 버려라. 체지방과 다이어트와의 전쟁에서 실패하는 이들의 전형적인 공통점은 바로 먹고 운동하면 된다는 마인드다. 소위 '처묵처묵'한다면 어떤 운동을 해도 먹은 만큼의 칼로리를 다 소비하기 힘들다. 운동으로 소비되는 칼로리는 생각보다 크지 않다. 그럼에도 불구하고 운동을 해야 하는 이유는 근육을 만들어 체지방을 잘 태우는 체질로 서서히 변화시키는 데 도움이 되고 탄력과 아름다움을 유지할 수 있기 때문이다. 이제부터는 잔뜩 먹고 운동하면 된다는 생각은 버리자. 당신이 마라톤 선수나 국가대표 운동선수가 아닌 이상 불가능하다.

10분 운동으로 1시간 운동의 효과
'정아름식 1분 라이프
글램 워크아웃'

이처럼 30대 여성에게는 특히 더 현명하고 효율적인 운동이 필요하다. 그렇다면 좀 더 구체적인 방법은 무엇일까.

매일 PT(Personal Training)를 받거나 필라테스, 요가 학원에 다닐 수 있는 이들은 대상에서 제외하고, 혼자서도 어떤 공간에서든 제대로 운동하고 싶거나 이제는 자신의 몸을 챙기고 싶은 의지가 샘솟는 30대 여성을 위한 정아름식 운동법을 알려주고 싶다. 몸과 인생을 글램하게 만들어주는 정아름식 1분 라이프 글램 워크아웃(Life Glam Workout)!

정아름식 1분 라이프 글램 워크아웃은 아주 간단한 룰만 지키면 된다. 어떤 운동 동작이든 '1분 반복+No 휴식/10~30초 휴식'만 따르면 된다.

스마트폰 앱 중에 인터벌 타이머라는 것이 있다. 인터벌 타이머 앱은 총 세트 수, 운동 시간, 쉬는 시간(브레이크 타임)을 설정할 수 있는데 자신의 목표와 운동 능력치에 따라 총 세트 수를 맞추고 운동 시간은 1분으로 정한 뒤 운동 강도에 따라 쉬는 시간을 아예 없애거나 30초까지 늘려서 세팅하면 된다. 세트 수는 5세트부터 많게는 50~60세트까지 자율적으로 하면 된다. 정아름식 라이프 글램 워크아웃의 방식은 정해진 시간 동안 최고의 효율을 이끌어낼 수 있게 해준다. 어렵게 생각하지 말고 무조건 1분을 설정하고 쉬지 말고 움직여라.

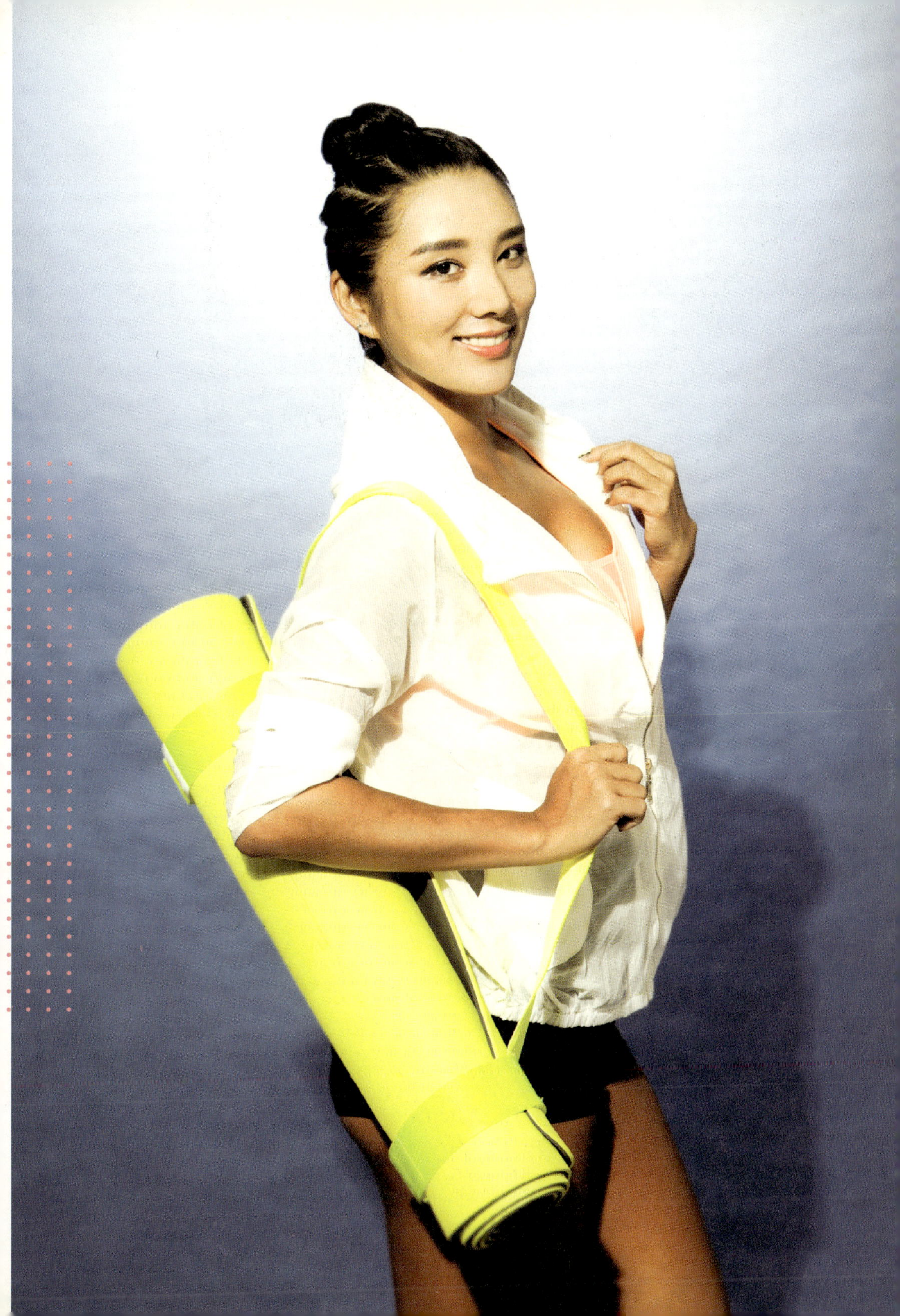

어떤 움직임이든 1분 단위라면 오케이

정아름식 라이프 글램 워크아웃에 정해진 룰은 없다. 1분 단위의 움직임을 당신이 아는 동작들로 시작하면 된다. "저는 운동해본 적이 없어요"라면서 아무 것도 모른다는 표정을 짓지는 말 것! 초등학교만 나왔어도 기본적으로 알 수 있는 운동들이 있다. 팔 벌려 뛰기, 제자리 뛰기, 투명 줄넘기, 발 간격을 좁혔다 넓게 뛰기, 태권도 하듯이 앞으로 다리차기, 무릎 대고 팔굽혀펴기, 윗몸일으키기 등 찾아보면 지금 당장 할 수 있는 수많은 움직임이 있다.

'팔 벌려 뛰기 1분+무릎을 높이 들면서 제자리 걷기 1분'으로 20세트를 반복한다고 가정해보자. 트레드밀 위를 느릿한 걸음으로 1시간 걷는 것보다 훨씬 더 강력한 운동효과를 볼 수 있다. 여기에 평소 TV나 인터넷에서 눈여겨보았던 운동 동작을 응용하거나 반드시 필요한 기본 운동인 스쿼트를 비롯해 부위별 맞춤 동작을 익혀 운동해준다면 금상첨화다.

달랑 10분만 운동해도 예쁜 몸을 만들 수 있을까? 그래도 운동을 오래 해야 하는 것이 아닌지 고민이 될 것이다. 물론 좀 더 많은 시간을 할애해 제대로 운동 하면 당연히 운동효과가 더 높겠지만, 시간과 의지가 부족할 경우에는 단 10분 이라도 정아름식 라이프 글램 워크아웃 방식의 운동으로 몸을 관리해주면 살이 덜 찌고 건강한 몸을 만드는 데 도움이 된다. 시간이 짧더라도 정확한 근육을 사용하여 자극하고 칼로리를 태우면서 심박수를 올려주는 운동을 하면 우리 몸의 신진대사가 활발해져 몸이 소비하는 대사량이 일시적으로 확 올라간다.

짧은 운동을 무시하지 않아야 하는 이유는 이때 운동을 하면서 올라간 대사 량이 하루를 보내면서 쉽게 떨어지지 않기 때문이다. 몸이 연비가 좋은 상태로 바뀌게 된다는 뜻이다. 같은 음식을 먹어도 좀 더 잘 태울 수 있는 상태, 하루 종 일 좀 더 많은 지방과 칼로리를 소비하는 형태로 몸이 새롭게 세팅되므로 운동

시간이 짧다고 고민할 필요는 없다.

정아름식 라이프 글램 워크아웃의 장점은 자신에게 맞는 맞춤 프로그램을 스스로 만들고 발전시킬 수 있다는 것이다. 운동 세트 수는 사람마다 같을 수 없다. 운동 능력치와 운동 경력, 선택한 운동 동작들의 강도 등 여러 변수에 의해 달라지기 때문에 불특정한 사람들을 대상으로 ○세트를 반복하라고 하는 것은 사실상 현실성이 없다. 정아름식 라이프 글램 워크아웃은 스스로 세팅을 할 수 있으므로 자신에게 맞게 설정해서 시작한 뒤에 계속 발전시켜 나갈 수 있다.

오늘 아침에도 나는 힙 위쪽과 허벅지 안쪽을 자극하는 와이드 스쿼트와 스텝박스 두 개를 놓고 올라갔다 내려오는 동작을 반복하는 유산소성 엉덩이 자극 운동인 스텝업을 번갈아서 진행하는 정아름식 라이프 글램 워크아웃을 10세트 했다. 적게는 5세트도 좋고 많게는 10세트 이상을 해도 상관없다. 최대 50~60세트를 설정한다고 가정했을 때 1시간 이상 고효율 운동을 하는 셈이다. 오늘부터 자신만의 운동 목표를 설정하고 당장 실천하라. 정아름식 라이프 글램 워크아웃을 집중적으로 한다면 당신이 할애한 10분으로 30대 섹시 머신으로 거듭날지니!

인터벌 타이머를 이용한 나 홀로 서킷 프로그램

혼자 운동할 때의 관건은 바로 효율성과 집중력이다. 얼마나 집중해서 정해진 시간 안에 최대의 에너지를 쓰느냐에 따라 효과가 달라진다.

앞서 소개한 스마트폰 앱 '인터벌 타이머(interval timer)'를 추천한다. 액션 시간, 쉬는 시간, 총 세트 수를 설정할 수 있는데 혼자 운동할 때 유용한 아이템이니 내려받아 활용하기를 권한다. 횟수를 셀 필요도 없고 시간 낭비 없이 정해진 시간 동안 온전히 운동에만 집중할 수 있다.

운동 시간은 운동의 종류에 따라 40초~1분이다. 쉬는 시간은 길게는 30초에서 짧게는 5초까지로 설정하고, 세트 수는 최소 5세트부터 자신의 운동 능력치에 맞도록 설정하면 된다. 부위별 운동 사이사이에 유산소운동 동작을 넣으면 집에서 트레드밀 없이도 체지방 연소효과까지 볼 수 있다. 다음의 일주일별 운동 프로그램들은 특별한 테크닉이 필요 없는 단순한 동작들을 효율적으로 프로그래밍한 예다.

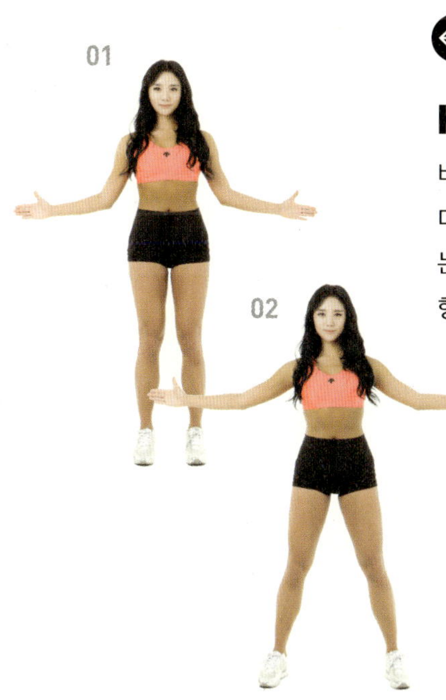

← 팔 벌려 뛰기

How to

바르게 선 상태에서 턱을 살짝 당겨 척추의 올바른 곡선을 유지한다. 짧게 숨을 내쉬며 두 발을 모았다가 넓히면서 제자리 뛰기를 하는데, 팔은 어깨 높이에서 머리 위로 들어올리기를 동시에 반복 진행한다.

Point

체중이 발바닥 전체에 고르게 실려 있어야 하며, 하는 동안 배꼽을 바짝 당겨 복근에 긴장을 유지하면서 운동한다.

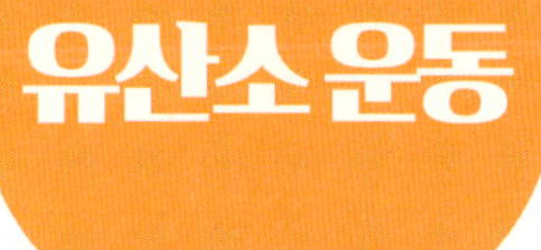

팔 벌려 뛰기 / 버피 테스트 /
제자리 뛰기+무릎 높이 들어 뛰기 /
투명 줄넘기 또는 그냥 줄넘기 /
좁고 넓게 뛰기

 ## ↓ 버피 테스트

How to

맨몸으로 할 수 있는 가장 강력한 운동 중 하나다. 많은 칼로리를 태워주고 전신 근육을 자극한다. 선 상태에서 시작해 바닥에 배를 대고 엎드렸다가 양발을 끌어당겨 무릎을 굽히고 엉덩이를 빼서 앉은 자세로 왔다가 바로 이어 점프하면서 머리 위로 박수를 치는 것이 한 동작이다.

Point

각 동작을 절도 있게 연속적으로 실시해야 한다. 횟수를 정확히 세면서 하면 동작을 수행하는 데 도움이 된다.

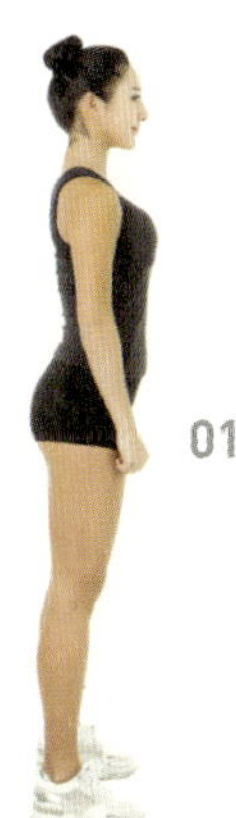

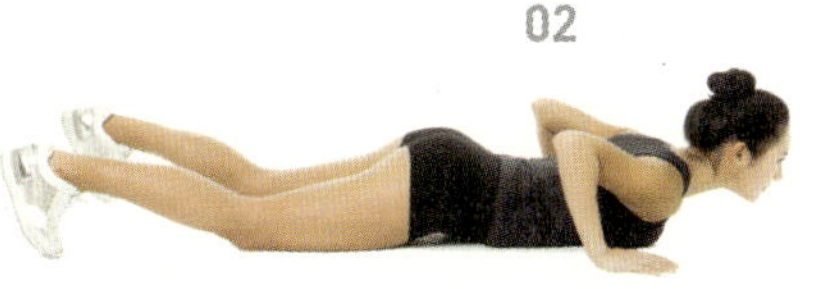

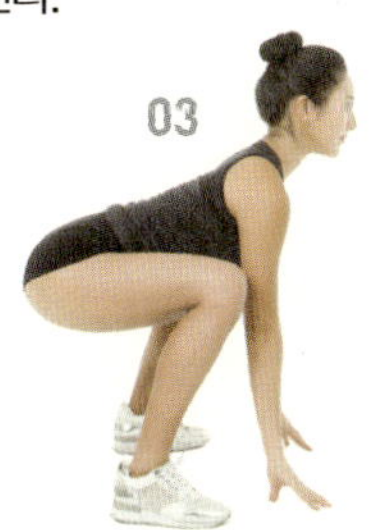

⬇ 제자리 뛰기+무릎 높이 들어 뛰기

How to

엉덩이와 허벅지를 더 많이 사용할 수 있는 유산소운동으로, 간단하게 할 수 있다. 턱은 당기고 복부를 긴장시킨 상태에서 두 발로 가볍게 제자리 뛰기를 1분 실시한 뒤, 이어서 30초간 무릎을 골반 허리 높이까지 차올려 들어 올리면서 제자리 뛰기를 한다.

Point

제자리 뛰기를 할 때는 체중을 양발에 안정적으로 실으면서 뛰고, 무릎 높이 들어 뛰기를 할 때는 허리를 숙이지 않고 엉덩이와 허벅지를 이용해 무릎을 위로 들어 올리며 뛰는 것이 중요하다.

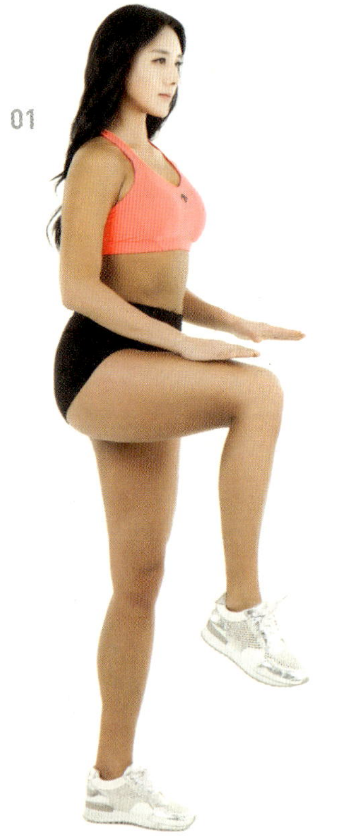

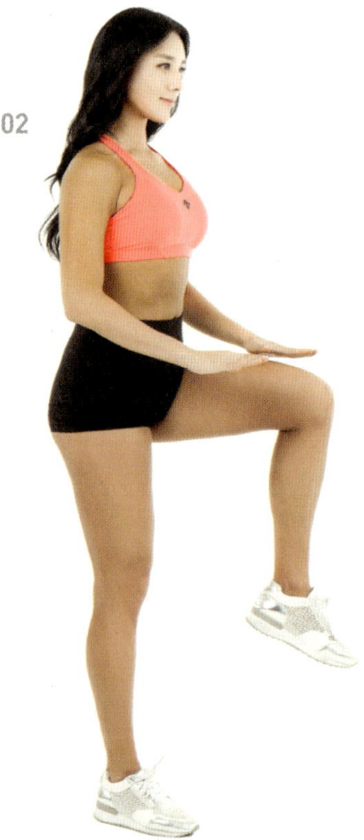

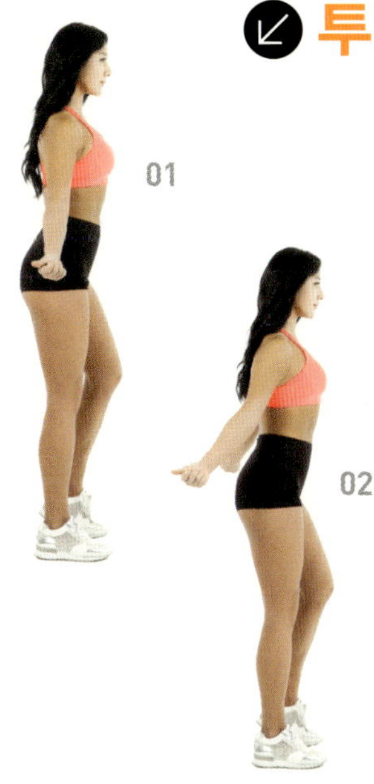

⬃ 투명 줄넘기 또는 그냥 줄넘기

How to

줄넘기는 쉽고 효과적인 유산소운동이다. 줄넘기가 없을 경우 맨손으로 줄을 뒤로 돌리듯 움직이면서 실시한다. 줄넘기를 할 때는 턱을 당겨 척추가 지나치게 휘는 것을 막고 체중이 양발에 고르게 실려 가볍게 움직일 수 있도록 연습하자.

Point

여행을 떠나거나 시간이 없을 때 활용하기 좋은 유산소운동이므로 줄넘기를 하나 준비해 가지고 다니거나 없을 경우 작은 물병을 양손에 들고 해서 운동효과를 높여준다.

유산소운동

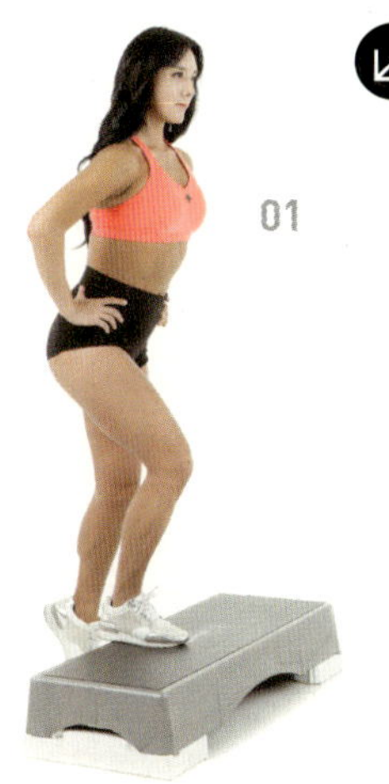

⬃ 계단 뛰기

How to

엉덩이와 허벅지를 자극할 수 있는 좋은 유산소운동이다. 계단 앞에 서서 턱을 살짝 당기고 복부를 긴장시키고 골반의 각도를 사선으로 예쁘게 유지한 상태로 계단에서 교차 뛰기를 한다.

Point

집에 계단이 없으면 잡지 몇 권을 박스 테이프로 붙여 활용할 수 있다. 벽 쪽에 두고 계단을 오르내리듯이 활용하면 효과 만점이다.

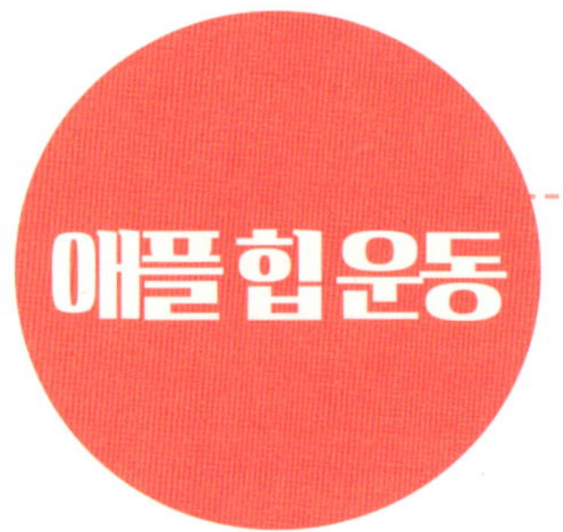

← 베이직 스쿼트

How to

베이직 스쿼트는 힙을 전반적으로 탄력 있게 만들어주면서 지방이 잘 타는 몸 상태로 만들어주는 운동이다. 양발은 골반과 어깨 너비 정도로 서서 발 끝을 약간 밖으로 빼주며 八 자를 만든다. 여성은 골반이 벌어져 있으므로 양발을 나란히 서기보다는 V 자나 八 자 형태로 해주는 것이 힙의 자극과 골반의 무빙에 더 도움이 된다. 호흡을 들이마시고 내쉬면서 골반과 고관절을 접고 엉덩이를 뒤로 빼서 투명의자에 앉는다는 생각으로 앉는다. 다시 호흡을 들이마시고 내쉬면서 제자리로 돌아온다. 힙에 계속 손을 대고 이완과 수축을 느끼면서 해 보는 것도 좋다.

베이직 스쿼트 / 와이드 스쿼트 /

엎드려서 엉덩이 들기 / 굿모닝 /
스티프 데드리프트

Point

많은 사람들이 스쿼트를 할 때 무릎이 발 바깥 쪽으로 나가면 안 된다는 것에 신경 쓰는 경향이 있지만 대퇴의 길이(무릎부터 허벅지)가 길 경우에는 약간 앞으로 나올 수 있다. 그보다 중요한 것은 계속적으로 힙 근육을 움직이는 것이며, 골반과 고관절을 잘 사용하는 것이다. 또 발바닥으로 지면을 밀어내듯 동작을 하면 좀 더 힙에 자극을 강하게 느낄 수 있으니 늘 발바닥을 견고하게 유지하고, 뒤꿈치 쪽으로 체중을 싣는다고 생각한다.

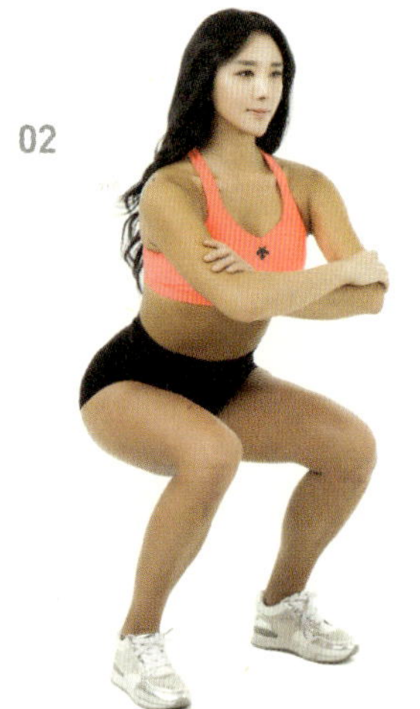

긴 우산, 스트레칭 봉, 골프채 등을 어깨에 걸치고 운동할 수 있다.

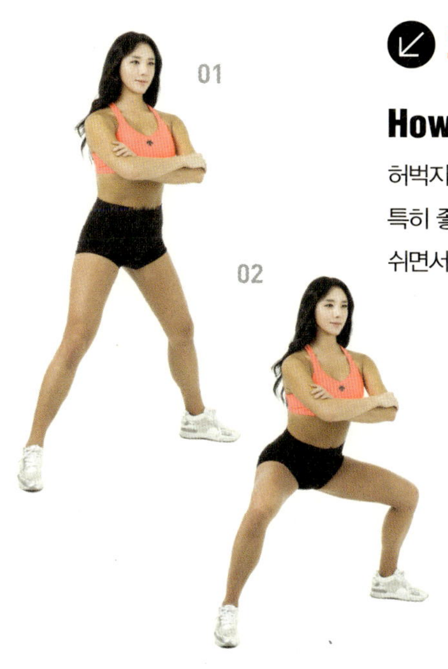

↙ 와이드 스쿼트

How to

허벅지 안쪽과 둔근의 위쪽을 자극할 수 있는 운동으로 여성에게 특히 좋다. 양발은 어깨 너비보다 넓게 서고 호흡을 들이마시고 내쉬면서 골반과 고관절을 접고 엉덩이를 뒤로 빼서 앉아준다. 다시 호흡을 들이마시고 내쉬면서 제자리로 돌아와 힙을 한 번 더 조여준다.

Point

힙이 최대한 늘어났다 조여지는 느낌을 느끼도록 노력하고 골반과 고관절을 잘 사용하도록 한다.

애플힙운동

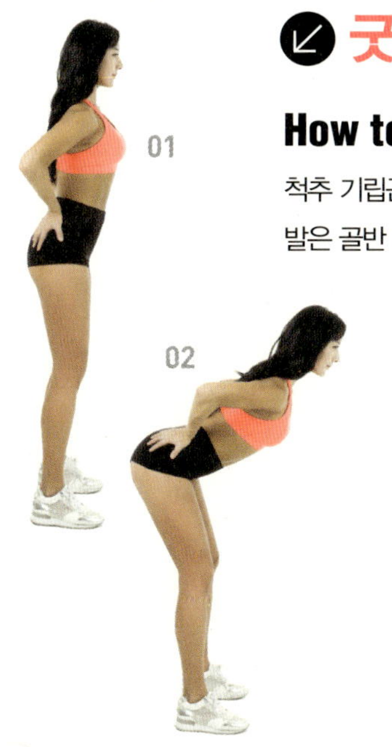

↙ 굿모닝

How to

척추 기립근과 엉덩이 위쪽을 자극해서 봉긋하게 솟은 엉덩이를 만들어준다. 양발은 골반 너비 정도로 유지하고 호흡을 들이마시고 내쉬면서 그대로 골반과 고관절을 접어 상체를 숙여준다. 다시 호흡을 들이마시고 내쉬면서 제자리로 돌아온다.

Point

옆에서 보았을 때 허리와 골반각이 늘 살아있도록 해야 운동효과를 볼 수 있다. 많이 내려가는 것이 중요한 게 아니라 각도를 유지하면서 계속적으로 힙 근육이 늘어나고 조여지는 것을 느껴야한다.

⬇ 엎드려서 하는 엉덩이 운동

How to

처진 힙을 탄력 있게 올려주고 힙의 안쪽과 바깥쪽 모두를 자극할 수 있다. 엎드린 상태에서 무릎을 90도 각도로 구부린다. 호흡을 들이마시고 내쉬면서 발바닥으로 천장을 밀어 올린다는 기분으로 위로 차올려준다. 이어서 무릎 각도를 90도로 유지한 채 옆쪽으로 들어 올리는 동작도 반복한다.

Point

발가락을 몸 쪽으로 당겨 실시하면 자극이 더 강하게 온다. 또 동작을 하는 동안 골반이 비뚤어지지 않는지 거울을 통해 지속적으로 체크해야 한다.

01

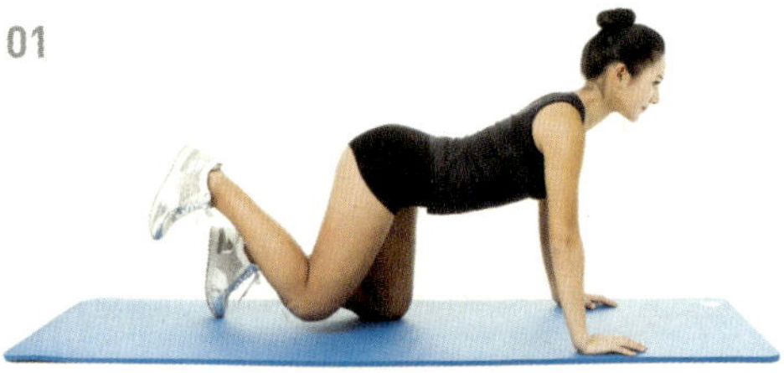

02

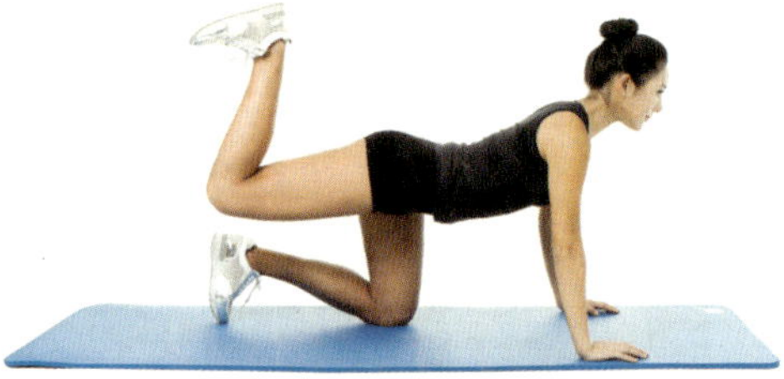

03

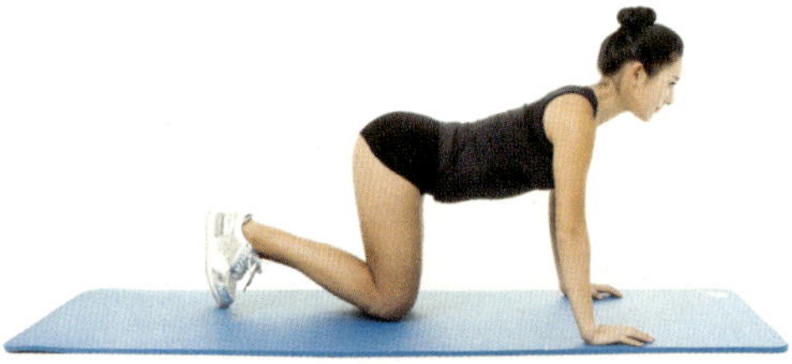

04

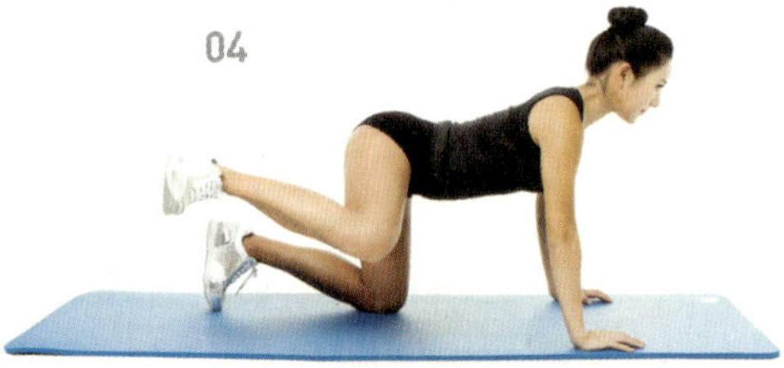

⬇ 스티프 데드리프트

How to

무너져 있는 엉덩이와 허벅지의 경계를 살려주면서 뒤쪽 하체 라인을 매끈하게 만들어준다. 덤벨이나 바를 잡아서 저항을 줘도 좋고 맨손으로 할 수도 있다. 양발을 골반 너비로 유지하고 양팔은 몸통 앞에 편 상태로 유지한다. 호흡을 들이마시고 내쉬면서 엉덩이를 뒤로 빼서 아래로 내려갔다가 다시 호흡을 들이마시고 내쉬면서 제자리로 돌아온다. 내려갔을 때 체중은 약간 뒤쪽에 있어야 힙을 위한 운동이 된다.

How to

동작을 하는 동안 무릎의 각도는 약간 구부린 상태에서 변하지 않는다. 골반과 고관절을 이용해서 엉덩이가 뒤로 빠지고 양팔은 그대로 지면과 수직으로 떨어진다고 생각하면 된다.

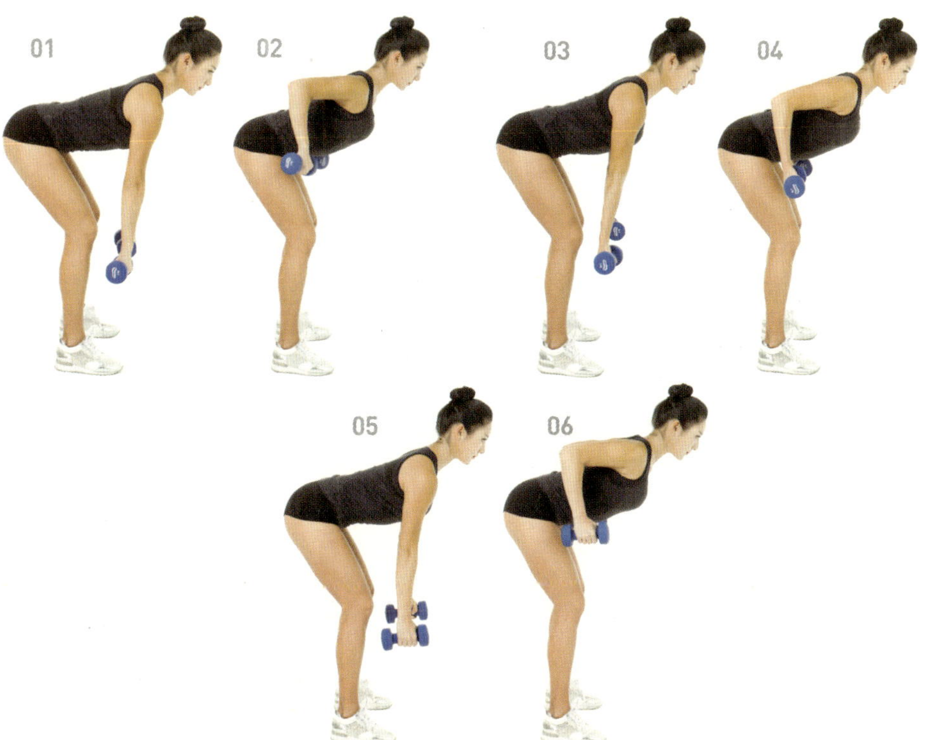

 # 덤벨 삼두 익스텐션

How to

여성들이 고민하는 팔뚝살을 슬림하게 만들어주는 동작으로 수시로 물통이나 작은 덤벨을 이용해서 할 수 있는 간단한 운동이다. 서거나 앉은 상태에서 양손에 물통이나 덤벨을 들고 팔을 머리 위로 올려준다. 이때 양팔의 위치는 귀 옆쪽에 있어야 한다. 호흡을 들이마시고 내쉬면서 팔 위쪽은 귀 옆에 고정하고 덤벨이나 물통만 최대한 아래로 내렸다가 위로 올려 제자리로 돌아온다.

Point

가벼운 무게로 횟수를 많이 하는 것이 슬림한 팔을 만들 수 있다. 최대한 늘려주었다가 수축하는 느낌을 느껴라.

500g~1kg짜리 덤벨을 활용해 날씬한 라인을 만든다.

상체를 위한 운동

덤벨 삼두 익스텐션 / 덤벨 어깨 운동 /

무릎 대고 푸시업 / 가방 로 / 벤치 딥

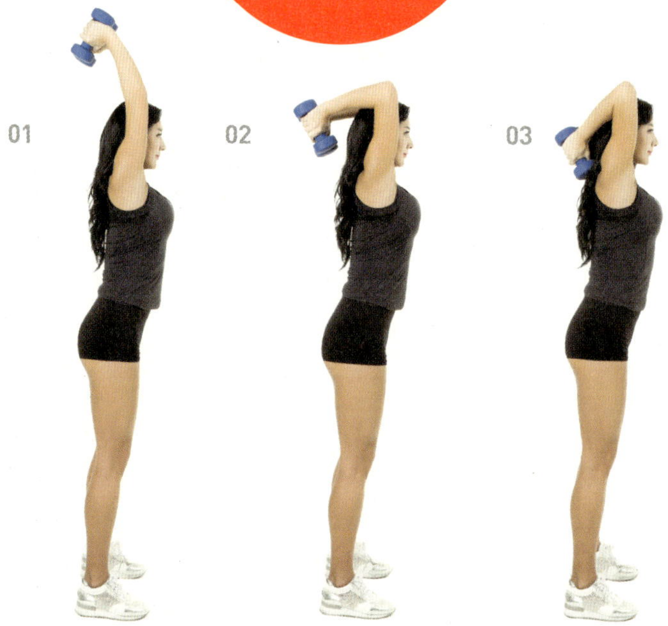

01 02 03

204

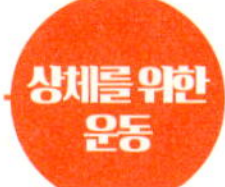

⬇ 덤벨 어깨 운동

How to

사실 여성들의 두루뭉술한 상체 고민의 해결책은 팔뚝살에 대한 집착보다는 예쁜 어깨 만들기로 해결할 수 있다. 어깨 라인이 탄력 있고 디테일하면 상체가 슬림해 보여서, 유명한 피트니스 모델이나 비키니 선수들은 실제로 팔 운동보다 어깨 라인 운동에 많은 시간을 투자한다. 선 상태에서 양손에 덤벨이나 물통을 들고 호흡을 들이마시고 내쉬면서 손 등을 위로 보게 한 팔을 앞으로 들어 올렸다 제자리로 돌아온다. 이어서 양팔을 옆으로 들어 올렸다가 제자리로 돌아오는 동작을 해준다.

Point

어깨 운동을 할 때는 손이 먼저 가는 게 아니라 팔꿈치가 먼저 움직인다는 이미지를 연상해야 한다. 손에 든 덤벨이나 물통은 어깨가 움직이는 대로 끌려 올라올 뿐 손을 주도적으로 사용해서는 안 된다.

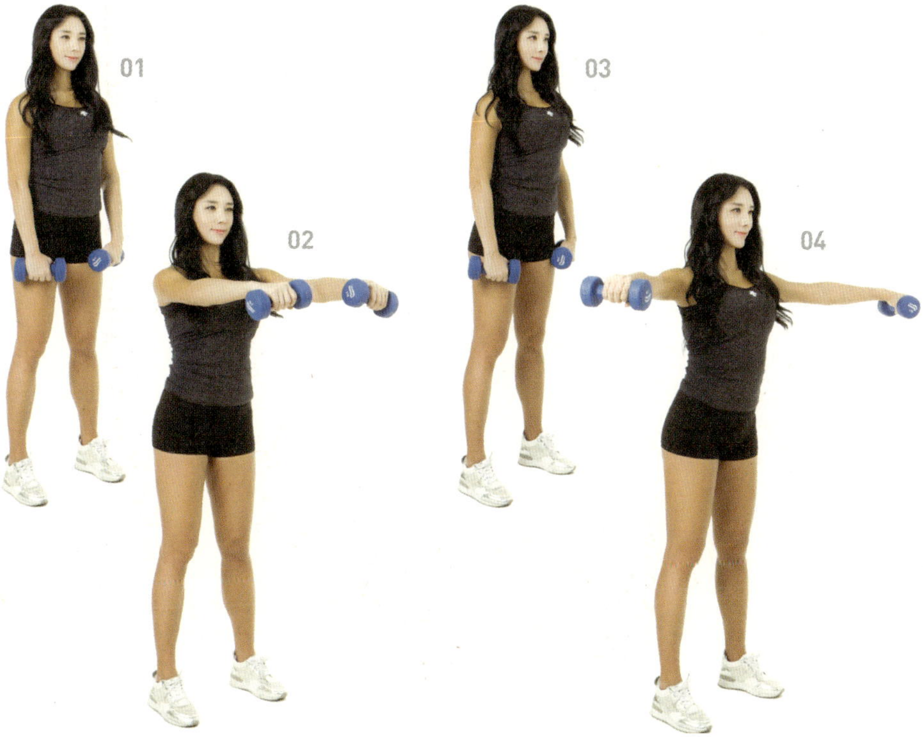

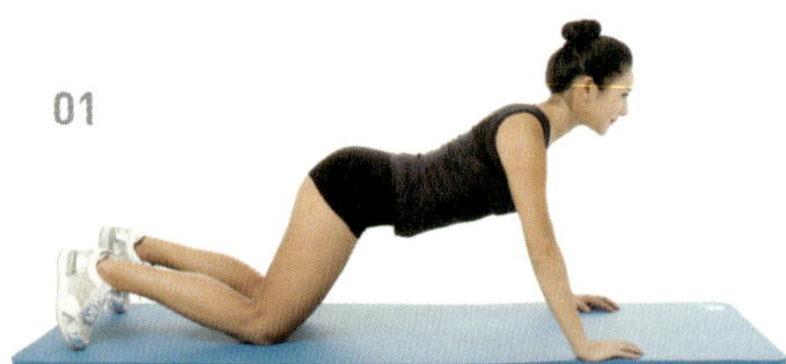

↓ 무릎 대고 푸시업

How to

칼로리를 소모해주면서 상체 전반의 탄력을 주는 효율적인 맨손 상체 운동이다. 무릎을 대고 양손은 어깨보다 살짝 아래쪽으로 짚어준다. 간격은 내 어깨 가슴 너비 정도로 유지하고 손바닥 안쪽을 동작을 하는 내내 견고하게 지면에 대고 있어야 한다. 호흡을 들이마시고 내쉬면서 팔꿈치를 구부려 상체 전체가 아래쪽으로 내려갔다가 제자리로 돌아오는 동작을 반복한다.

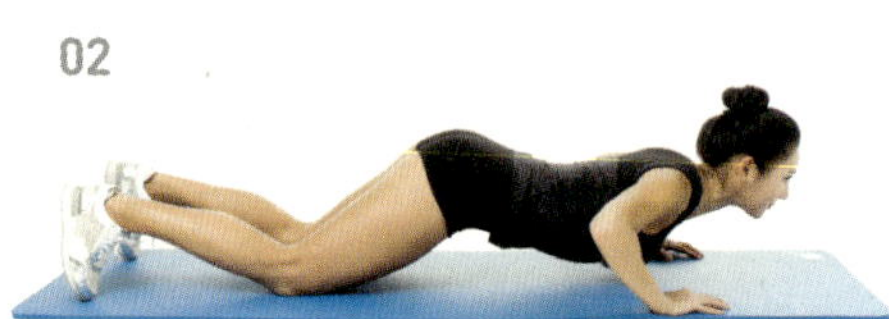

Point

처음부터 무릎을 대고 하는 것이 어렵다면 완전히 배를 대고 내려갔다가 제자리로 돌아오는 동작부터 연습한다. 어깨를 아래로 끌어내려서 목과 어깨에는 힘이 들어가지 않도록 해 준다.

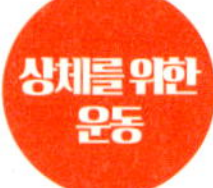

↙ 가방 로

How to

등 군살을 제거하고 탄력 있는 등 라인을 만들 수 있다. 양발은 골반 너비로 서서 무게가 있도록 내용물을 채운 가방을 몸 앞으로 잡는다. 골반과 엉덩이를 뒤로 살짝 빼고 상체를 숙이고 가방은 그대로 팔과 함께 지면에 수직으로 떨어뜨린다고 생각한다. 호흡을 들이마시고 내쉬면서 팔꿈치를 허리 쪽으로 끌어당기고 날개뼈를 최대한 접었다가 넓혀주기를 반복한다.

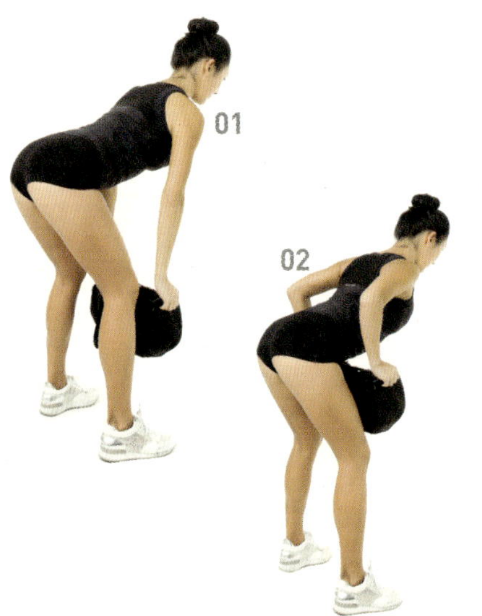

Point

운동 강도는 얼마만큼 가방 안에 물건을 채우느냐에 따라 조절할 수 있다. 중요한 것은 등 근육을 최대한 늘렸다가 정점에서 조여주는 것으로, 팔꿈치가 들려서 어깨나 가슴 쪽으로 가지 않도록 신경쓴다.

↓ 벤치 딥

How to

공원이나 집에서 쉽게 할 수 있는 팔 뒤쪽 라인 관리 운동이다. 의자나 탁자, 벤치를 뒤로 하고 손을 짚고 무릎은 살짝 구부려 앉아준다. 호흡을 들이마시고 내쉬면서 그대로 엉덩이가 지면 쪽으로 떨어지고 상체가 아래로 내려갔다가 다시 호흡을 들이마시고 내쉬면서 제자리로 돌아온다.

Point

팔꿈치를 지나치게 펴거나 반동을 쓰게 되면 팔꿈치 관절이 상할 수 있으니 자세한 동작에 집중해서 운동한다. 발이 몸에서 멀어질수록 강도가 세진다.

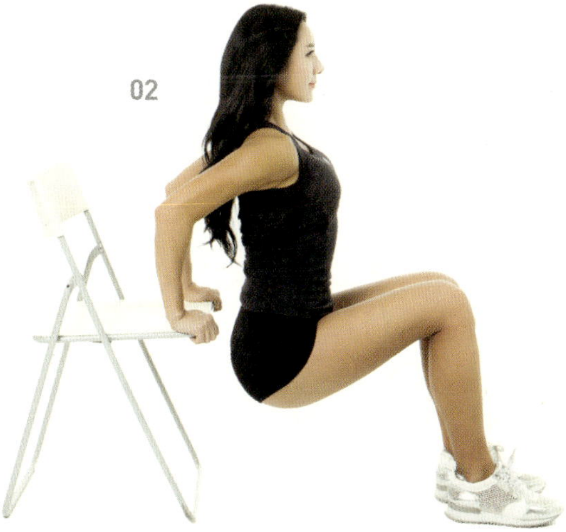

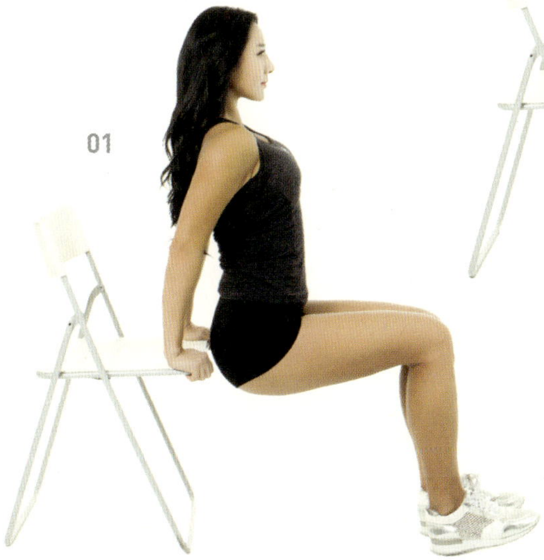

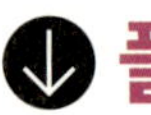 ## 플랭크

How to

많이 하는 코어 운동이지만 잘못하고 있는 경우가 많다. 양팔을 어깨와 가슴 아래쪽에 대고 몸통을 일직선으로 유지해서 버틴다. 이때 팔꿈치로 벼랑에 매달려 있다는 이미지를 가지고 어깨와 등을 조여 아래쪽으로 끌어내줘야 엉뚱하게 어깨와 목이 아픈 사태를 방지할 수 있다. 또 배꼽을 등 쪽으로 최대한 바짝 끌어당겨 복부를 계속 긴장시켜야 하는데 배꼽 아래쪽에 뾰족한 못이 있어서 닿거나 떨어지면 안 된다고 연상하라.

Point

오래 버티는 것보다 중요한 것은 바른 자세다. 자세가 잘 나오지 않는다면 바른 자세로 동작하면서 시간을 늘려간다.

복근과 함께 확실한 허리 라인을 만들어주는 운동. 스트레칭 봉이나 긴 우산, 골프채 등을 활용한다.

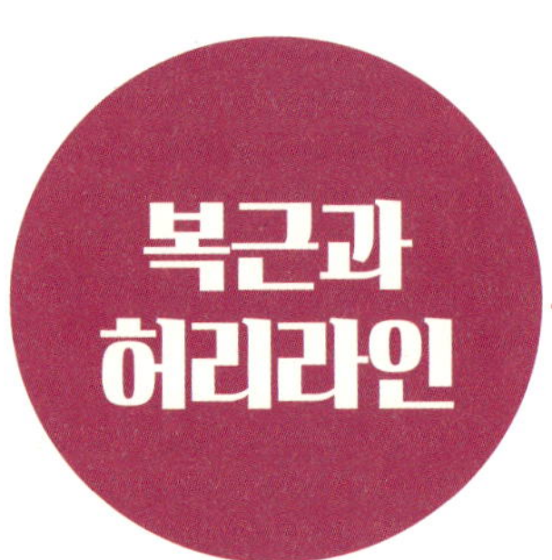

플랭크 / 레그 레이즈 / 사이드 크런치 /
크런치 / 봉 돌리기 5

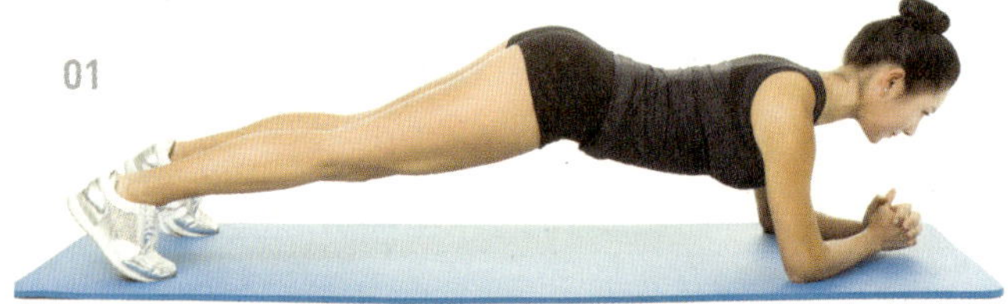

01

잘된 동작(O)

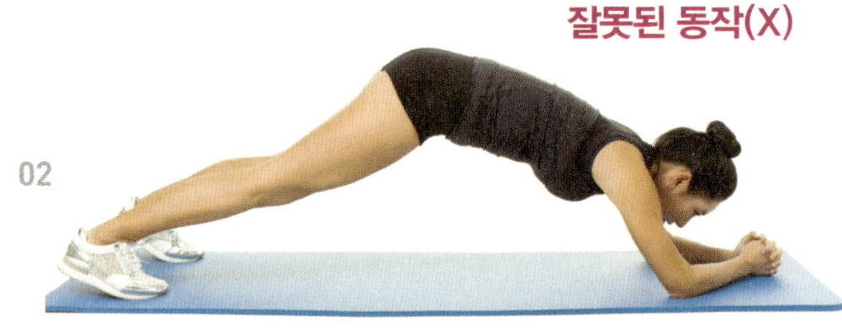

잘못된 동작(X)

02

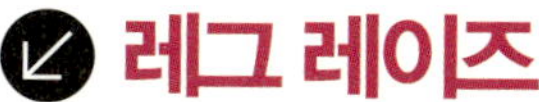

레그 레이즈

How to

메인은 하복부 운동이지만 최대한 이완하고 수축할 경우 상복부부터 하복부까지 자극할 수 있다. 엉덩이 아래쪽에 양손을 포개어 놓고 호흡을 들이마시고 내쉬면서 두 다리를 최대한 내렸다가 끌어올려준다.

Point

복부가 최대한 늘어났다 조여지는 느낌을 느끼도록 노력한다. 엉덩이 아래에 손을 포개어 두었으므로 좀 더 수축과 이완의 폭을 넓혀준다.

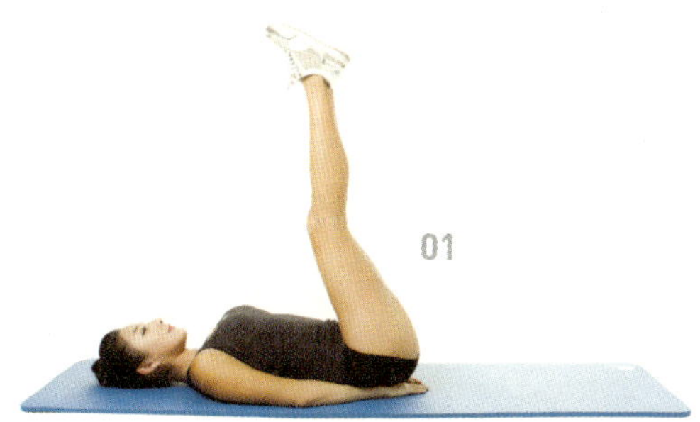

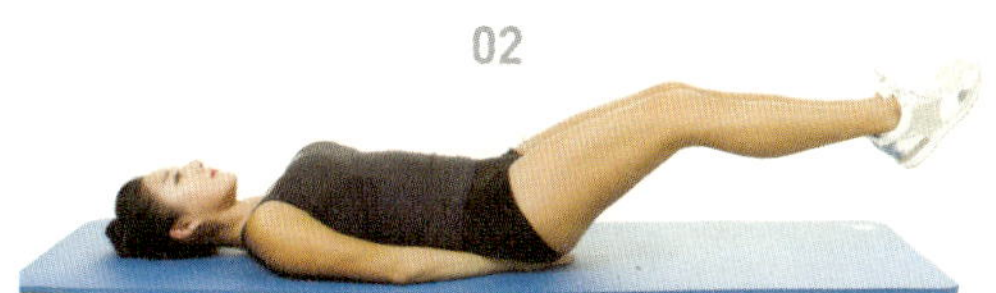

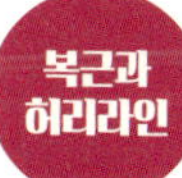

크런치

How to

대표적인 복근운동이지만 제대로 하지 못하면 효과가 없다. 한 손은 머리 뒤에, 한 손은 배에 대고 호흡을 들이마시고 내쉬면서 어깨를 지면에서 떼면서 복근을 강하게 수축해준다.

Point

크런치의 포인트는 복근의 최대 수축과 이완이다. 그렇지 않으면 목운동만 하게 된다. 복근을 계속 만지면서 늘이났다 조여시는시 느껴라.

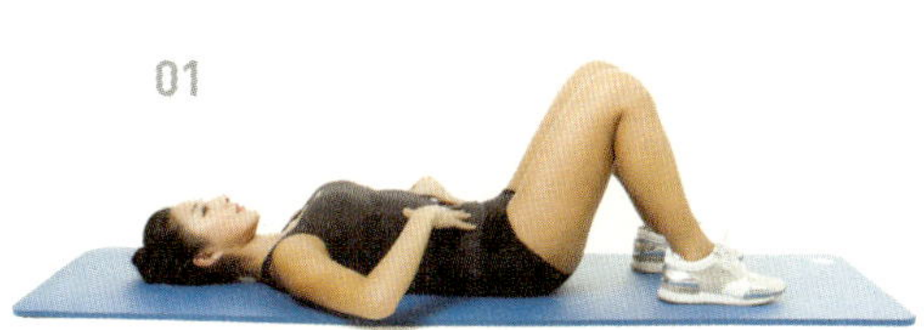

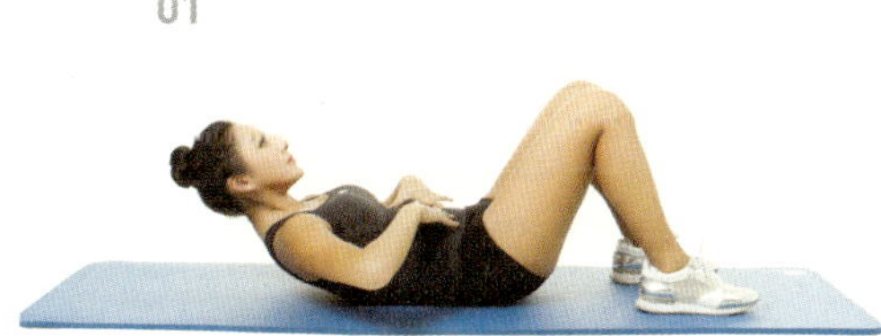

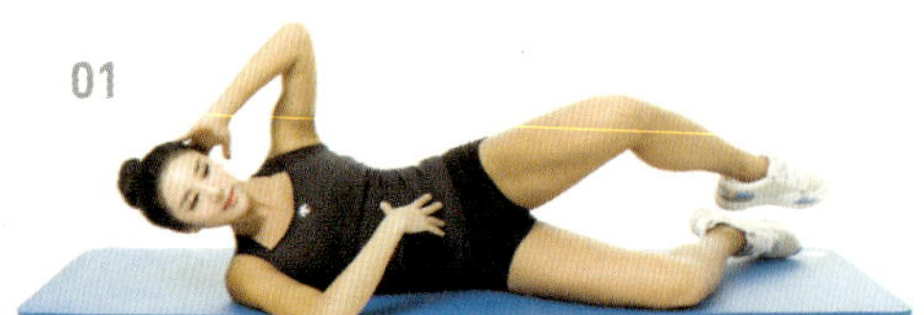

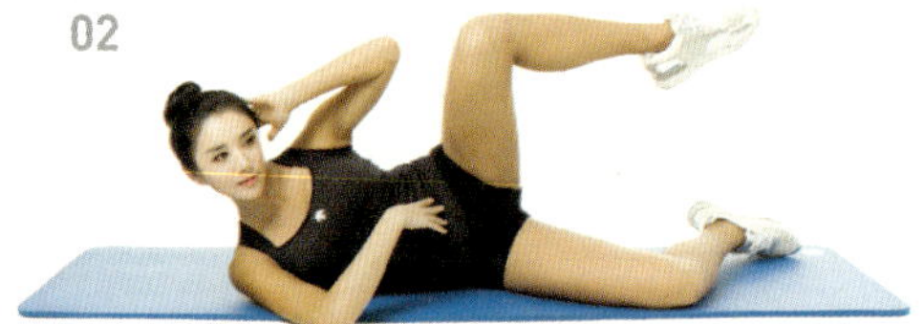

↙ 사이드 크런치

How to

복부 옆쪽과 골반 라인 하복부 쪽에 예쁜 선을 만들어준다. 옆으로 누운 상태에서 한 손은 머리 뒤에 대고 무릎은 살짝 구부려 한쪽 다리를 세워준다. 호흡을 들이마시고 내쉬면서 팔꿈치와 무릎이 맞닿는다는 느낌으로 최대한 접어준다.

Point

역시 수축과 이완의 반복이 중요하다. 최대한 늘렸다가 들어 올릴 때 복부를 완전히 쥐어 짜준다는 느낌으로 수축시켜준다. 다리의 각은 심하게 변하지 않도록 한다.

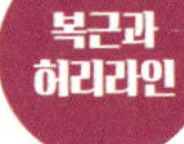

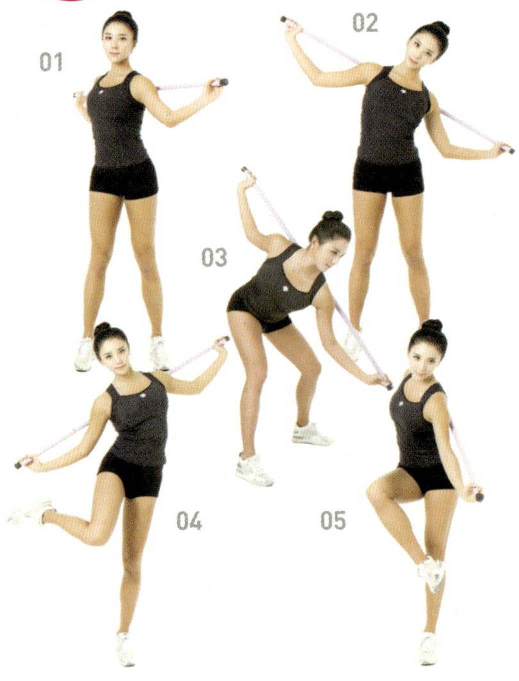

↙ 봉 돌리기 5

How to

허리 라인을 매끈하게 만들어주는 데 매우 효과적이다. 봉을 어깨와 등 뒤에 걸쳐 잡고 옆으로 돌리기, 좌우로 기울이기, 허리를 숙여 교차로 움직이기, 사이드로 움직이면서 봉 끝과 발 뒤꿈치가 닿도록 하기, 제기차기 하듯 움직이기의 5가지 동작을 모두 실시한다. 5가지 동작으로 구성되어 있어 허리를 360도로 공략한다.

Point

횟수가 많아질수록 슬림한 라인을 만들 수 있다. 강도가 센 동작이 아니니 충분한 반복 횟수가 중요하다.

라이프 글램 일주일 프로그램

이제 앞서 소개한 방법을 종합한 일주일간의 운동 프로그램을 소개한다. 애플 힙을 만들면서 전신을 고루 예쁘게 만들어주는 정아름의 초특급 트레이닝! 지속적으로 할 수만 있다면 당신의 몸과 삶이 글래머러스하게 바뀔 수 있다. 이 부분은 내가 확신한다! 프로그램을 다양하게 응용하면 자신만의 운동 루틴을 만들어 나갈 수도 있다.

월요일: 애플 힙을 위한 하루

5가지 운동 동작을 '운동 시간 각 1분+쉬는 시간 20초'로 해주는 것이 1세트로, 총 5세트를 실시한다.

1. 팔 벌려 뛰기
2. 베이직 스쿼트
3. 제자리 뛰기+무릎 높이 들어 뛰기
4. 와이드 스쿼트
5. 누워서 엉덩이 들기

화요일: 상체 고민 해결을 위한 하루

10가지 운동 동작을 '운동 시간 각 1분+쉬는 시간 15초'로 해주는 것이 1세트로, 총 3세트를 실시한다.

1. 버피 테스트
2. 가방 로
3. 제자리 뛰기+무릎 높이 들어 뛰기
4. 덤벨 삼두 익스텐션
5. 버피 테스트
6. 덤벨 어깨 운동
7. 투명 줄넘기 또는 그냥 줄넘기
8. 무릎 대고 푸시업
9. 덤벨 삼두 익스텐션
10. 벤치 딥
11. 팔 벌려 뛰기

수요일: 유산소운동과 복근을 위한 하루

8가지 운동 동작을 '운동 시간 각 50초+쉬는 시간 10초'로 해주는 것이 1세트로, 총 5세트를 실시한다.

1. 제자리 뛰기+무릎 높이 들어 뛰기
2. 플랭크
3. 제자리 뛰기+무릎 높이 들어 뛰기

4. 레그 레이즈

5. 팔 벌려 뛰기

6. 사이드 크런치

7. 팔 벌려 뛰기

8. 크런치

9. 계단 뛰기

목요일: 애플 힙을 만들기 위한 하루

11가지 운동 동작을 '운동 시간 1분+쉬는 시간 20초'로 해주는 것이 1세트로, 총 3세트를 실시한다.

1. 베이직 스쿼트

2. 굿모닝

3. 계단 뛰기

4. 와이드 스쿼트

5. 스티프 데드리프트

6. 제자리 뛰기+무릎 높이 들어 뛰기

7. 베이직 스쿼트

8. 계단 뛰기

9. 와이드 스쿼트

10. 굿모닝

11. 스티프 데드리프트

10가지 운동 동작을 '운동 시간 1분+쉬는 시간 5초'로 해주는 것이 1세트로, 총 3세트를 실시한다.

1. 버피 테스트

2. 봉 돌리기 1

3. 팔 벌려 뛰기

4. 봉 돌리기 2

5. 투명 줄넘기 또는 그냥 줄넘기

6. 봉 돌리기 3

7. 버피 테스트

8. 봉 돌리기 4

9. 좁고 넓게 뛰기

10. 봉 돌리기 5

다음의 10가지 동작을 운동 시간 1분에 쉬는 시간 없이 실시하는 것이 1세트로, 총 3세트를 실시한다.

1. 팔 벌려 뛰기

2. 제자리 걷기

3. 버피 테스트

4. 제자리 걷기

5. 제자리 뛰기+무릎 높이 들어 뛰기

6. 제자리 걷기

7. 투명 줄넘기 또는 그냥 줄넘기

8. 제자리 걷기

9. 좁고 넓게 뛰기

10. 제자리 걷기

11. 계단 뛰기

HotBody Mentorir

Part 4

내가 먹는 것이
곧 나의 몸이 된다

Body
&
Food

식탐과
협상하라

"전 음식 조절하기가 너무 힘들어요. 나가 죽어야 할까 봐요."

식욕 제어 불능은 다이어트 상담을 할 때 빠지지 않고 등장하는 문제다. 당장 몸 관리와 다이어트가 시급하지만 세상에는 맛있는 음식이 너무나 많고 먹고 싶은 욕망을 누를 길이 없다고 하소연한다. 이 경우 이어지는 시나리오는 이러하다.

1단계 치맥이 먹고 싶다. 늘 먹고 싶지만 더욱 격렬히 먹고 싶다.

2단계 참아 보려고 안간힘을 쓴다.

3단계 결국 치맥을 주문한다.

4단계 먹는 동안에는 행복감이 밀려온다.

5단계 다 먹고 난 뒤에는 왜 참지 못했을까 하는 후회와 함께 자책을 시작하며 다이어트는 내일부터라고 외친다.

느긋하고 나태해지려는 당신을 토닥이려는 것이 아니다. 나는 식욕이 충만하고 잘 먹는 사람이 좋다. 매일 식욕과 전쟁을 벌이는 자신을 비하할 필요는 없으며, 오히려 식욕이 흘러넘치는 자신의 상태를 다행스레 받아들이라는 뜻이다. 식욕은 인간이 가진 가장 기본적인 욕구이자 본능이기에, 본능에 충실한 사람은 자

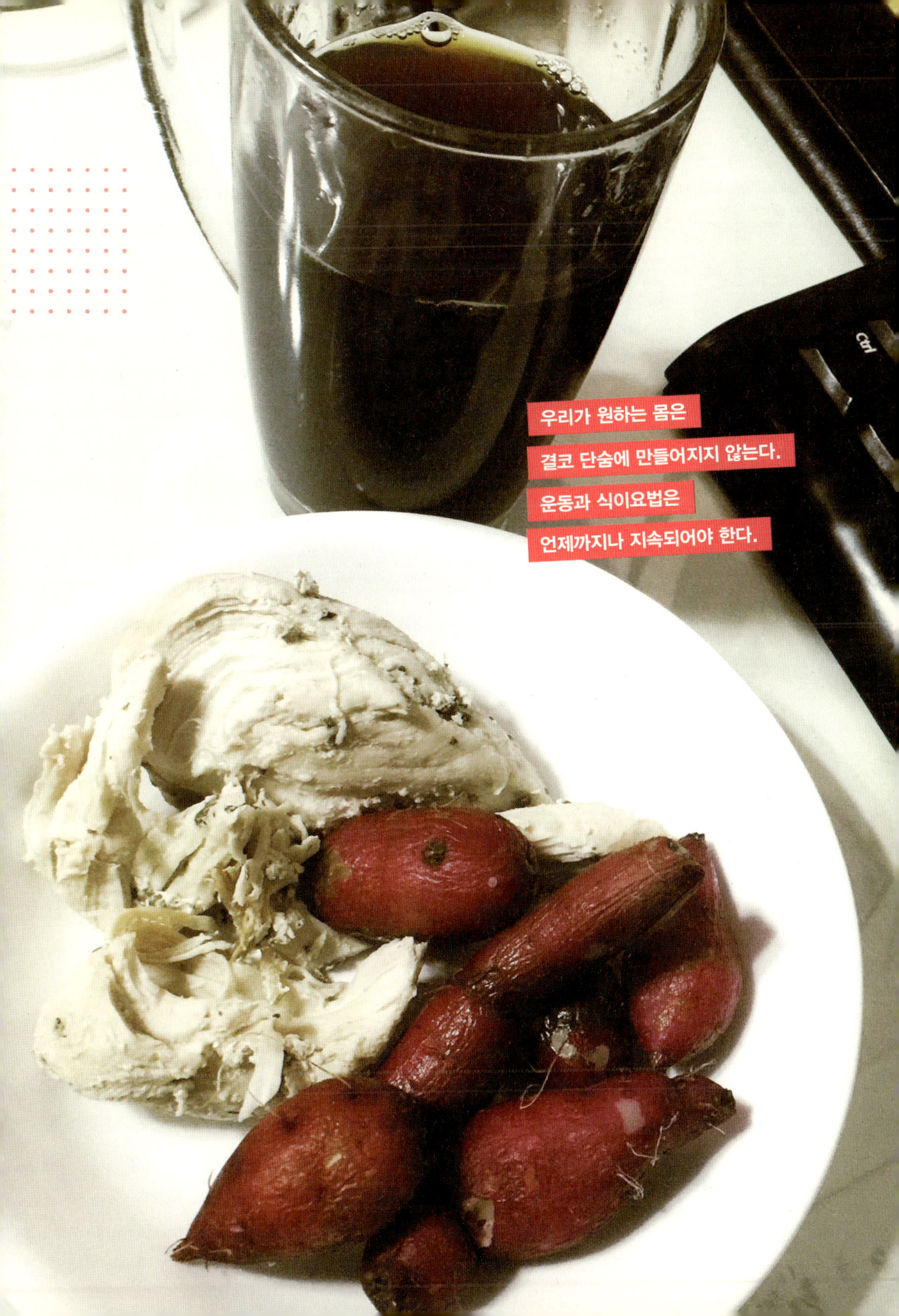

우리가 원하는 몸은
결코 단숨에 만들어지지 않는다.
운동과 식이요법은
언제까지나 지속되어야 한다.

신의 인생에도 열정을 가지고 임한다는 뜻으로 해석할 수 있기 때문이다.

실제로 역사에 한 획을 그은 인물들은 식욕이 왕성하다는 공통점이 있다고 한다. 성공했거나 시대를 아우르며 강력한 인상을 남긴 이들 중에는 유독 카사노바나 로맨티스트가 많고, 미식가나 폭식가의 비율도 월등히 높다. 본능적 욕구가 남다른 이들이 인생에서도 성공할 확률이 높다는 것이 이미 입증된 것이다.

실례로 토크쇼의 여왕이자 자수성가의 아이콘인 오프라 윈프리도 평생 다이어트와 사투를 벌이고 있다. 재벌 부럽지 않은 부를 쌓고 고유명사가 된 그녀 역시 음식에 대한 욕구만은 어쩌지 못한다며, 어제도 오늘도 내일도 다이어트 중이다.

식욕이 흘러넘치는 자신에게 실망하고 괴로워했다면 오히려 다행스레 생각하고 오늘부터 긍정적인 마인드로 바꾸길 바란다. 앞에 무슨 음식이 있든 관심도 없고 복 달아나게 깨작거리는 이들보다 인생을 훨씬 더 열정적으로 살아갈 태도를 장착하고 있다는 뜻이니까.

폭식을 대하는 자세

나 역시 식욕과의 전쟁에서 무너진 경험이 많다. 건강하게 먹겠다는 목표를 세우고 제법 실천을 잘하고 있지만 태생적으로 좋아하는 몇 가지 음식 앞에선 항상 갈등을 한다. 고소한 맛을 좋아하는 나는 견과류와 치즈 앞에서는 사족을 못 쓴다.

내 나름대로 찾아낸 해법은 견과류는 아예 손을 대지 않거나 사지 않는 것, 먹을 때는 그나마 무염 처리된 것을 고르고 한 봉지씩 나오는 제품을 사는 것이다. 그러나 그것도 별 소용이 없다. 견과류 중독자인 내게 한 봉지씩 나오는 '하루 견과류'는 장난 수준이다.

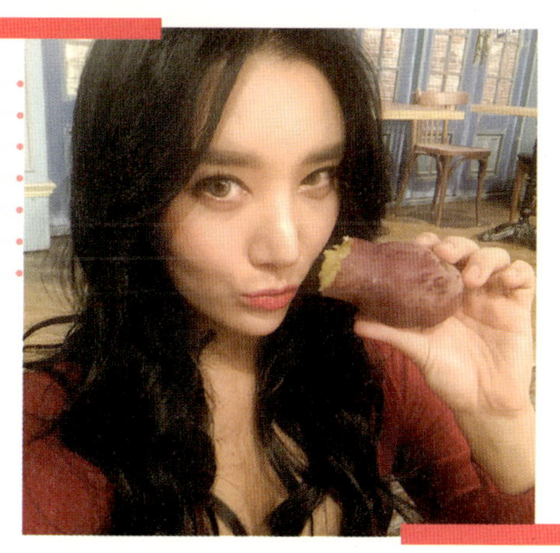

　한번은 헬스클럽까지 500m 거리의 길을 걷고 있었다. 출출했던 터라 운동 전에 가볍게 배를 채우려고 편의점에 들러 견과류 한 봉지를 샀다. 아껴가며 먹었는데도 몇 입에 다 끝나버렸고, 다시 허전해진 나는 한 봉지만 먹고 멈추려던 처음 계획과는 달리 다음 편의점에 또 들렀다. 두 번째 편의점에는 여러 종류의 견과류가 있어 하나만 고르기가 어려웠다. 두 봉지를 샀고, 먹으면서 또 생각했다.

　'그래, 운동할 거니까 괜찮아.'

　문제는 세 봉지를 끝낸 뒤였다. 채워지지 않는 허전함과 견과류에 대한 강한 열망으로 가득 찬 나는 헬스클럽으로 가는 길과는 반대편으로 가서 또 다른 편의점 문을 열었다. 네 번째 견과류 봉지를 탈탈 털고서야 내가 네 봉지를 단 10분 만에 비웠음을 깨닫고 폭풍 후회를 했다. 운동을 하지 말든가, 먹어 치우지 말든가 둘 중 하나만 한 것을….

　치즈도 마찬가지다. 어떻게 하면 몸을 망치지 않으면서 치즈를 먹을 수 있을까 고민하다가 그냥 모차렐라 치즈를 샀

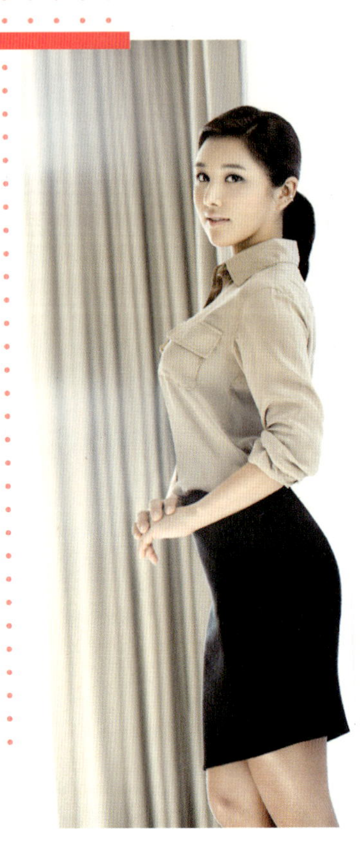

다. 채소나 닭가슴살 위에 뿌려서 전자레인지에 돌려 먹으면 피자랑 다를 게 뭔가 싶었다. 브로콜리 위에 하얀 눈이 소복이 내린 것처럼 치즈를 얹어 3분을 돌렸다. 온몸 가득 느껴지는 고소함에 몸부림치며 한 접시를 비운 나는 마침내 식욕 컨트롤 리모컨을 잃어버렸다.

결국 치즈만 두어 차례 더 녹여 먹은 뒤 한 봉지가 거의 다 사라졌다는 것을 알고 난 뒤에야 가까스로 멈췄다. 그래, 못 참겠으면 아예 사지 말자, 사지 말아….

이렇게 나 역시 무너지고 또다시 다짐하는 과정을 무수히 반복하지만 그렇다고 이런 나 자신을 자학하지는 않는다. 나는, 우리는 인간이기 때문이다!! 음식을 먹고 싶어 미치겠는 것 그 자체를 부정하거나 자책하기 시작하면 늘 본능과 싸워야 하고, 종교인이 아닌 이상 인간은 본능적 욕구를 언제나 완벽하게 통제할 수 없어 결국 다이어트와 운동은 고통스러워질 수밖에 없다. 당연히 고통스러운 모든 행위는 지속하기 힘들어지고, 결국 식욕을 부정하고 자기 비하에 빠진 당신은 잘못된 다이어트의 쳇바퀴를 돌 수밖에 없다.

식욕을 자연스럽고 긍정적인 현상으로 받아들이면 그다음부터는 오히려 허벅지를 쿡쿡 찔러 가며 억지로 참는 것보다 수월하게 조절하고 통제할 수 있다. 원래 그렇지 않은가. 하지 말라고 하고, 하면 안 된다는 생각이 들면 더 하고 싶은 청개구리 심보가 발동하게 마련이다.

이를 교묘하게 활용해 오히려 식욕을 느끼는 나 자신에게 관대하고 너그러워지자. 그렇게 마인드를 바꾸면 음식 앞에서 무너지는 횟수가 자신도 모르게 줄어들면서 서서히 바람직한 무너짐과 철저한 자기 관리를 넘나드는 몸 관리의 베테랑이 될 수 있다.

다이어트와 몸 관리를 위한 다이어트 규칙은 참으로 오묘하다. 지나치게 참아도 안 되고 절제를 못해도 안 되며 강박을 만드는 것도 옳지 않지만, 자신만의 규칙은 나름대로 확고히 가지고 있어야 하기 때문이다. 결국 다이어트와 몸의 싸움에서 승리하는 자는 식욕을 지배하고 가지고 노는 이들임을 부인할 수 없다.

이는 뷔페에 가도 당장 확인할 수 있다. 마음껏 가져다 먹어도 괜찮은 특성상 뷔페를 들어가는 이들은 세 부류로 나뉜다. 첫째, '아예 죽어보자'고 작정한 이들. 둘째, 최대한 안 먹으려고 노력하리라 다짐하는 이들. 셋째, '이번 끼니는 뷔페군'이라고 생각하는 이들.

최대한 안 먹어야지 하고 다짐하는 이들이 가장 날씬할 것 같지만 의외로 늘 살이 찌지 않고 날씬한 몸을 유지하는 사람들은 맨 마지막, 즉 쿨하고 가벼운 마음으로 뷔페를 대하는 부류다. 아예 죽어보자고 작정한 이들은 처음부터 망가질 생각이었으니 제쳐두고, 가장 난감한 쪽은 안 먹고 다이어트를 하려고 안간힘 쓰는 이들이다. 그런 사람들은 일단 뷔페에 들어서면서부터 불안해진다. 맛있는 게 있어서 무너질까 봐, 또는 식욕을 참지 못할까 봐 두려움에 떤다. 눈앞에 펼쳐진 산해진미에 접시를 들고도 계속 마인드 컨트롤을 하면서 머릿속으로는 칼로리 계산기와 음식 성분 표시기를 작동시킨다. 칼로리 낮은 것들을 소심하게 담고 나머지는 풀로 가득 채운 다음 영혼 없이 씹어 삼킨다. 먹으면서 생각한다. '나는 지금 잘하고 있다'고.

그러나 그렇게 음식이 들어가서 발동이 걸리면 대부분은 무너진다. 어차피 이렇게 된 거 그냥 먹자는 마인드로 갑자기 돌변하고, 그때부터는 사막에서 유전이 터지듯 식욕이 폭발한다.

살이 찌지 않는 사람들은 뷔페에서도 늘 그렇듯 같은 자세로 음식을 대한다. 내 입에 당기고 눈에도 끌리면 적당히 담아 맛있게 즐기고, 배가 차면 남기기도 하며 자유롭게 골라 먹는다. 먹고 난 뒤에 죄책감도 느끼지 않는다. 미쳐 날뛰는 식욕과 타협하고 잘 컨트롤하기에 가능한 일이다.

오늘부터는 식욕을 느끼는 자신을 비하하고 억누르려고만 할 것이 아니라 잘 컨트롤하면서 함께 공생하는 법을 찾아보자. 아, 그리고 뷔페에 가서 풀만 한 사발 담아와 먹는 건 정말 아닌 것 같다.

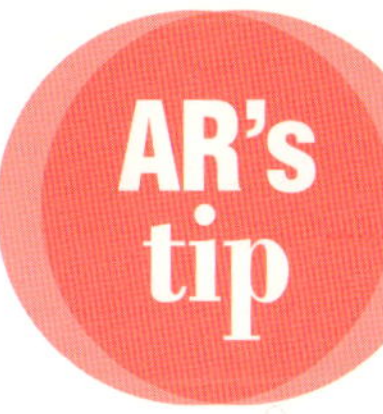

다이어트 시 견과류 섭취에 대하여

견과류, 몸에 좋고 다이어트에 도움이 된다고 알려져 있지만 어떻게 섭취하느냐에 따라 필요악이 될 수 있다. 제일 큰 오류는 견과류는 살이 찌지 않을 거라는 생각이다. 그러나 아무리 몸에 좋은 불포화지방산이라도 대놓고 흡입한다면 답이 없이 도리어 살이 찌도록 만든다. 즉 적정량을 섭취한다면 좋은 간식이지만, 양에 대한 인지를 못한다면 그저 잉여 칼로리와 지방을 공급할 뿐이다. 어떤 음식이든 물을 제외하고는 어떤 양을 얼마나 먹는지가 관건이다. 다음과 같은 실수를 범하고 있지 않은가 체크해본다.

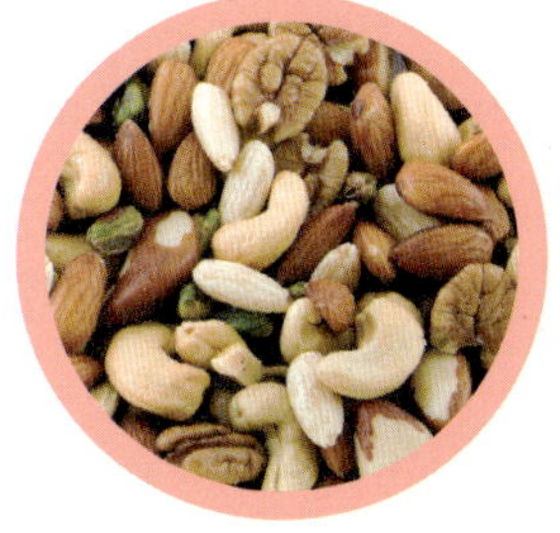

1. 견과류를 간식처럼 늘 손이 가는 곳에 두고 먹는다.
2. 하루에 1회 이상 한 번 먹을 때 한 줌 이상의 견과류를 먹는다.
3. 먹을 때마다 양이 매번 다르다. 종종 늘어나기도 한다.
4. 조미된 견과류도 좋아한다.
5. 보통의 식사를 하면서도 견과류를 간식으로 많이 먹는다.
6. 한번 손을 대면 끊기가 힘들 정도로 견과류를 좋아한다.

위의 사항에 많은 부분들이 해당된다면 당신이 다이어트에 성공하지 못하는 것은 마냥 집어먹는 아몬드 때문일 수도 있다. 다이어트와 건강을 위한다면 다음과 같이 먹기를 권한다.

1. 하루 1회 간식으로 섭취한다.
2. 1회 최대 섭취량을 종이컵 3분의 2나 반 컵으로 제한한다.
3. 끼니 대봉일 때는 과일 하나 또는 무지방 · 저지방 우유
   1잔을 곁들인다.

★ 견과류 칼로리

- 100g(작은 컵 반) 기준

- 아몬드 597kcal(10개만 먹으면 70kcal)

- 피스타치오 586kcal(10개만 먹으면 59kcal)

- 호두 말린 것 – 652kcal

- 호두 볶은 것 – 673kcal

- 캐슈넛 565kcal

- 잣 660kcal

- 땅콩 580kcal

- 마카다미아 930kcal

AR's tip

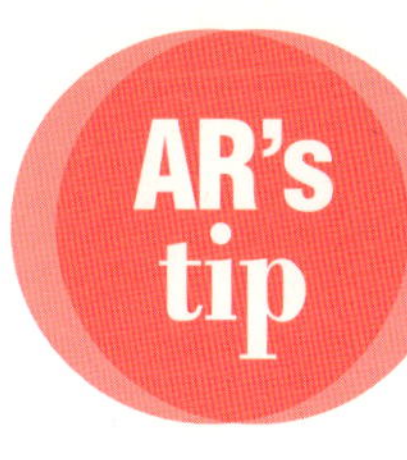

식사와 물 마시기 타이밍

물은 언제 마시느냐에 따라 살이 빠질 수도 있고 찔 수도 있다. 식전 30분, 식후 40분에서 길게는 1시간이 지나서부터가 물을 마시기에 가장 좋은 시간이다. 음식물과 함께 물을 마시면 살을 찌게 하는 호르몬이 급격히 분비되고, 소화액이 희석되어 건강에도 좋지 않다. 위에서 말한 시간을 제외한 시간에 2L 이상 충분히 물을 마시면 컨디션이 좋아질 뿐 아니라 피부도 살아나고 물을 마실수록 살도 빠진다. 엄격한 다이어트에 돌입하면 가장 먼저 지켜야 할 부분이다.

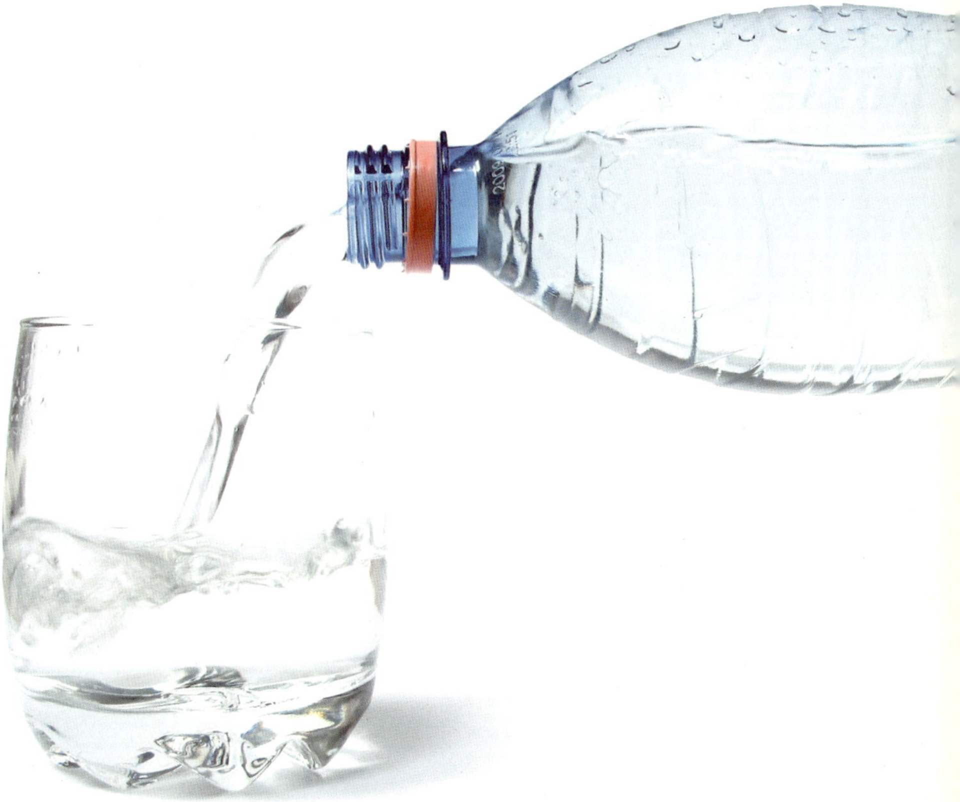

단백질만 먹으면 근육이 생긴다는 착각

나는 다이어트를 위해 기생충 빼고는 다 먹어봤다고 표현해도 될 정도로 수많은 식이요법을 시도해왔다. 특히나 조금이라도 마른 몸을 만들기 위해 안간힘을 썼던 20대 초중반, '○○ 먹으면 살 빠진대'라는 말을 들었을 때의 실행력은 최고조에 달했다. 아직도 사과나 달걀만 열흘 넘게 먹었던 기억이 악몽처럼 남아 있다.

사과만 먹었을 때는 한창 첫사랑 남자친구와 헤어지네 마네 갈등을 겪었던 20대 초반이었다. 며칠 헤어져 있는 동안 그에게 '나 이렇게 힘들었어' 하고 보여주고 싶은 어린 마음에 극단적인 다이어트를 해야겠다고 마음먹었고, 열흘 가까이 사과만 먹었다. 나날이 마르기는 해서 그를 다시 만났을 때는 퀭한 얼굴로 동정심을 유발하는 데는 성공했지만 현기증과 짜증, 속쓰림이 부작용으로 따라왔다. 게다가 사과만 먹다가 일반 음식을 먹기 시작하자 당연히 다시 살이 올랐다.

원래의 패턴을 찾기 위해 고생했던 것을 떠올리면 그때의 선택이 후회스럽다. 오히려 건강하게 예뻐진 모습으로 '난 너 없어도 괜찮아!'라는 식으로 어필했다면 오히려 그가 더 꼬리를 내리지 않았을까 싶다.

달걀흰자만 열흘 정도 먹었던 것도 세 손가락에 꼽히는 최악의 경험이었다. 내 생애 첫 다이어트를 했던 스물한 살 겨울에 막판 스퍼트를 위해 탄수화물을 일절 끊었다.

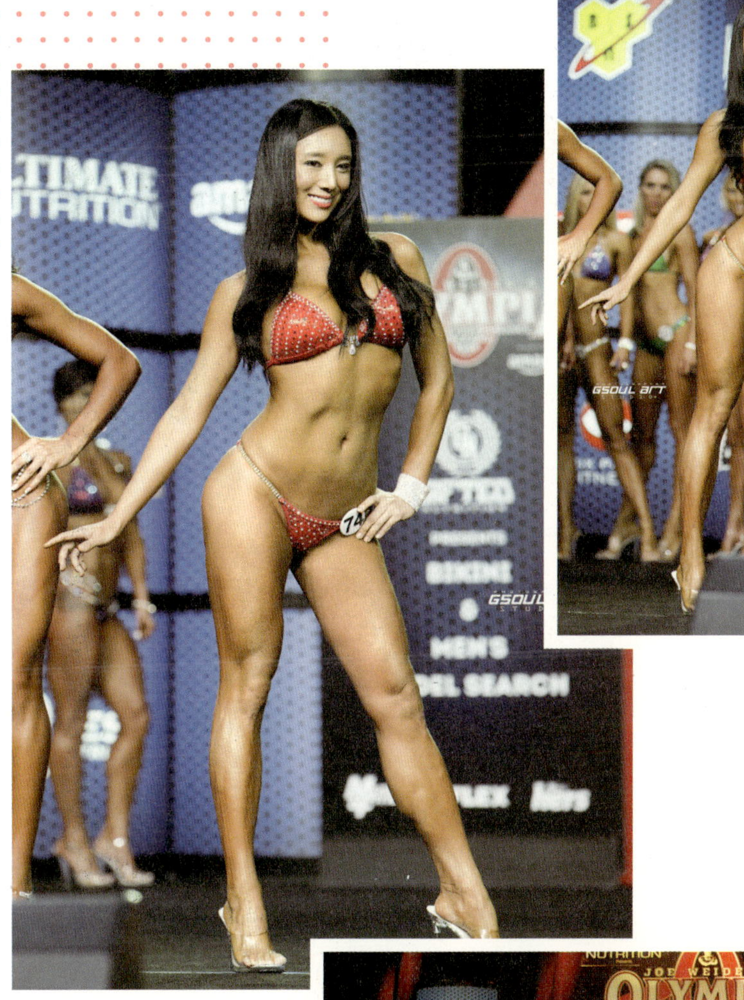

단백질만 먹으면 근육이 생길 거라고 생각하기 쉽지만 오히려 합성될 영양소가 없는 극단적인 영양 불균형을 가져와 몸에 있는 근육이 빠지면서 마른다. 그래서 피트니스 선수들은 다이어트 막바지에 간헐적으로 탄수화물을 끊는 식의 방식을 사용한다.

결론적으로 이야기하면 열흘간 달걀흰자만 먹는 방식은 무식의 최고봉이었다. 근육이 있어야 양질의 몸 상태가 되면서 지방을 계속 태울 수 있거늘 단백질만 무리하게 먹으면서 있는 근육까지 빼버리고 몸을 상하게 했던 것이다.

부작용? 배고픔, 짜증, 늘 올라오는 닭똥 냄새, 현기증, 무기력함, 다이어트 이후에 오는 강력한 요요…. 이때의 경험 때문에 지금도 나는 달걀흰자를 매우 싫어한다. 노른자 없이는 절대, 절대 먹지 않는다. 죽을 때까지 안 먹을 거다.

선수식 다이어트 식단은 오래 못 간다

이처럼 잘못된 방식의 다이어트와 일반적으로는 할 수 없는 특수한 선수식 다이어트 방식을 수없이 체험하면서 나는 많은 깨달음과 제대로 된 정보를 전달할 수 있다는 자신감을 얻었다. 물론 여자이기에 살이 빠진다는 식단과 식이요법 다이어트라는 낚시성 정보에는 아직도 본능적으로 솔깃하지만 서서히 나만의 룰을 찾아가면서 결론을 얻었다.

오직 살빼기만을 위한 식단이 아닌 장기적인 라이프스타일의 변화를 가져오는 건강한 식습관이 유지 가능한 몸을 만든다는 사실이다. 이것은 불변의 법칙이다. 라이프스타일이 건강하면 날씬하고 탄력 있는 몸을 가지고 사는 것이 가능하다.

덴마크 다이어트 현실 적용법

인기가 많은 유행 다이어트 중에 대표적인 것으로 덴마크 다이어트를 꼽을 수 있다. 한창 덴마크 다이어트가 선풍적 인기를 끌 때 너도나도 자몽과 달걀을 사서 다이어트에 도전하곤 했다. 덴마크 다이어트는 덴마크 국립병원에서 치료용으로 개발한 다이어트인데, 달걀과 채소를 이용한 고단백·저열량 식단이다. 덴마크 다이어트의 이론에 따르면, 다이어트가 끝나면 체질이 변화해 인체가 탄수화물을 받아들이지 않는 상태가 되어 체중을 그대로 유지할 수 있다지만 그것은 다이어트 후 어떻게 식습관의 변화를 이끌어내느냐에 달려 있다. 덴마크 다이어트의 주 메뉴는 삶은 달걀, 자몽, 채소, 블랙커피, 소고기, 닭고기, 양고기, 토마토 등으로 구성되어 있다.

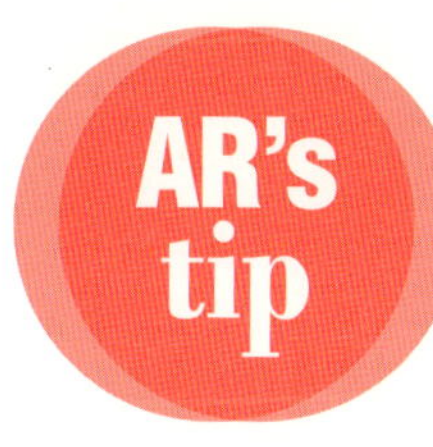

덴마크 다이어트에 포함되는 자몽은 비타민C와 각종 미네랄, 항산화물질 등이 풍부하게 함유되어 있어 추운 겨울철 면역력을 강화하고 감기를 예방하는 데 도움을 준다. 또 수분 함량이 높아 포만감을 높여줘 체중 조절에 도움을 줄 뿐 아니라 지방이 없고 다른 과일에 비해 칼로리가 낮다. 자몽 속 비타민C(100g 기준, 35mg 함유)는 사과(100g 기준, 5mg)의 7배가 들어 있어 감기 예방에도 도움이 된다. 덴마크 다이어트의 효과를 보기 위해서는 탄수화물·지방·염분의 섭취를 제한해야 하는데 소금이나 설탕 등의 양념은 사용하지 않으며 주로 굽거나 찌는 조리법을 이용한다. 당연히 요요현상을 막고 탄력을 잃지 않으려면 운동도 병행해야 한다. 그러나 무염식·저탄수화물 다이어트라는 점에서 몸에 무리가 갈 수 있으므로 단기간인 2주 정도 실시하는 것이 좋다.

모든 다이어트가 그렇듯 단기간에 승부를 볼 다이어트를 한다면 그 기간 동안은 집중하고, 다이어트가 끝난 후 탄수화물과 염분의 양을 자연스럽게 현실에 적응시켜가는 것이 필요하다. 한 끼라도 계획된 식단에서 벗어나 식사를 하면 처음부터 다시 시작해야 하니 완전히 마음을 먹었을 때 덴마크 다이어트에 도전해야 한다. 당장 급해서 빨리 메이크오버를 하고자 하는 분들께 권할 만한 다이어트라고 볼 수 있다. 2주 후에는 위에서 언급한 것처럼 '앗싸, 이제 끝났다' 하며 폭풍 흡입하는 것은 금물이다. 염분은 조금만 늘려 저염식을 생활화하고, 평소 탄수화물을 과하게 섭취하지 않는 습관을 유지하면 건강도 몸매도 지켜갈 수 있다. 덴마크 다이어트는 체중 감량효과가 크지만 그 대부분은 체수분 손실로 인한 것이기 때문에 장기간 덴마크 다이어트를 하는 것은 권하지 않는다. 단백질을 주로 취하게 되어 케톤이라는 성분이 몸에서 많이 만들어지므로 구취나 두통 등의 부작용이 있을 수 있다는 것도 알아두면 좋겠다. 이 모든 정보를 파악하고도 다음 주부터 덴마크 다이어트에 돌입하고 싶다면 큰 맘 먹고 2주간 집중해서 성공하길 바란다.

★ 아름이가 권하는 덴마크 다이어트 식단

아침: 아메리카노 1잔 / 자몽 1개 / 삶은 달걀 1개
점심: 토마토 1개 / 소고기 150g
간식: 아메리카노 1잔 혹은 탄산수
저녁: 닭가슴살 150g / 토마토 1개

즉 아침은 아메리카노 한 잔과 자몽 한 개, 삶은 달걀 1개로 하고 나머지 두 끼니에 토마토 1개와 소고기나 닭고기, 양고기 중 하나를 택해서 100~200g을 섭취하면 되겠다. 사용할 수 있는 양념은 슬프게도 허브나 후추, 고춧가루 정도다. 간이 없는 향신료를 추천한다.

팔레오 다이어트 역시 최근 떠오르고 있는 인기템이다. 팔레오 다이어트에서 팔레오는 '구석기 시대의'라는 뜻을 가진 형용사인데 '팔레오리틱(palaeolithic)'의 줄임말로 2000년대 초반 서서히 유행하기 시작한 다이어트의 한 종류다. 팔레오 다이어트는 2013년 구글에서 체중 감량을 위한 식단 검색어 1위를 기록하면서 지속적으로 인기를 끌고 있다. 팔레오 다이어트는 원시로 돌아가자는 모토를 가지고 있다. 예전 원시시대와 비교했을 때 신체적 문제가 발생한 시점이 1만 년 전 농업혁명이라는 점에 착안, 곡식을 재배하고 가축을 사육하면서 우리 식탁에 곡류·콩류·유제품 같은 식품이 등장하며 이를 사용한 식단이 질병을 초래하고 우리를 뚱뚱하게 만들었다는 이론이다. 이러한 식단으로 인해 많은 질병이 초래됐다는 것. 고로 팔레오 다이어트를 지지하는 이들은 현대인도 원시인과 같은 식단을 유지한다면 만성 질병과 비만 예방에 도움을 얻을 수 있다고 주장한다.

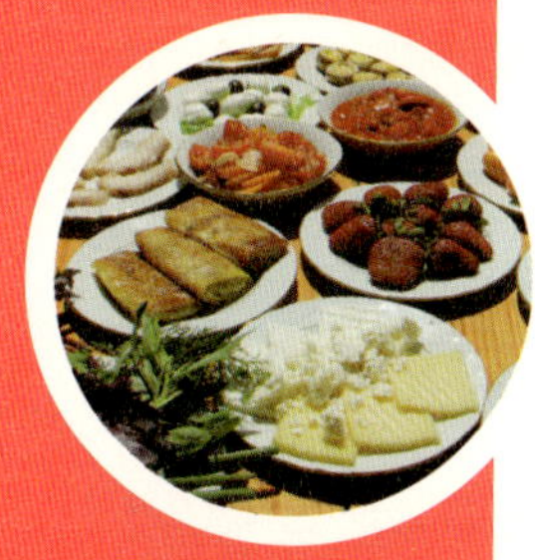

그래서 팔레오 다이어트는 신석기시대 이후에 등장한 식재료의 섭취를 금지한다. 유제품·곡류·콩류·가공유·정제된 설탕과 소금을 멀리하고 주류(주로 곡류에서 발효)와 커피 등의 음료 섭취도 제한한다. 팔레오 다이어트의 수칙은 먼저 단백질 섭취 늘리기! 현대 서구인의 식단에서 단백질이 차지하는 비중은 15%가량으로 알려져 있으나 원시시대에는 이보다 훨씬 높은 19~35%의 칼로리를 단백질을 통해 섭취한 것으로 추정된다고 한다. 그래서 팔레오 다이어트는 육류나 해산물, 또는 다른 동물성 식품을 주식으로 하며 단백질 섭취량을 늘리라고 권한다.

둘째, 탄수화물 섭취량 줄이기다. 전분기 없는 신선한 과일이나 야채로 하루 칼로리의 35~45%를 섭취해 탄수화물 필요량을 채우라고 한다. 많은 현대인이 대부분의 탄수화물을 곡류와 유제품에서 공급받고 있는데 팔레오 다이어트에서는 두 가지 대신 과일과 채소를 권장한다. 실제로 우리를 살찌게 하는 것은 지방이 아닌 탄수화물이라는 점을 생각해보면 현실적으로 시대에 맞는 다이어트인 듯하다.

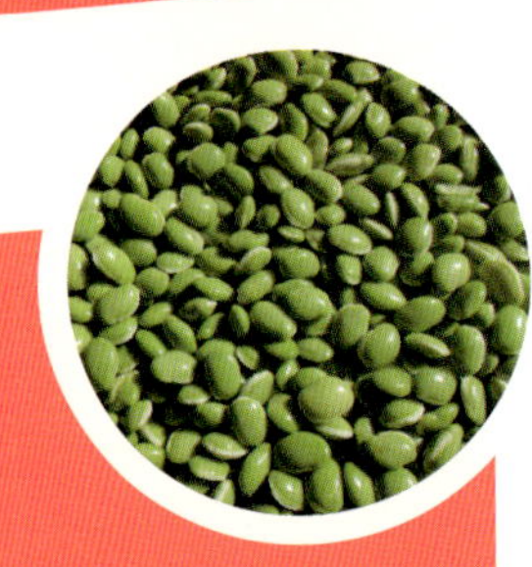

셋째, 식이섬유 섭취량 늘리기다. 식이섬유는 건강 유지를 위한 필수적인 요소로, 많은 이들이 통곡류(whole grain)가 식이섬유의 주 섭취원이라고 생각하지만 팔레오 다이어트에서는 반론을 제기한다. 야채류에는 통곡류의 8배, 정제곡류의 31배에 해당하는 식이섬유가 포함되어 있고 과일에도 통곡류의 2배, 정제곡류의 7배에 이르는 식이섬유가 포함되어 있으므로 원시인과 같은 식단을 유지해도 식이섬유를 충분히 섭취할 수 있다는 이론이다.

넷째, 지방 섭취량을 늘리라고 한다. 지방은 무조건 나쁘다고 하는 다이어트에 실패하지는 않았는지 반성할 필요가 있다. 지방 때문에 혈중 콜레스테롤이 높아지고 성인병에 노출되고 살이 찐다고 생각한다면 오산이다. 팔레오 다이어트에서는 나쁜 지방인 트랜스지방 대신 오메가3, 오메가6 불포화지방 같은 좋은 지방의 섭취를 늘릴 것을 강조한다.

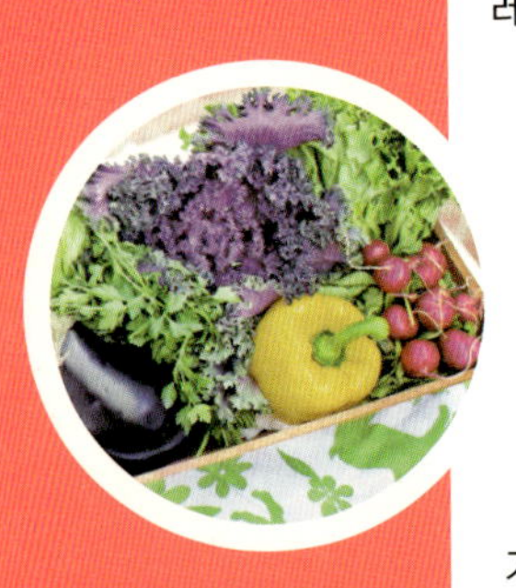

다섯째, 염분 섭취량 줄이기. 가공되지 않은 신선한 음식은 염분보다 칼륨 함유량이 5~10배가량 높고, 칼륨은 심장·간을 비롯한 인체의 장기가 정상적으로 작동하는 데 필수적인 요소다. 칼륨 수치가 낮고 염분 수치가 높을 경우 고혈압, 심장 질병, 뇌졸중의 위험이 커지고 살도 찌게 된다. 즉 살을 빼고 건강해지고 싶다면 염분 섭취량을 줄여야 한다.

여섯째, 산도 균형 유지하기. 모든 음식은 소화 과정에서 산화되거나 알칼리화되어 신장에 영향을 끼치는데 육류, 생선, 곡류, 콩류, 치즈, 소금 같은 음식은 산화를 거치는 반면에 야채와 과일은 알칼리화를 거치므로 몸을 산화시키는 곡류, 콩류, 유제품, 소금의 섭취 대신 야채, 과일의 섭취를 늘리도록 권하고 있다.

일곱째, 미량 영양소 섭취 늘리기. 비타민, 무기질, 항산화제, 피토케미칼(phytochemical) 등 미량 영양소를 섭취한다.

물론 팔레오 다이어트에도 많은 반론과 문제점들이 제기되고 있으나 그럼에도 불구하고 식지 않는 인기를 자랑하고 있다. 나도 어떤 부분에 있어서는 팔레오 다이어트의 지지자 중 한 사람이다. 많이 가공하지 않은, 신선한 단백질과 채소 섭취 위주의 식단은 다이어트에 있어 불변의 법칙이기 때문이다. 그러나 무조건 팔레오 다이어트를 주장하는 것도 바람직하지 않다. 팔레오 다이어트의 장점을 바탕으로 음식을 섭취하는 나만의 룰과 건강수칙을 정해본다. 역시 아무리 좋다고 하는 팔레오 다이어트일지라도 취할 것은 취하고 버릴 것은 버리는 현명함이 필요하다.

먹는 패턴도 교정이 가능하다

기나긴 식이요법의 터널을 거쳐 서른다섯 살이 되면서 터득한 절대 진리가 있다. 바로 '단순함이 최선(Simple is the Best)'이라는 규칙과 '적게 먹는 것과 양에 대한 개념을 갖는 것은 다르다'는 것이다. 건강과 다이어트를 동시에 잡고 싶다면 '무엇'을 먹어야 한다는 강박관념을 가질 것이 아니라 음식과 조리법에 대한 개념을 바꿔야 하고, 양을 적게 먹으려고 노력하기보다는 어느 정도가 적당한 양인지를 알아야 한다.

먼저 적당량과 적게 먹기에 대한 개념부터 생각해보자. 다이어트와 몸을 생각하면 대부분 강박을 가진다. 안 먹거나 적게 먹어야 할 것 같다고 생각하는 것이다. 실제로 다이어트와 운동을 지도하면서 식단을 짜주고 음식에 대한 개념을 심어줄 때 가장 힘든 부분이 이러한 강박을 깨는 것이다. 대부분의 사람들이 언제, 얼마나 먹어야 하는지에 대한 개념 없이 굶는 다이어트 패턴에 익숙해져 있다 보니 늘 조금 먹어야 한다는 강박에 시달리고 있다.

제대로 먹는 것, 덜 먹는 것의 차이

한돈닷컴과 함께 몇 년 동안 한돈 다이어트 체험단을 진행한 적이 있다. 매번 혼자 할 수 있는 운동 프로그램과 식단으로 두 달간 10kg 넘게 몸을 변화시

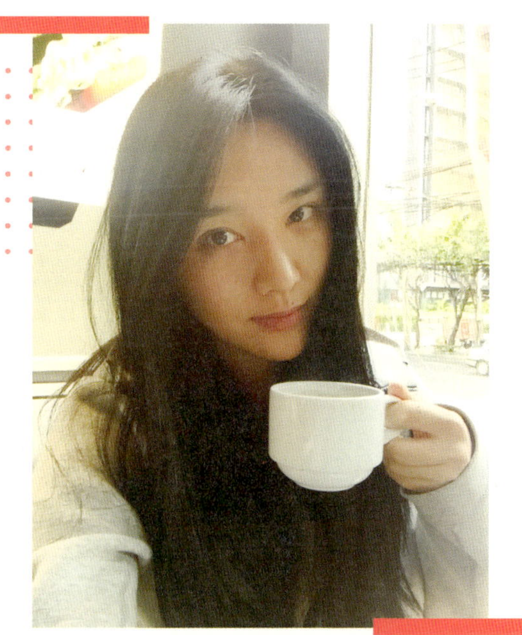

키는 고무적인 결과를 얻었는데, 이때 참가자들이 힘들어했던 부분 중 하나가 바로 이 강박이었다. 돼지고기 100g과 탄수화물 100g, 채소로 구성된 하루 세 끼 식단을 제시했는데, 그렇게 먹으니 너무 배가 부르다는 것이었다. 그들은 하루 종일 배가 불러서 이렇게 먹으면 살이 빠질까 싶은 공포감이 든다고 토로했다.

많은 사람들이 정작 살은 빼지도 못하면서 굶으며 고생은 고생대로 하는 것도 바로 이런 이유 때문이다. 제대로 먹을 줄 모르고, 적절한 양도 모르는 탓에 몸에 적당한 영양을 공급하지 못하고 자꾸만 살이 찌는 패턴의 몸으로 자신도 모르게 변하고 있다. 제대로 먹는 것과 무조건 양을 줄이고 덜 먹는 것은 완전히 다른 문제다.

다이어트를 잘하고 건강해지려면 몸의 시스템이 저하되지 않는 수준의 영양을 계속 공급해주어야 한다. 실제로 나는 대회를 준비하면서 하루에 대여섯 끼를 먹는다. 하루에 한 끼

만 먹어도 안 빠지는데 하루 여섯 번이나 먹다니, 굶어서 빼는 이들이라
면 기함을 할 노릇이다.

대여섯 번 내 몸에 딱 필요한 만큼 소량의 음식을 계속 넣어주면 몸
은 지속적으로 지방을 태우고 근육을 만든다. 또한 계속 날씬해지고 탄
력이 넘친다. 무조건 굶기만 했거나 음식을 먹을 때마다 먹는 것 자체
에 대한 죄책감 때문에 최대한 적게 먹으려고 노력했다면 이제
양과 횟수에 대한 마인드를 전면적으로 수정해야 한다.

1회 식사의 단백질과 탄수화물의 양은 100~150g
정도면 충분하다. 그렇게 하루에 세 번 채소를 곁들인
식사를 하면 단언컨대 쫄쫄 굶다가 한 번 폭식하고 죄
책감을 느끼는 이상한 패턴의 다이어트나, 늘 음식
앞에서 먹으면 안 된다고 세뇌하며 자신과 싸우던
어리석은 식이요법과는 전혀 다른 좋은 결과를 눈으
로 확인할 수 있다.

음식의 종류에 대한 개념 역시 중요하다. 얼마나
먹느냐도 중요하지만 어떤 음식을 먹느냐도 몸만들기
와 건강의 관건이다. 신선한 재료를 단순하게 조리해 먹는
습관을 들여야만 다이어트 식이요법의 종신 노예가 되지 않고
최첨단 라이프스타일을 즐기는 '날씬녀'로 살아갈 수 있다.

자연에서 나온 식재료를 최소한의 양념과 조미료로 단순하게 조리
해서 먹는 것이 맵고 짜고 달고 기름진 음식을 먹는 것보다 즐거워질 때
비로소 그토록 쫓아가기만 하던 다이어트가 나를 따라오기 시작한다.
고기나 생선은 굽거나 찌고, 채소는 생으로 먹거나 데치거나 굽고, 밥이

나 고구마 등의 탄수화물은 익혀서 먹는 것, 이처럼 굉장히 단순한 조리법은 자극적인 맛에 길들어 있는 이들이라면 고문일 수 있다. 무슨 맛에 그런 것들을 먹느냐고 반문하기도 할 것이다.

그러나 서서히 습관을 바꿔, 공장을 거치고 손이 많이 간 음식들을 피하기 시작하며 가벼워지는 몸과 좋아지는 피부 상태를 체험한다면 자연스럽게 몸에 좋지 않은 음식을 멀리하게 되는 본능이 발휘된다.

처음에는 자꾸 생각날 것 같은 음식들도 단순한 식이요법으로 컨디션이 좋아지고 살이 빠지면 예전과는 달리 맛이 없다고 느껴진다. 자동적으로 다섯 번 먹던 것을 두 번으로 줄이게 되고, 그렇게 서서히 자신도 모르게 날씬하고 건강한 식단이 습관화된다.

나는 라면을 먹지 않는다. 물론 예전에는 그렇지 않았는데 자연스럽게 변했다. 일부러 참는 것이 아니라 라면 자체가 무슨 맛인지 모르게 되었는데, 언젠가부터 너무 짜고 자극적이라 먹고 나면 속이 편하지 않았다. 그러다 보니 라면은 반드시 필요한 음식군에서 제외되었다. 살을 빼기 위해 한 가지 음식만 먹으면서 언제나 머릿속에는 라면을 국물까지 '원샷'하는 환상을 품고 사는 사람, 또는 하루에 라면을 하나라도 먹지 않는 일상은 상상도 할 수 없을 정도로 라면을 좋아하는 사람과, 라면이 왜 맛있는지 도무지 이해되지 않는 사람이 있다면 둘 중 누가 몸 관리와 다이어트를 더 수월하게 할 수 있을까?

갑자기 폭식을 하게 되었을 때도 절망하거나 자책할 필요는 없다.

무너지는 것은 인간이라면 당연히 겪게 되는 일이고, 살다 보면 어쩔 수 없이 안 먹던 것들을 먹어야 할 때도 있다. 나 역시 가끔 술도 마시고 확 망가져서 후회를 하기도 한다.

문제는 그 이후의 대처다. 갑자기 몸에 들어오지 않던 당분이나 지방, 염분이 더 들어오면 일시적으로 대사량이 확 증가한다. 음식을 먹은 뒤에 열감을 느껴본 적이 있는 사람이라면 아마도 어느 정도는 그 느낌을 알 수 있을 것이다.

그때 근육운동의 강도를 높이면 운동도 훨씬 잘되고 몸에 대한 자극을 강하게 느낄 수 있어 근육을 만드는 데 도움이 되니, 많이 먹게 되었다면 영혼 없는 유산소운동 대신 강력한 근육운동으로 살이 잘 찌지 않는 체질을 만들어가면 된다. 단, 지나치게 자주 망가지고 그때마다 강도 높은 운동을 반복한다면 당신은 매우 건강하고 위협적인 돼지가 될 것이니 주의할 것!

어쨌든 좋은 몸과 건강을 위해서는 먹는 행위에 대한 개념과 자신만의 루틴, 명분 있는 편식과 컨트롤은 필수다. 늘 환상적인 몸매와 수려한 파파라치 컷을 자랑하는 할리우드 스타들을 생각해보자. 그녀들은 '○○를 먹고 살 뺐어요'를 외치지 않고 평소에 건강한 라이프스타일을 추구한다. 건강한 삶 자체로 다이어트와 동안을 유지하는 할리우드 스타들처럼 서른다섯 살부터 섹시해지고 싶다면 자신에게 맞는 양과 타이밍을 알고 좋은 재료로 단순하게 조리한 음식을 잘 먹는 습관부터 기르자.

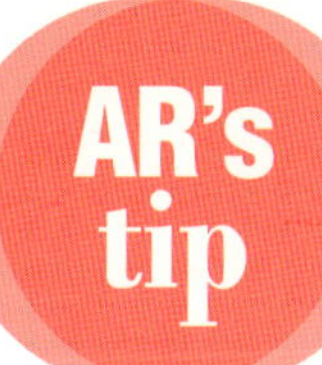

근육이 많다면 채소·과일 위주의 탄수화물 식단

다이어트와 건강을 위한 식단을 한 가지로 정의할 수는 없지만, 전문적인 선수처럼 운동 강도를 높이거나 루틴을 짤 수 없는 평범한 이들이라면 자신의 스타일에 맞는 식이요법이 필요하다. 만약 근육이 많은 상태로 날씬한 몸을 원한다면 양질의 탄수화물 위주로, 근육량이 적어 근육을 키우고 기초대사량 자체를 끌어올려야 한다면 단백질 위주로 식사를 해야 한다. 근육이 많은 상태라면 더 이상 근육이 필요하지 않으므로 자신이 소비할 수 있는 정도의 탄수화물 위주로 먹으면서 운동을 병행해야 몸이 날씬하고 여성스러워진다. 반대로 근육이 적다면 합성될 수 있는 영양소가 필요하므로 단백질 위주로 먹어야만 운동 효율이 높아지고 몸과 건강 상태가 좋아질 수 있다. 패션모델이나 체조선수들의 식단과, 근육을 만들기 위한 운동과 다이어트를 하는 이들의 식단을 비교해보면 이해가 빠르다. 가는 몸을 만들어야 하는 모델, 체조선수들은 채소와 과일 위주의 식단에 약간의 단백질을 추가하는 정도이며, 후자의 경우 근육량 유지를 위해 규칙적으로 단백질을 먹는다.

칼로리 강박증과
저인슐린 다이어트

아직도 칼로리만 따져서 다이어트를 하고 있는 당신, 과연 올바른가? 성공적인 다이어트를 원한다면 칼로리에 대한 강박증이나 특정 다이어트에 대한 집착보다는 식품에 대한 이해, 영양에 대한 인식이 무엇보다 중요하다. 많은 여성들의 발목을 잡는 것이 바로 이 칼로리 강박증이라고 해도 과언이 아니다.

한 가지 예를 들어보겠다. 현미밥이 쌀밥보다 칼로리가 낮을까? 다이어트를 하면 당연히 칼로리가 낮은 음식을 먹어야 한다는 생각에 사로 잡혀 있다면 흰쌀밥보다는 현미밥이, 밀가루 빵보다는 곡물 빵이 칼로리가 낮을 것이라고 생각한다. 그러나 현실은 다음과 같다.

흰쌀밥 374kcal vs **현미밥** 367kcal *(100g 기준)
베이글 297kcal vs **호밀빵** 264kcal

칼로리만 따진다면 흰쌀밥과 현미밥은 별 차이가 없다! 칼로리는 음식에 들어 있는 에너지를 말하는 것이지 음식에 들어 있는 영양과 우리 몸속에서 작용하는 현상까지 표시해놓은 게 아니다. 고로 칼로리만 따지는 다이어트는 실패의 주원인이 된다. 칼로리가 높다고 해서 무조건 살이 찌고, 칼로리가 낮다고 해서 무조건 살이 안 찌는 게 아니라는 뜻이다. 칼로리가 높다고 다 같은 음식이 아니다. 예를 들어 견과류는 고칼로리다. 아몬드 같은 견과류는 지방산으로 이뤄져 있기 때문에 소량만 먹어도 칼로리 면에서는 훅 오버된다. 고기 또한 필수 지방산으로 이뤄져 있어 아무래도 칼로리가 높지만 기본적인 영양이 풍부하고 혈당지수가 낮다는 점이 포인트다.

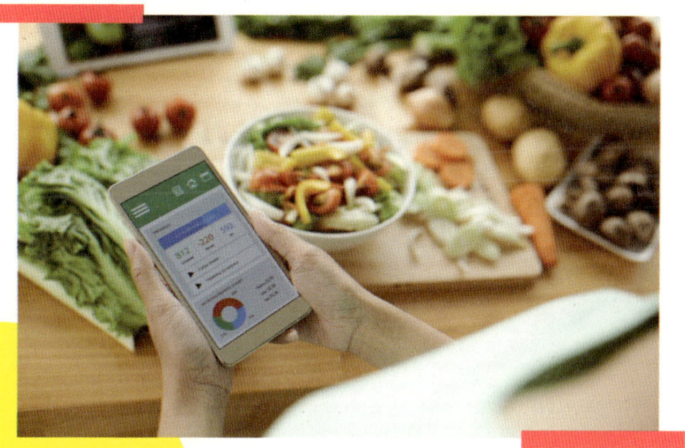

혈당지수란 음식을 섭취했을 때 혈당이 얼마나 올라가는지 잰 수치인데, 이것이 높아졌을 때 살이 찌는 이유는 음식을 먹으면 증가하게 되는 혈당이 혈당지수가 높은 음식을 먹게 되면 몸속에서 포도당으로 빨리 변하기 때문이다. 그만큼 혈당이 높아지고 그렇게 되면 우리 몸은 혈당을 낮추기 위해 인슐린을 분비한다. 그런데 이 인슐린은 혈당을 분해하기도 하지만, 과도한 혈당은 지방으로 전환시켜 축적시킨다. 즉, 몸에 지방을 쌓이게 만드는 것 그리고 인슐린 때문에 혈당이 급격히 떨어지면 뇌는 다시 배가 고파지기 시작하므로 혈당치를 올리는 단음식이 당기고 먹어도 먹어도 배고픈 상황이 온다. 그래서 혈당지수가 낮은 음식을 먹는 것이 다이어트에 도움이 되는 것이다. 흰쌀밥과 현미밥의 칼로리는 7kcal밖에 차이가 안 나지만 혈당지수는 86과 66으로 차이가 있다. 그래서 다이어트할 때는 현미밥이 더 도움이 되는 것이다. 베이글과 호밀빵도 살펴보면 72와 58, 칼로리가 낮기 때문에 바꿔 먹으라는 것이 절대 아니다.

칼로리 다 따져가면서 적게 먹는데도 체중이 줄지 않거나 오히려 증가한다는 이들이 많다면 생각해볼 문제다. 밥이랑 기름진 음식, 패스트푸드를 끊는 대신 과일이나 뻥튀기를 마구 먹는다면 영양은 결핍되고 당지수가 높은 녀석들로 다이어트를 하는 셈이다.

최근의 다이어트와 건강 트렌드로는 로푸드를 꼽을 수도 있다. '로푸드(Raw Food)'는 가열하지 않는 조리 방식인데, 인기를 끄는 이유도 당지수와 연관이 있다. 튀기거나, 갈거나, 으깨는 등 조리 과정이 많아질수록 당지수가 높아지므로 최대한 손을 덜 댄 음식을 먹는 로푸드 다이어트가 할리우드에서는 인기몰이 중이다. 쉽게 생각해서 감자를 삶았을 때랑 튀겼을 때를 비교해보면 딱 보기에도 감자튀김이 높을 것 같지 않은가. 가급적이면 열을 덜 가하거나, 날것으로 먹는 게 좋다. 따뜻한 밥보다는 식은 밥이, 면류는 덜 삶을수록 혈당지수가 낮아진다.

혈당지수를 낮추는 식습관

1. '거꾸로' 음식을 먹는다!

디저트를 먹지 않으면 좋겠지만 현실적으로 불가능하다면 거꾸로 음식을 섭취한다. 대부분 밥 먼저 먹고 디저트를 먹으나 이렇게 먹으면 혈당이 올라가기 쉬우므로 거꾸로 식사를 하는 것. 후식(과일: 섬유질) → 반찬(단백질) → 밥(탄수화물)의 순서다. 이렇게 후식을 먼저 먹어 포만감을 느끼면 적은 양의 탄수화물을 섭취하게 된다.

2. 식초는 장내 산도를 낮추고 소화 속도를 늦춰줘 혈당을 천천히 올리는 역할을 하기 때문에 음식에 식초를 넣어 먹으면 좋다.

식초, 유제품 등을 함께 먹으면 백미의 혈당지수가 20~40% 감소된다는 연구 결과도 있다. 레몬이나 식초를 드레싱 재료로 이용하거나, 생선조림이나 찜을 할 때 식초를 뿌려주면 혈당지수를 낮출 뿐 아니라 생선살이 단단해져 맛도 있다. 그리고 나물이나 샐러드 등 음식 간을 맞출 때 식초

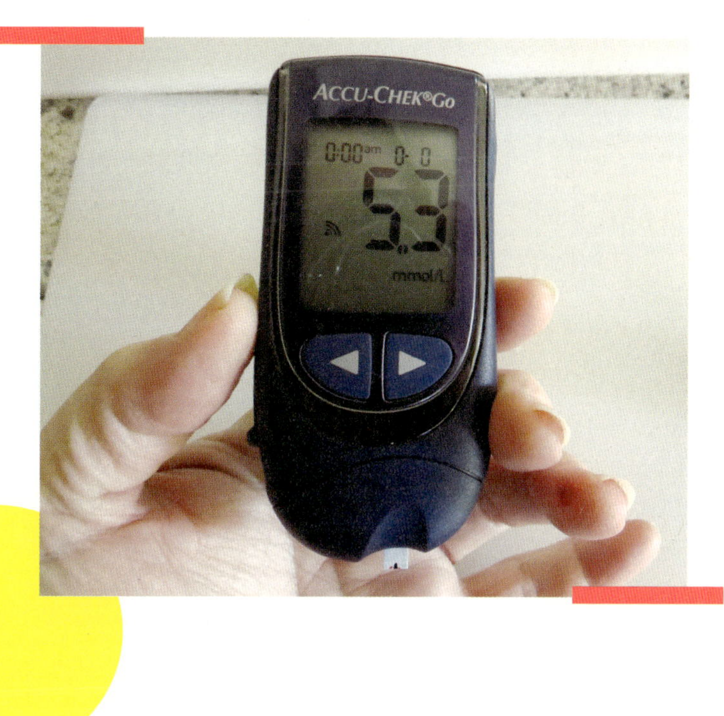

를 넣어주면 맛이 선명해져 상대적으로 소금을 덜 넣게 된다.

또 밥, 빵, 떡, 국수 같은 탄수화물은 가급적 하나만 흡입하는 것이 아니라 적은 양을 살코기(소고기·돼지고기·닭고기 등), 생선 같은 단백질과 함께 먹으면 소화 속도와 혈당지수를 낮출 수 있다.

콩을 활용해도 좋다. 칼국수 반죽에 콩가루를 넣거나, 밥에 콩을 섞는 등 콩을 섞어 먹는다. 콩은 수용성 식이섬유소가 풍부하게 함유된 식품으로, 포도당이나 콜레스테롤의 흡수를 지연시켜 혈당이 서서히 오르게 한다.

식욕이 폭발할 때의 마인드 컨트롤

식욕이 폭발할 때의 나만의 노하우를 간단히 소개하자면, 우선 식욕이 폭발하는 시기에 대해 객관적인 판단을 하는 것이다.

무슨 말인고 하니 여성에게는 한 달에 한 번 마법의 시간이 찾아오는데, 생리 직전에는 누구나 어쩔 수 없이 식욕이라는 말이 마구 날뛴다. 몸 자체가 자연스럽게 원하는 시기일 수 있다는 뜻이다. 이럴 때는 스스로에게 조용히 반문해본다.

'참을 수 있어? 괜찮니?'

두 번째로 묻는다.

'진짜 먹고 싶어? 먹어도 후회하지 않을 거지?'

만약 두 번째로 물었는데도 여전히 내 몸이 특정 음식을 원한다면 맛있게 먹고, 후회하는 대신 다음 날 좀 더 나아진 컨디션으로 '파이팅'할 것을 다짐하고 실천한다.

그리고 생리 전과 생리 중에는 다이어트 효율이 떨어지므로 너무 스트레스 받지 말고 적당히 먹은 뒤 생리가 끝난 다음에 다시 팽팽하게 조이면 된다. 이렇게 진짜 몸이 원하기에 먹어주는 폭발과 시도 때도 없이 빵빵 터지는 폭식을 구분하면 식욕을 제어하기가 좀 더 쉬워진다.

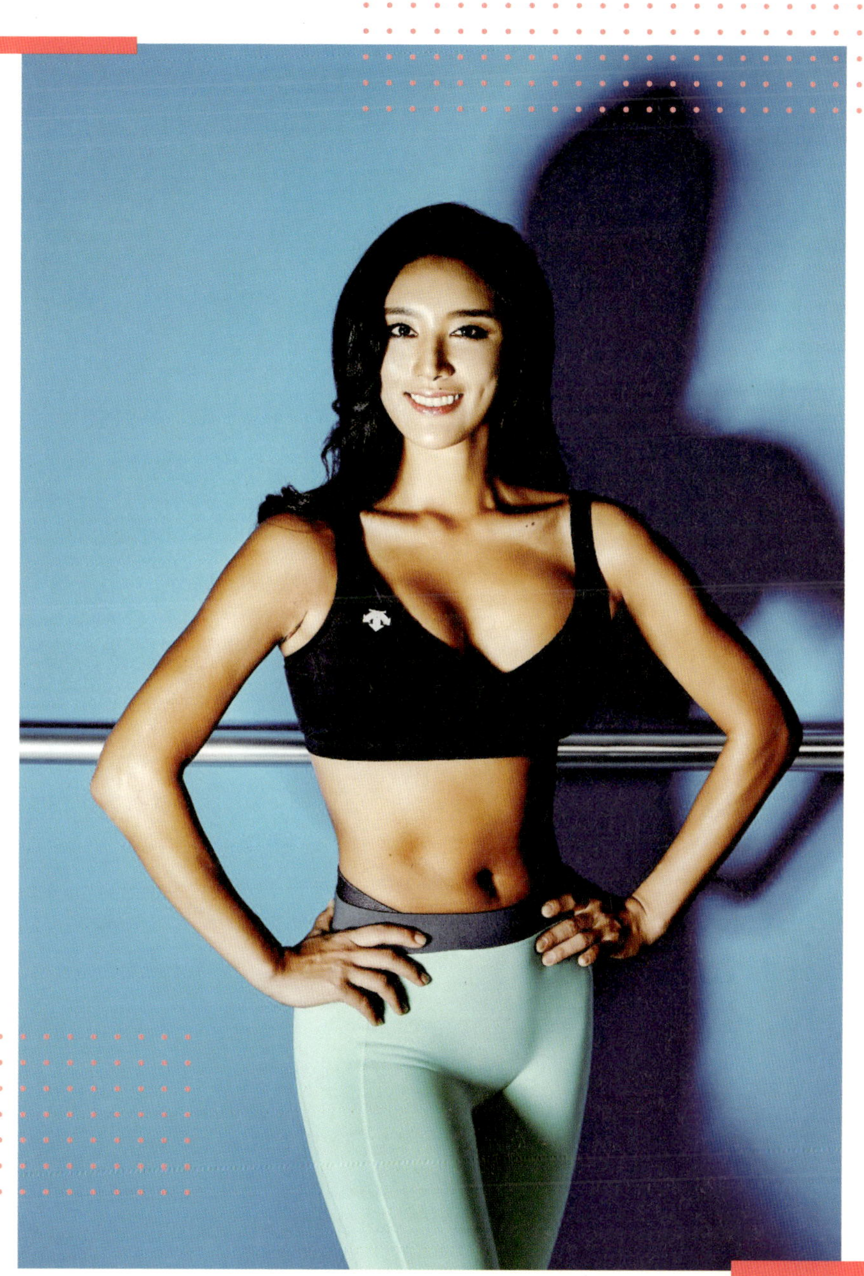

폭발의 종류에 대한 현명한 판단 외에 실천하는 것이 마인드 컨트롤이다. 솔직히 말해 나는 마인드 컨트를을 좀 잘하는 편이다. 이런저런 경험과 고뇌의 시간을 거친 뒤 이제는 거의 해탈(?)의 경지에 발끝을 걸치는 수준까지 오를 수 있었기에 가능한 일이므로 나처럼 금방 마음이 바뀌지 않는다고 좌절할 필요는 없다.

식욕이 폭발할 때 가장 많이 하는 마인드 컨트롤은 다음 날 거울 속의 내 모습을 상상하는 것이다. 무언가를 먹고 나서 잔뜩 후회하며 보는 거울 속 나는 당연히 어제보다 조금은 부어 있고 어딘지 모르게 한심해 보인다. 반면 꾹 참은 뒤 맞이한 아침은 언제나 실망스럽지 않은 홀쭉함을 선물해주지 않던가! 아침 거울 속 내 모습을 상상하면서 아침부터 기운 빠지고 싶지 않다고 세뇌한다.

또 다른 마인드 컨트롤은 좀 유치할 수도 있지만 내게는 아주 강력한 방법이다. 어쩔 수 없이 미디어에 노출되는 직업을 가진 나는 상상한다, 무수히 달린 댓글을….

'정아름 뭐야 살쪘어?'

'돼지네. 덩치가 더 커졌네.'

'너나 다이어트 좀 해라.'

후덕해 보이는 내 사진 밑에 달릴 댓글들을 생각하면 식욕이 생겼다고 해서 '에라 모르겠다' 하고 놓아 버리게 되지는 않는다.

직접적이고 강력한 또 하나의 마인드 컨트롤은 남자친구다. 사랑하는 그에게 늘 예쁘고 섹시하게 보이고 싶은지라 군살이 붙어 푹 퍼진 상태가 되기는 싫다. 요염한 고양이처럼 나긋나긋하게 그에게 안기는 여자이고 싶단 말이지!! 나처럼 식욕을 컨트롤할 수 있는 자신만의 노하우와 해결책을 오늘부터 모색해보자.

닭가슴살, 먹기 싫다면
다른 것으로 먹어라

닭가슴살은 마치 다이어트의 필수 음식처럼 알려져 있지만, 굳이 먹기 싫
다면 다른 것으로 충분히 대체가 가능하다. 물론 단백질 함량이 높으면서
지방이 적긴 하지만 굳이 먹기 싫은 닭가슴살을 씹어가며 운동과 다이어
트, 몸만들기를 고문처럼 할 필요는 없다. 1회 섭취량은 100g에서 많게는
200g까지로 정하고 자신이 선호하는 다양한 단백질 식품들과 친하게 지
내면 된다. 소고기, 돼지고기, 각종 생선, 두부, 조개 같은 어패류, 게 같은
갑각류, 오리, 오징어나 문어 등의 해산물, 달걀 등 생각을 조금만 바꾸면
건강해지고 날씬해질 수 있다.

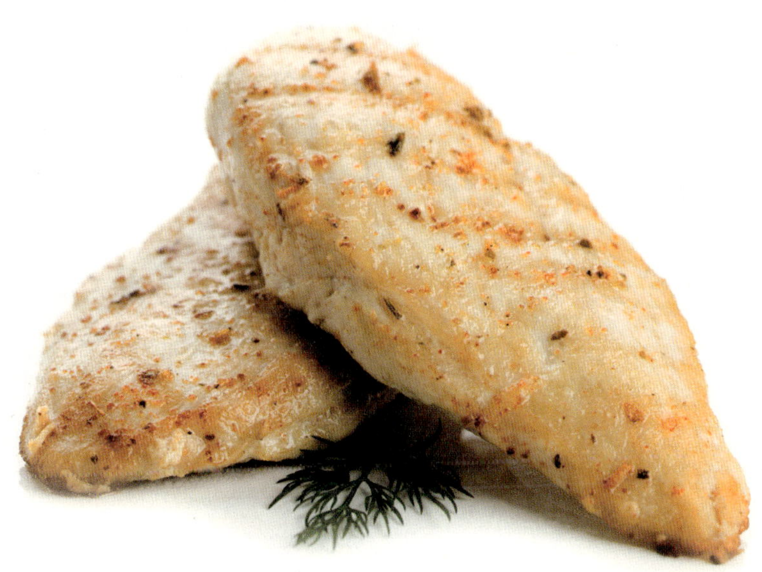

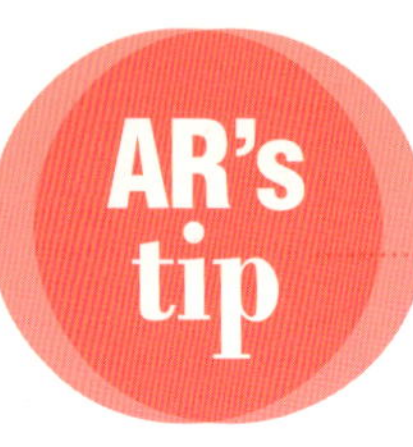

편의점 식품으로 몸짱 되는 법

바쁜 하루를 보내면서 다이어트와 몸 만들기를 할 때 가장 고민되는 것은 제대로 챙겨 먹기 힘들다는 점이다. 그런 의미에서 편의점을 잘 활용한다면 좋다. 그냥 컵라면으로 간편하게 끼니를 때우는 장소로만 편의점을 이용했다면 이제는 다이어트와 몸 만들기를 위해 활용해보자.

1. 식단 구성의 룰을 알자

다이어트와 몸 만들기를 위해서는 적절한 단백질과 탄수화물의 공급은 필수다. 굶어서도, 아무 음식이나 때려 넣어서도 안 된다. 보통 몸을 만들면서 다이어트를 하기 위해서는 하루 최소한 4~5끼의 식사, 즉 4~5시간 간격으로 소량의 식사를 하는 게 베스트인데 운동량이 적거나 하루 세 끼를 기준으로 했을 때도 마찬가지. 단백질과 탄수화물의 비중을 맞추어서 음식을 공급해주어야 한다. 기본적인 식단 구성의 룰은 매끼 단백질과 탄수화물의 섭취다. 여기에 저녁식사라면 탄수화물은 제외해도 괜찮고 하루 4~5회 식사라면 단백질, 탄수화물 100~150g, 하루 3회 식사라면 단백질, 탄수화물 150g을 기준으로 잡는다. 여기에 채소가 추가된다. 과일을 포함한 소량의 한 입 거리들은 간식에 포함되므로 세 끼 식사를 한다고 했을 때는 간식 1회, 하루 4~5회의 식사 시 간식은 없는 걸로 정리하는 개념을 탑재하자.

2. 편의점에서 고를 수 있는 단백질 리스트

편의점에서 고를 수 있는 단백질 리스트로는 우선 삶거나 구운 달걀이 있다. 통달걀에도 조미가 강하게 되어 있는 경우가 있으므로 성분표를 보고 웬만하면 기타 성분이 최소화된 제품을 구입한다. 노른자까지 다 먹을

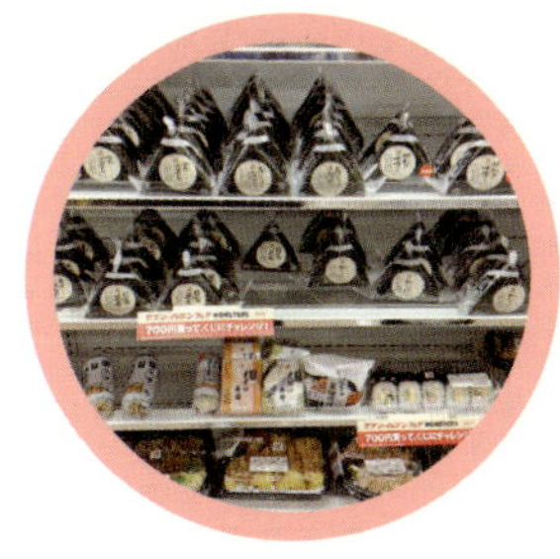

경우 2개, 흰자만 먹을 거라면 4개를 구입한다.

두 번째는 닭가슴살이다. 훈제 닭가슴살은 없는 곳도 있지만 캔 형태는 거의 대부분 구비하고 있다. 기름기를 빼고 건더기만 먹으면 되는데 캔에 들어 있는 기름기 정도는 쭉 따라내 버리면 괜찮으니 걱정하지 말라. 닭가슴살이 없을 땐 참치캔으로 대체한다. 역시 캔을 따고 뚜껑으로 눌러서 기름을 다 짜내고 먹는다. 총 중량이 100g이 좀 넘는 사이즈를 구입해서 액체를 따라내면 고체만 100g 정도 섭취하게 된다. 양이 부족하면 사이즈가 큰 캔을 사면 된다. 간단하지 않은가. 가장 기본적으로 어디서나 참치와 달걀을 구입할 수 있으니 단백질 섭취 걱정은 하지 말자.

탄수화물도 중요한 요소다. 저녁 식사일 경우 채소와 단백질만으로 식사해도 무방하지만 적정량의 탄수화물 공급은 다이어트와 몸을 위해 반드시 필요하다. 탄수화물은 100g 정도 맞춰서 먹으면 되는데 포장되어 나오는 밤이 좋은 아이템이다. 즉석밥의 경우 현미로 만든 것을 산다. 보통 즉석밥은 200g이 조금 넘는 중량이므로 반만 먹는다. 고구마를 파는 편의점도 있는데 대부분 반건조 형태다. 그럴 땐 조미가 안 된 건조

**기본적인 식단 구성의 룰은
매끼 단백질과 탄수화물의 섭취이다.**

고구마를 한 봉 사서 먹되 양에 더 주의해야 한다. 부피가 작고 수분이 빠진 상태라 두 배라고 이해하면 된다. 한 번 먹을 때 50∼60g이면 족하다. 남은 건 다음에 먹는다.

이 모든 게 다 여의치 않다 싶으면 사과나 바나나를 산다. 물론 고구마

나 밥은 복합 탄수화물로 과일과는 조금 다르지만 그래도 탄수화물을 아주 섭취하지 않는 것보다는 훨씬 나은 선택이다.

4. 채소는 방울토마토로

물론 없는 데도 있지만 대부분의 편의점에서 방울토마토 정도는 판매한다. 방울토마토는 채소에 속하므로 1인분으로 소포장된 방울토마토를 탄수화물, 단백질과 함께 섭취한다. 없으면 그냥 패스한다.

5. 간식으로는 1회 분 견과 / 무지방 플레인 요거트

저지방 우유 혹은 두유 / 과일 1개

간식을 먹는다면 1회분으로 포장된 견과류나 저지방 우유 가장 작은 사이즈, 무지방 플레인 요거트, 과일 1개 정도가 적당하다. 끼니 사이가 너무 벌어졌을 때 운동을 하기 전 필요한 영양 공급만 해주는 개념이다.

6. 음료는 식사 후 30분 후 당분이 없는 것으로

탄산수나 아메리카노, 생수, 설탕이나 시럽이 없는 티 종류를 추천한다.

철저한 미식가가 되자

과거에 나는 대식가였다. 대학 1학년 때인가, 학교 앞에 있던 고기 뷔페가 기억난다. 대학 동기와 함께(여자 동기였다) 무려 9접시를 먹어 치웠는데, 그때 너무 놀라 휘둥그레진 사장님의 눈을 지금도 잊지 못한다.

그러나 고기 한 근 먹는 건 우스울 정도였던 나는 30대 중반 접어들면서 자연스럽게 대식가 타이틀을 버리게 되었다. 나와 식사를 하면 느끼겠지만, 지금은 많이 먹고 싶어도 잘 먹지 못하게 변해버렸다. 내 몸이 더 이상 어렸을 때처럼 한꺼번에 들어오는 많은 음식을 소화해내지 못하는 상태가 되었기 때문이다.

음식을 즐기되 '처넣지 말 것'

미국에서 유명한 골프선수들을 훈련시키는 트레이너 친구가 있다. 남미 여인 특유의 섹시함으로 무장한 그녀를 처음 보았던 몇 년 전, 탄탄하고 멋진 근육질 몸매에 감탄을 금치 못했다.

어떻게 그런 몸을 유지할 수 있는지 궁금했던 나는 몰래 관찰을 시작했다. 얘는 대체 뭘 먹고 사는 걸까? 분명히 혼자만 유지하는 다이어트 식단이 있을 거라고 확신했던 나는 며칠간의 관찰을 끝내고는 실망을 금치 못했다.

그녀는 다만 '조금' 먹고 많이 움직일 뿐이었다! 아침 일찍 출근하면 사과 한

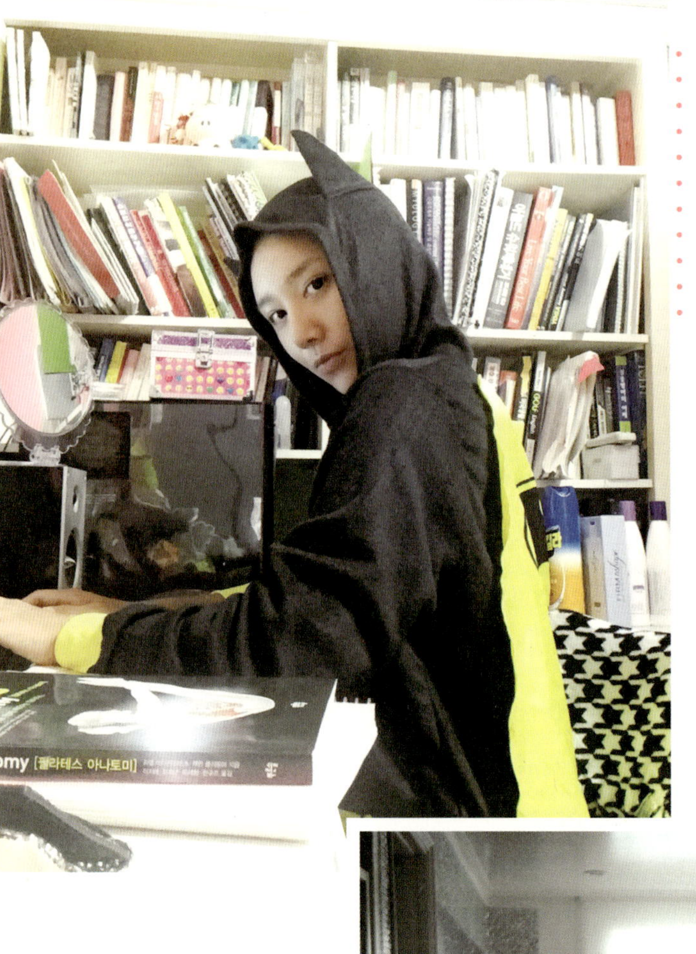
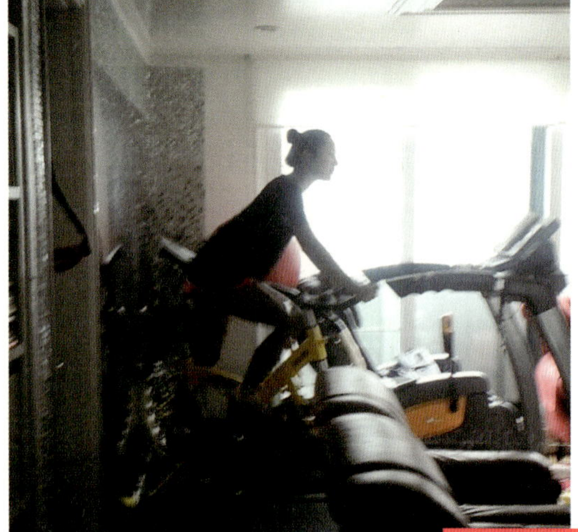

개와 아몬드 한 줌으로 시작하고, 수업을 하는 중간중간 한입 거리의 음식을 소량 먹고 있었다. 저녁 약속 자리에서는 탄산수 한 병과 안심 스테이크 한 덩어리, 몇 조각의 브로콜리로 끝!

당시만 해도 꽂힌 음식은 배가 터질 때까지 먹어야 직성이 풀리는 대식가의 면모를 지니고 있던 나는 이해할 수 없었다.

"그렇게 조금 먹어도 힘들지 않아??"

그녀의 대답은 내게 신선한 깨달음을 주었다.

"나는 나이가 있으니까. 어린애들하고 똑같이 먹으면 힘들어. 하하하."

아무리 많이 먹어도 살이 찌지 않는다고 생각했던 복 받은 이들도 나이가 들면 자연스레 기초대사량이 떨어진다. 물론 운동으로 근육량을 늘려가며 극복할 수 있지만 원론적으로 우리 몸이 노화 진행 상태에 있다는 사실을 부인할 수는 없다. 분명히 같은 양을 먹어도 어릴 때보다 더 군살이 붙고 소화가 잘 되지 않는다는 것을 느낀다.

스무 살 때의 몸과 30대의 몸은 같을 수 없음을 이해했다면 음식의 섭취량에 대해 진지하게 생각해보아야 한다. 우리 몸은 기계와 같다. 나이가 들수록 기계의 기능은 떨어진다. 그런데 그렇게 저하된 상태를 감안하지 않은 채 처음 샀을 때만 생각해 계속 연료를 때려 넣고 풀가동한다면 어떻게 될까? 고장이 나거나 문제가 발생할 것이다.

30대 여성이든 나이 어린 여성이든 폭식이 주는 폐해는 피해 갈 수 없다. 아무리 다이어트 전문가의 할아버지의 할아버지가 와도 봉인 해제된 상태에서 목구멍까지 차도록 먹어 치우기를 일상적으로 반복하는 사람에게는 날씬하고 건강한 몸을 유지할 해법을 제시하지 못한다. 특히나 30대 이후부터는 10대, 20대 때보다 물리적으로 대사량이 높을 수 없는 시기이므로 어떻게 먹어야 살이 빠질지를 고민하기보다는 어떻게 하면 폭식을 안 할 수 있을까에 대한 자체 해결법을 찾는 것이 중요하다.

음식은 즐기되 '처넣지 말 것', 30대를 위한 건강 다이어트 식이요법의 핵심이다. 어떤 음식이든 맛있게 즐겨도 좋다. 평소 열심히 운동하고 잘 관리하고 있다면 어떤 종류의 음식이든 소량은 그리 큰 영향을 미치지 않는다.

음식의 맛을 충분히 즐기는 것은 좋다. 반면 양을 생각하지 않고 내일이 없는 사람처럼 배 터지게 먹는 습관은 금물이다! 나의 활동량과 필요한 에너지 이상으로 섭취하는 모든 음식은 완벽히 소화되지 않으면서 독소를 만들어내고 잉여의 지방을 몸속에 쌓아둔다.

나는 다이어트 관련 서적 중에서 『프랑스 여자는 살찌지 않는다』를 좋아한다. 달콤한 디저트나 기름진 음식도 마다하지 않는 프랑스 여인들이 날씬한 까닭은 그녀들의 음식을 즐기는 자세 때문이라는 내용이다. 카페에 앉아 케이크 한 조각을 앞에 두고도 입 안의 유희를 위해 한 입, 두 입 커피와 함께 즐기고 반을 남기는 날씬한 파리지엔은 절대 살이 찔 수 없다.

30대부터 쭈욱 날씬하고 건강하게 살고 싶다면 지금부터 적은 양의 음식을 즐기는 연습을 해보자. 미식가이되 짧은 입을 지니게 된다면 인생의 즐거움은 그대로이지만 몸 관리는 쉬워진다.

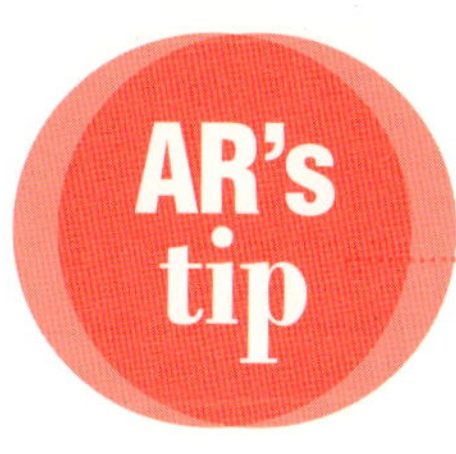

식욕을 다스리지 못하는 이유

다이어트를 제대로 하지 못하거나 다이어트를 하고 나서도 실패하는 이유 중 하나는 식탐이다. 갑자기 불어 닥치는 식욕을 컨트롤하지 못해 무너지고 또 마음을 다잡는 악순환을 반복하는 것이 우리의 다이어트. 단언컨대 식욕을 다스리지 못하면 설사 '빡쎈' 다이어트로 성공을 한다 해도 일시적일 뿐, 정직한 우리의 몸은 언젠가는 다시 돌아오게 되어 있다. 식욕을 다스리기 위해서는 먼저 다음 나의 문제점을 간파하는 작업이 필요하다.

1. 우울하면 먹는다.

기분이 다운되거나 안 좋은 일이 생기면 식욕을 컨트롤하기 힘들다.

2. 여성의 경우 잘 참다가 생리 전 터진다.

어쩔 수 없는 생리 현상으로 당연하지만, 그럴 때 일반적인 여성들보다 더 심하지는 않은가 생각해본다.

3. 먹을 것이 앞에 있으면 정신을 못 차린다.

참고 싶지만 눈앞에 먹을 것이 있으면 정신을 차리지 못하는 케이스.

4. 술에 취하면 흡입을 시작한다.

가장 어려운 케이스. 필름이 끊기면 자신이 얼마나 먹고 있는지, 무엇을 먹고 있는지 모르고 마구 먹어 치우는 경우다.

대표적으로 네 가지로 나눈 식탐 스타일에 준해서 나름의 해결책을 제시한다.

1. 우울하면 먹는 경우

우울하면 먹을 것에 손을 댄다면 억지로라도 패턴을 바꾸어볼 필요가 있다. 습관이 되어 있는 상태에서는 힘들겠지만 우울하거나 다운되었을 때 먹을 것으로 푼다면 발상의 전환이 필요하다. 내 경우 우울하면 오히려 잘 먹지 않으려는 경향이 강해지는데 이유는 단순하다. 어떤 이유가 되었든 우울해져 있는 상황에서 나 자신을 포기하고 싶지는 않기 때문이다. 우울하고 내 마음대로 되지 않을 때 결국 궁극적으로 나를 위로할 수 있는 것은 더 나아진 나 자신이므로 우울할 때 마구 먹어서 살이 찌는 것은 결론적으로 그 우울함을 더 조장하는 것이라는 쪽으로 생각을 돌린다. 우울하거나 다운되어 있으면 오히려 나 자신을 더 사랑해주고 아껴주고 싶다는 마음을 가져본다.

2. 생리 전 터지는 경우

나도 다른 여성들과 마찬가지로 생리 전 증상이 있다. 이럴 경우 먼저 자신의 패턴을 파악한다. 나는 생리 전 기분이 급격하게 다운되면서 식욕이 당기는데 먼저 자신의 생리주기를 파악해서 미리 몸을 관리하고 조절을 좀 해놓는다면 생리 전 약간의 망가짐이 큰 영향을 미치진 않는다. 생리주기 다이어트가 효과적인 것도 바로 이런 이유다. 신체적 특성상 생리 전이나 생리 중에는 신체 내 수분이나 호르몬의 영향으로 제대로 다이어트 효율이 일어나지 않는 법.

본격적인 관리를 생리 후로 정하고 생리 전에는 일반적인 라이프스타일을 유지하다가 생리 전과 생리 중엔 약간은 내 몸이 원하는 것에 충실해서 편하게 먹어주기도 하고 조절하다가 생리가 끝난 후 식욕과 호르몬이 안정되면 일주일간 본격적인 관리에 돌입한다.

3. 먹고 싶은 것이 앞에 있으면 정신을 못 차리는 경우

역시 생각의 전환이 필수적이다. 먹고 싶은 것이 앞에 있으면 당장 먹고 싶다는 생각이 본능적으로 들겠지만 조금만 이성을 되찾고 생각해 보면 당장 돈이 없거나 먹고 싶을 때 사먹지 못할 음식은 없다. 내가 마음만 먹으면 언제든 더 맛있는 음식을 여유 있게 즐길 수 있는 법이니, 당장 앞에 있는 것을 먹고 말고는 큰 문제가 되지 않는다고 생각한다. 그렇게 한 번, 두 번 참다 보면 자연스럽게 식욕을 컨트롤할 수 있는 능력이 생긴다. 이 모든 것들이 강력한 자기애의 발로라는 사실을 잊지 말자. 나 자신을 사랑하고 아낀다면 당장 눈앞에 있는 음식이 내 몸이나 내가 정한 목표보다 중요하지 않다는 사실을 본능적으로 인지하게 되어 식욕이 경감된다.

4. 술을 마시면 흡입하는 케이스를 위한 팁

가장 어려운 스타일 중 하나다. 술을 마시는 것 자체도 다이어트에 도움이 되지 않거니와 전형적으로 다이어트를 할 수 없는 스타일이 바로 술을 좋아하면서, 술을 마시면 내 식욕을 컨트롤할 수 없는 경우다. 이럴 때는 일단 주중 음주 횟수를 생각해보고 음주 횟수 자체를 조금씩 줄이면서, 술을 마실 경우 주변에 부탁을 해보는 방법이 있다. 술을 마실 경우 마구 먹게 되면 말려달라는 부탁을 간곡하게 한다면 그렇지 않은 것보다 약간은 도움이 될 수 있다.

식욕의 컨트롤, 어려운 일이지만 차근차근 내 스타일을 파악하고 문제점을 찾아 장기적으로 해결할 방법을 모색한다면 어려운 일은 아니다. 늘 좋은 몸을 유지하면서 사는 사람들은 늘 다이어트에 혈안이 되어 음식 한 입에도 바들바들 떠는 사람들이 아님을 명심하자. 내 식욕을 자유자재로 컨트롤하고 내 몸이 필요한 만큼 먹고, 먹는 것은 즐기되 집착하지 않는 자세. 당장 무엇을 먹고 어떻게 뺄까를 고심하는 것보다 더 강력한 효과적인 다이어트가 될 수 있다. 식욕과 싸워 승리하기를!

'지속가능한 식단'을 유지하라

대중은 두세 달 만에 조각 같은 복근을 장착하고 나타나는 스타들에게 열광하지만 사실 알고 보면 살빼기만큼 쉬운 게 없다.

딱 정해진 공식은 있다. 닭가슴살과 고구마, 소량의 채소로 구성된 하루 세 끼 이상의 무염식과 토할 정도로 강도 높은 웨이트 트레이닝에 유산소운동만 한다면 누구나 정해진 기간에 놀랄 만큼 변신할 수 있다. 나와 같은 트레이너가 보기에 무작정 살빼기란 뻔한 공식에 대입된 결과물일 뿐이다.

중요한 것은 그런 식단을 고수해서 살을 뺀 이후에 나타나는 문제다. 평생 닭가슴살만 씹고 살 것이 아니라면 다이어트 이후 당연히 안 먹던 음식을 먹게 될 텐데, 그때 몸은 반응을 한다. 이는 요요 현상이라기보다는 자연스러운 결과다. 나 역시 이런 식단으로 체중을 줄여본 적이 있지만 30대 중반으로 접어들면서 과도한 다이어트식과 감량에 따른 노화 때문에 정형화된 다이어트 식단에 대한 두려움이 생겼다.

'닭과 고구마' 대신 '내 몸을 알고 넣어주기'

내 생애 가장 치열한 다이어트를 했던 스무 살 겨울, 75kg에서 25kg을 덜어내며 달렸던 3개월의 막바지에서 나는 몸이 달아 있었다. 조금만 더 빠지면 될 텐데 간당간당하게 걸려 좀처럼 빠질 기미를 보이지 않았던 것이다. 극단의 조치가 필요했다.

내가 선택했던 것은 열흘 동안 달걀흰자만 먹기!! 오직 달걀흰자만 먹으며 운동량은 그대로 유지했다. 이때의 운동량으로 말할 것 같으면, 일단 유산소운동부터 상상을 초월했다. 새벽에 헬스클럽 문을 열고 들어가는 시각이 4시. 이때부터 라디오 볼륨을 높이고 수동 트레드밀에서 걷기 시작해 최소 3~4시간은 소달구지 끌듯 걸었다. 그 이후의 부위별 운동은 더 언급하면 입이 아프다. 유산소운동만 4시간을 했으니, 다른 운동을 얼마나 했을지는 상상에 맡기도록 하겠다.

제대로 먹으며 해도 무리가 되는 운동량을 달걀흰자로만 버텼던 열흘은 지옥 같았다. 양을 제한하지는 않았지만 그냥 달걀흰자와 약간의 소금, 후추만으로는 먹고 싶어도 많이 먹을 수도 없었다. 금방 입에서 닭이 튀어나올 것 같은 이상한 상상도 했다. 이때처럼 달걀흰자를 다양하게 먹어본 적도 없는 듯하다. 삶아 먹고, 프라이팬에 부쳐 먹고, 그것도 모자라 끓는 물에 넣고 휘휘 저어 달걀국처럼 먹었다.

그렇게 열흘 후 마지막 남았던 목표치를 달성할 수는 있었으나 동시에 심한 다크서클과 푸석한 피부, 어딘지 모르게 생기 없어 보이는 분위기를 덤으로 얻었다. 당시 스무 살이었으니 망정이지 지금 그렇게 달걀흰자만 계속 먹는 비정상적인 원 푸드 다이어트를 선택한다면 아마 극심한 노화를 겪을지 모른다. 그때의 기억 때문인지 지금도 달걀흰자를 그리 좋아하지 않는다.

나의 작은 일화로도 알 수 있듯이, 극단적인 식이요법으로는 살은 빠지지만 그와 함께 '늙음'이라는 옵션까지 달려온다. 게다가 어릴 때야 망가진 뒤에도 복구할 수 있지만 30대 중반이 되면서부터는 한번 훅 맛이 가고 나면 답이 없으니 현명한 선택이야말로 필수다.

마른 노안보다는 제 나이보다 더 들어 보이지 않는 약간 통통한 30대로 살아가는 것이 더 낫지 않을까? 그래서 나는 30대 다이어트의 해답을 '닭과 고구마' 대신 '내 몸을 알고 넣어주기'로 제시하려 한다.

SNS 히트 아이템, 정글래미밥

최근 들어 각종 슈퍼 곡물로 지은 잡곡밥을 먹기 시작했다. 20대는 물론 30대 초반까지도 탄수화물을 최소한으로 줄인 단백질 위주의 식단을 고수했지만, 이미 충분한 근육이 있는 내 몸이 원하는 것은 양질의 에너지원이라는 사실을 점차 몸으로 느끼기 시작했다. 내 나름의 비율로 지은 밥은 식감도 맛도 환상적이었다.

항산화물질이 풍부한 카무트와 영양소가 풍부한 귀리, 현미를 베이스로 콩류 중 단백질 함량이 가장 높다는 병아리콩을 넣은 밥! 이름도 마음에 드는 '정글래미밥'으로 정한 이 녀석을 하루 두 번 정도 150g가량의 치즈와 먹기 시작한 뒤로 몸에 변화가 일어났다.

정글래미밥이라고 이름 지은 이 밥을 지어 먹기 시작한 뒤로 컨디션이 살아나고 혈액순환이 더 잘되면서 피부도 좋아지고 살이 빠지는 기이한 경험을 했다. 근거 없는 허풍이 아니라 당연한 결과다. 좋은 식재료로 양질의 탄수화물을 공급해주었기 때문이다. 정글래미밥은 카무트, 귀리, 병아리콩, 현미를 1:1:1:2로 넣어 지으면 된다. 현미를 베이스로 단백질 함량이 높고 항산화작용이 뛰어난 데다 맛도 좋은 카무트, 식이섬유가 풍부한 귀리, 콩 중에서도 단백질 함량이 으뜸인 병아리콩을 섞은 밥으로, 30대 여성에게 꼭 필요한 좋은 탄수화물을 선물한다. 1회 섭취량은 100~150g이다.

우선 운동할 때 지나칠 정도로 땀을 흘리지 않던 내가 어느 날부턴가 기분 좋게 땀을 흘리고 있었다. 평소 다른 사람보다 많은 운동량을 양질의 탄수화물이

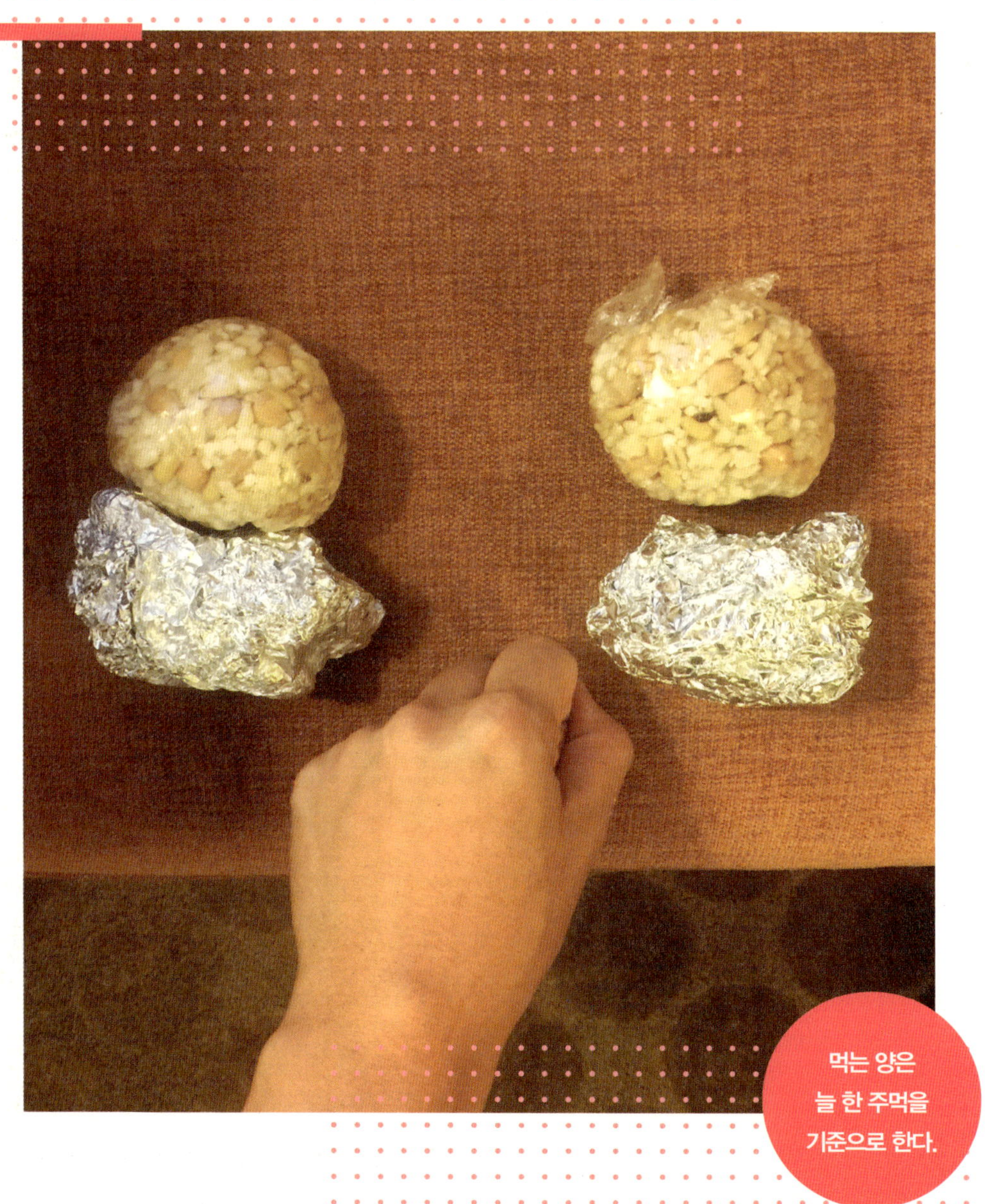

먹는 양은
늘 한 주먹을
기준으로 한다.

뒷받침해주었던 듯하다. 게다가 원래 변비가 없긴 했지만 배변 활동이 더욱 원활해져서 몸이 늘 가벼웠다. 속까지 따듯하게 유지되는 느낌도 자주 받았는데 이러한 긍정적 변화들이 정글래미밥 때문만이라고 이야기하기에는 무리가 있으나 좋은 변화를 가져온 것만은 분명하다.

나뿐만이 아니라 내가 정글래미밥을 권해준 친구나 후배들도 나와 비슷한 의견을 내놓았으니, '카더라 통신'치고는 꽤 귀가 솔깃해질 것이다. 피부와 머리카락에도 윤기가 흘러서 요즘 나를 보는 지인들은 말한다. 재생 능력이 무시무시한 동물 수준이라고! 그저 나는 내게 맞는 음식을 선택해 먹으며 운동할 뿐이다.

그렇다고 모두에게 나처럼 정글래미밥이 정답일까? 물론 그렇지 않다. 앞서 언급했듯이, 자신의 몸 상태를 파악하여 그에 맞는 음식을 선택해야 한다.

조서빈 트레이너는 나와 함께 다이어트를 한 뒤 한 달 만에 10kg을 감량하고 웬만한 남자보다 뚜렷한 복근을 자랑한다. 그러나 다이어트를 시작한 뒤 한 달 동안은 지지부진했다. 얘가 왜 이리 살이 안 빠질까 싶었다. 매끼 닭가슴살과 고구마로 구성된 전형적인 다이어트 식단을 고수하면서 운동 후에는 단백질 보충제도 꼬박꼬박 섭취했는데도 생각만큼 몸에 변화가 없었다. 결단이 필요했다.

그녀의 목표는 옷이 예쁘게 맞는 여성스럽고 날씬한 바디라인을 만드는 것이었기 때문에 우리는 과감하게 단백질의 양을 줄이고 과일과 채소를 섭취하는 식단으로 바꾸면서 보충제도 끊었다. 단백질은 하루에 닭가슴살 100g을 넘기지 않았다.

그 결과 그렇게 요지부동이던 그녀의 체중은 하루가 다르게 빠지기 시작해 한 달 만에 10kg을 감량하고 반쪽이 되었다. 정답은 몸 상태를 있는 그대로 파악하는 것이었다. 근대5종 국가대표 출신으로 이미 근육량이 나처럼 보통 여성들보다 월등히 많은 그녀가 날씬해지기 위해 필요했던 것은 끊임없이 넣어주는 단백질이 아니라 지방과 과한 근육을 함께 없앨 수 있는 저칼로리 자연식 식단이었다.

"언니, 저 닭가슴살도 안 먹는데 태어나서 지금처럼 복근이 선명했던 적이 없어요."

물론 피트니스 선수들이 대회를 앞두고 돌입하는 다이어트는 단백질인 닭가슴살과 탄수화물인 고구마를 베이스로 일정한 시간 간격으로 소량씩 먹는 방식이며, 이는 운동과 병행했을 때 단기간에 최고의 효과를 낸다. 하지만 현명하게 생각해야 한다. 일상에서 무리 없이 유지하면서 날씬하고 탄탄한 몸을 만들어가는 방향을 설정하는 것이 장기적으로 보면 승리자가 되는 길이다. 또한 위에서 예를 든 조서빈 씨처럼 자기 몸에 필요한 만큼의 단백질과 모두 소모할 수 있는 양의 탄수화물을 섭취하는 것이 다이어트를 괴롭지 않게 지속하면서도 발전할 수 있는 길이다.

여성스럽고 섹시한 탄력 바디를 원한다면 자신이 어떤 유형에 해당하는지 먼저 파악해야 한다. 우리 몸은 크게 두 가지로 나뉘는데, 바로 근육형과 지방형이다. 다시 한 번 강조하지만, 특수한 상황의 단기 다이어트가 아니라 일상에서도 지속가능한 다이어트와 건강 식단이 우리가 추구해야 할 방향이다.

만약 나나 서빈이처럼 근육형이라면 단백질을 무조건 때려 넣기보다는 활동량과 운동량보다 적은 칼로리의 고영양 식단을 선택해야 한다. 잡곡밥, 고구마나 감자 등 양질의 탄수화물과 신선한 과일, 채소를 소량씩 섭취하는 습관을 기르는 것이 효율적이다.

반대로 근육량은 적고 지방과 살이 문제인 지방형이거나 빠른 시간에 감량하기를 원한다면 몸 안에서 합성될 단백질이 없어서는 안 된다. 이런 경우라면 닭가슴살, 고기, 달걀, 생선 등 충분한 단백질과 채소를 함께 먹는 것이 예쁜 몸

만들기와 다이어트에 도움이 된다.

다음은 여유 있게 시간을 두고 평소에 무리 없이 다이어트를 해나갈 수 있는 식단의 예다. 크게 근육형과 지방형 체형으로 나누어 보았다.

■ 근육형 체형

아침: 한 종류의 과일 한 공기

점심: 정글래미밥 100g+모차렐라 치즈 한 숟가락

간식: 방울토마토 한 공기 또는 아몬드 종이컵으로 3분의 1컵

저녁: 정글래미밥 100g+흰살 생선 100g+채소 한 접시와 오일 비니거 드레싱

■ 지방형 체형

아침: 정글래미밥 100g+흰살 생선 100g+심심하게 간을 한 나물 한 접시

점심: 정글래미밥 100g+닭가슴살 100g+양파버섯볶음

저녁: 흰살 생선 150g+채소구이 한 접시 또는 방울토마토 한 공기

간식: 방울토마토 한 공기

(두 체형 모두에게 해당되는 양질의 단백질과 탄수화물)

단백질과 탄수화물 모두 1회 분량의 기준을 잡자. 현재 본격적인 다이어트를 하고 있다면 100g으로 정하고, 일반적인 식단을 유지하면서 건강하게 천천히 무리 없는 다이어트를 하고 싶다면 150~200g으로 정한다.

■ 양질의 단백질

기름기 없는 소고기, 저지방 돼지고기 부위, 닭고기, 오리고기, 각종 생선(특히 흰
살 생선), 달걀 등

■ 양질의 탄수화물

고구마, 정글래미밥 등의 잡곡밥, 단호박, 콩

물론 어떤 유형이든 섹시하고 탄력 있는 몸을 원한다면 불변의 진리가 적용
된다. 바로 적당량의 섭취와 운동이다. 자기 자신을 알고 섭취하는 건강한 음식
과 운동만 있다면 더 이상 지루한 식단에 치이며 사는 다이어트의 노예는 없다.

단백질 제대로 섭취하는 법

우리가 흔히 몸을 만든다고 할 때 주의해야 할 점은 바로 단백질에 대한 과한 맹신이다. 단백질로도 충분히 살이 찔 수 있기 때문이다. 다이어트를 하는 이들 대부분이 탄수화물을 끊고 단백질 위주로 먹으려고 하는데 단백질도 많이 섭취하면 살이 찐다. 단백질은 지방과 전혀 상관없다고 생각하겠지만 단백질로만 된 음식은 없다. 아무리 살코기를 먹고 닭가슴살, 달걀을 먹는다고 해도 지방은 섞여 있다. 단백질 식품이라고 해서 절대 과하게 먹어서는 안 된다.

전문가들이 다이어트할 때 단백질 섭취를 늘리라고 권하는 것은 고단백 음식, 즉 부피당 단백질 함량이 풍부한 것을 먹으라는 것이지 무조건 단백질을 많이 먹으라는 뜻은 아니다.

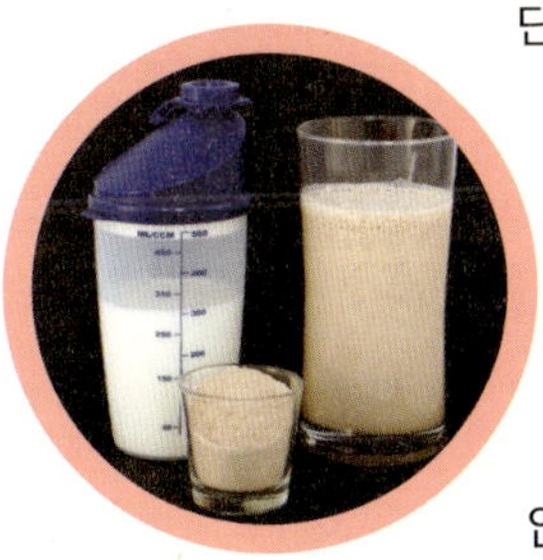

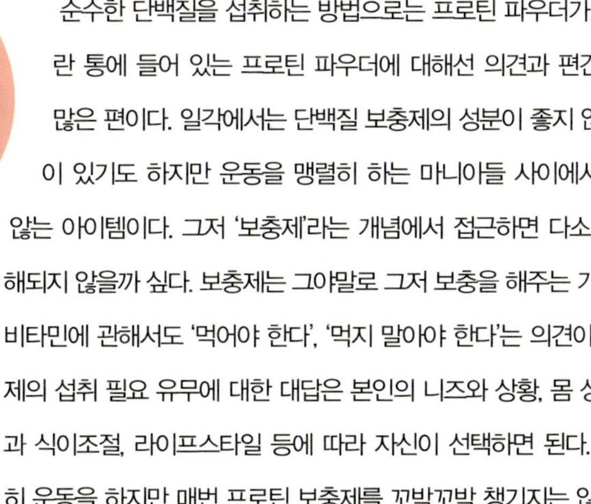

순수한 단백질을 섭취하는 방법으로는 프로틴 파우더가 있다. 커다란 통에 들어 있는 프로틴 파우더에 대해선 의견과 편견이 상당히 많은 편이다. 일각에서는 단백질 보충제의 성분이 좋지 않다는 이론이 있기도 하지만 운동을 맹렬히 하는 마니아들 사이에서는 빠지지 않는 아이템이다. 그저 '보충제'라는 개념에서 접근하면 다소 가볍게 이해되지 않을까 싶다. 보충제는 그야말로 그저 보충을 해주는 기능을 한다. 비타민에 관해서도 '먹어야 한다', '먹지 말아야 한다'는 의견이 있듯 보충제의 섭취 필요 유무에 대한 대답은 본인의 니즈와 상황, 몸 상태와 운동과 식이조절, 라이프스타일 등에 따라 자신이 선택하면 된다. 나도 열심히 운동을 하지만 매번 프로틴 보충제를 꼬박꼬박 챙기지는 않는다. 시기에 따라 웨이트 트레이닝의 강도가 세지고 타이트한 다이어트에 돌입하는 몸만들기 시즌에만 섭취하고 평소에는 자연식으로 단백질을 보충하는 편이다. 이렇게 개개인마다 프로틴 파우더의 활용은 다양해질 수 있다. 예를 들어 촬영을 마치고 자정이 거의 다 되어 귀가했을 때 그냥 굶고 자기에 무리가 있다고 판단되면 그때 순수 프로틴 보충제 한 스쿠프를 얼음과 함께 갈아 마신다. 보충제의 종류가 프로틴 보충제만 있는 것은 아니지만 근육량을 늘리는 목적을 가진 보충제만 본다면 크게 두 종류, 탄수화물이 포함된 것과 순수 단백질로만 이루어진 것으로 나눌 수 있다. 제대로 설명하려면 너무 전문적이고 구체적이어야 해서 이해하기 힘들기 때문에 간단하게 정리하자면, 뒤의 성분표를 보았을 때 탄수화물 함량이 높은 보충제는 몸이 말라서 체중 증가와 함께 근육량도 늘리고 싶은 이들에게 적합하다.

탄수화물은 우리 몸에 들어갔을 때 태워 없애지 않으면 쌓이기 때문에 아주 마른 사람이 근력 운동을 하면서 몸을 만들고 싶을 때 외에는 일반적으로 운동을 할 경우 권장하고픈 아이템은 아니다. 실제로 몸을 만드는 전문 선수들도 근육량이 많은 남자들은 순수 프로틴 보충제를 섭취한다. 보통 체중이거나 보통의 몸 상태라면 굳이 탄수화물을 추가로 보충해줄 필요가 없다. 그래서 특수한 경우가 아니면 탄수화물이 들어 있지 않은 순수 프로틴 보충제가 낫다. 그렇다면 언제 어떻게 먹어야 할까. 선수가 아닌 일반인 기준이라면 운동과 함께 자연스럽게 매 끼니 충분한 단백질과 적정량의 탄수화물을 섭취해주는 것이 가장 중요하다. 보충제는 운동이 끝난 후 비어 있는 공간을 채워준다는 의미로 섭취할 수 있는데 이는 평소 다이어트 식단을 어느 정도 유지하고 있을 때에만 도움이 된다. 혹은 아까 예로 들었던 내 경우처럼 늦게 무언가를 먹어야만 할 때도 오히려 다른 것들을 먹는 것보다 프로틴 보충제를 한 잔 마시고 자는 게 좋다. 일반인들은 보통 선수만큼 강도 높은 충분한 운동량을 지키기 어렵기 때문

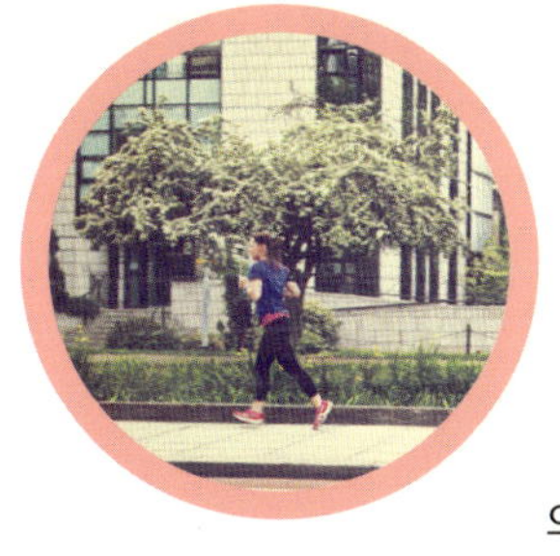

에 과한 섭취는 금물이다. 운동량이나 강도가 굳이 추가로 프로틴을 섭취해야 할 정도로 높지 않기 때문이다.

프로틴 보충제를 먹어보지 않은 이들은 그 맛이 궁금할 것이다. 의외로 아주 맛있다! 달달한 맛이 나는데 대부분 초코 맛이 많고 딸기 맛이나 바닐라 맛도 있다. 나는 개인적으로 그냥 물에 타 먹는 것은 초코를, 커피·얼음과 함께 갈아 먹을 때는 바닐라를 선호하고 과일 맛은 그리 좋아하지 않는다. 개인 취향에 따라 맛은 선택하면 된다. 단맛이 있어서 다이어트 중 너무 단것이 먹고 싶을 때 약간 그 갈증을 해소해주는 효과도 있다. 현실적으로 보자면 다이어트 때문에 고민하는 여성들에게 가벼운 식사대용으로도 추천할 만하다. 보충제이긴 하지만 괜히 애먼 탄수화물을 섭취하는 것보다 더 나은 선택이다. 올바른 식사 조절에 운동을 병행하며 적절한 프로틴 보충제를 섭취한다면 분명히 좋은 결과를 가져올 것이다. 먹기 싫다면 먹지 않아도 상관없다. 프로틴 보충제를 먹어야 하나, 말아야 하나 고민하고 있다면 자신의 현재 식습관 패턴과 운동 빈도, 강도를 전반적으로 먼저 고려해본다.

단백질 과다 섭취가 다이어터들의 오류라는 이야기를 이어가도록 하겠다. 단백질 적정 섭취량은 체중 1kg당 0.8~1g 정도다. 즉, 몸무게가 70kg이라면 하루에 56~70g 정도 섭취하면 된다. 물론 이 수치는 질량 기준이 아니라 100g당 식품이 함유하고 있는 단백질양 기준이므로 실제 음식의 질량과는 차이가 있지만 이 정도는 닭가슴살 2~3조각에 두부, 채소, 두유 등을 곁들이면 충족되는 양이다. 단백질을 과도하게 섭취하면 비만뿐 아니

271

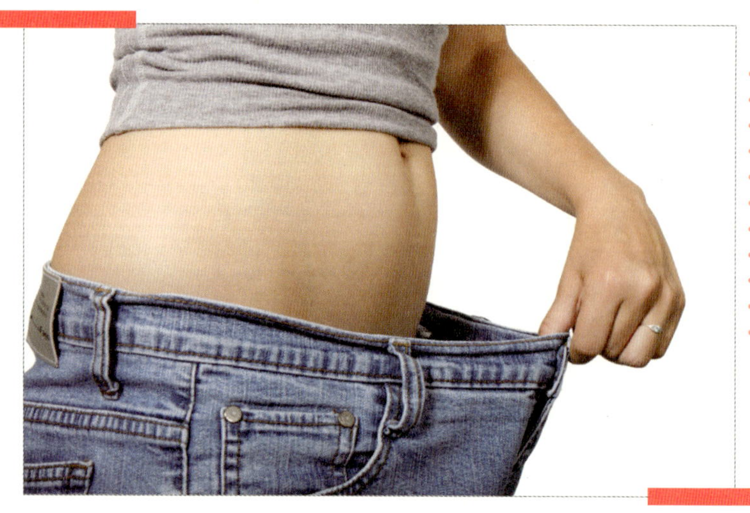

라 소변이나 땀에서 시큼한 냄새가 난다. 단백질 속 질소가 분해되면서 암모니아가 발생해서 소변이나 땀으로 배출되는 과정에서 시큼한 냄새가 나는 것이다. 그리고 노폐물을 걸러주는 콩팥에 과부하가 걸려 콩팥 기능이 떨어질 수 있고 심한 경우 요독증에 걸릴 수 있다. 또 암모니아가 배출될 때, 다량의 수분도 함께 배출시켜 심하면 탈수 현상까지 일어날 가능성이 있다. 다이어트할 때는 수분을 충분하게 보충해야 몸 순환이 잘되어 살이 빠지는데, 단백질 과다 섭취로 탈수 현상이 생기면 몸에서 독소가 배출되지 않고 쌓이기 쉽다. 따라서 달걀, 고기 같은 동물성 단백질과 곡류나 두부 등 식물성 단백질을 고루 섭취해야 한다.

단백질을 정말 내 몸에 도움이 될 수 있게 먹고 싶다면 일일 권장량 중에서 3분의 2는 식물성 단백질, 3분의 1 정도는 동물성 단백질의 구성을 일반적으로 추천한다. 동물성 단백질은 안 좋다고 무조건 안 먹는 것도 문제다. 필수 아미노산은 동물성 단백질에만 들어 있으며 몸에서 만들어지지 않아 반드시 음식으로 섭취해야 한다.

동물성·식물성 단백질을 고르게 섭취할 수 있는 식단의 예로는 아침 · 점심은 식물성 단백질인 두부나 두유 또는 채소 중에서도 단백질이 풍부한 아스파라거스 구이를 먹고, 저녁은 동물성 단백질을 손바닥 크기 정도 먹어주는 식이다. 지방이 많다고 그리 겁낼 필요는 없다. 지방이 많은 고기는 조리했을 때 부피와 질량이 줄어들어 실제 섭취량이 줄어든다. 삼겹살을 예로 들면 칼로리를 줄이기 위해 바짝 굽거나 끓는 맥주에 넣어 데쳐 먹으면 기름은 빠지면서 누린내까지 효과적으로 잡을 수 있다. 끓는 맥주에 삼겹살을 넣어 데칠 때 삼겹살의 기름이 빠지는 이유는 맥주에 들어 있는 알코올이 지방을 분해하는 성질을 갖고 있기 때문이다. 여기서 포인트는 고기의 지방은 단백질과 엉켜 있기 때문에 그냥 재워두면 효과가 없고, 끓여야 분해가 되면서 효과적으로 알코올이 지방을 분해시켜준다는 것. 또, 아주 소량이지만 맥주 속 당분이 불순물들을 흡착시키는 효과도 있으며 맥주 특유의 향이 풍미를 돋워줄 수 있다.

근육형·지방형 체형별 다이어트 식단표

멋진 몸을 원한다면 제대로 운동하면서 올바로 먹어야 한다. 몸에 좋은 음식을 잘 먹어야만 예뻐지고 살도 빠지면서 멋진 몸을 만들 수 있기 때문이다.

유형에 따라 일주일, 또는 더 길게 습관화해도 좋은 정아름식 일주일치 라이프 글램 식단을 준비했다. 이는 나 자신이 오랫동안 스스로 '마루타'가 되어 느끼고 깨달은 것들과 다양한 관찰, 트레이닝 경험을 토대로 만든 자료다.

일주일, 길게는 2주일까지 지속한다면 단언컨대 몸이 날씬해지면서 피부와 컨디션도 좋아질 것이다. 지나친 다이어트 식단은 노화를 촉진하고 몸에 에너지를 공급하지 못해 30대에게는 독이 되므로 이제부터라도 자신에게 맞는 음식들을 똑똑하게 먹자. 다음은 건강과 다이어트를 위한 전체적인 식사의 룰과 크게 세 가지 유형으로 분류한 다이어트 식단의 예다.

건강과 다이어트를 위한 식사 룰

하루 총 세 번의 식사를 기준으로 한다. 보통 4~5회의 식사가 다이어트를 할 때는 좋다고 알려져 있으나 실제로 해보면 다이어트에만 매달려 살지 않는 한 현실에서 실천하기는 불가능에 가깝다. 차라리 세 끼만 잘 챙겨 먹기로 목표를 정하는 것이 현명하다. 유형에 따라 다음의 식품군을 자신에게 맞게 조합한다.

- **단백질군**: 소고기, 돼지고기, 닭·오리 등의 가금류, 달걀, 각종 해산물, 생선, 갑각류, 두부 중 택일하여 한 끼에 100~200g을 섭취한다.
- **탄수화물군**: 고구마, 감자, 정글래미밥 중 택일하여 한 끼에 100~200g을 섭취한다.
- **과일과 채소**: 상황에 따라 가감하거나 추가할 수 있다.

양념과 소스류: 최소한 사용하거나 있는 그대로 조리해서 염분과 잉여 칼로리 섭취를 최대한 줄여 입맛을 바꾸어 나간다.

근육이 부족하고 지방이 많을 경우

근육이 적고 지방이 많은 유형은 운동을 통해 근육량을 늘려 기초대사량을 올리고 물렁살과 출렁거리는 지방을 태울 수 있는 좋은 몸 상태로 만들어야 한다.

이 유형은 탄수화물 위주로 지나치게 많이 먹으면 현재의 몸 상태가 과다 섭취한 탄수화물을 에너지원으로 다 사용하지 못해 지방이 더 붙게 되는 사태를 초래한다. 따라서 식단을 단백질과 채소 위주로 바꾸고 탄수화물은 최소한의 에너지원으로만 섭취해주는 방식이 효과적이다.

■ 추천 식단 1

아침/점심: 정글래미밥으로 만든 주먹밥 100g(운동을 할 때는 1시간 전에 먹을 것)

저녁: 단백질류 200g, 채소 마음껏

■ 추천 식단 2

아침/점심: 감자 또는 고구마 큰 것 1개(운동을 할 때는 1시간 전에 먹을 것)

저녁: 단백질류 200g, 채소 마음껏

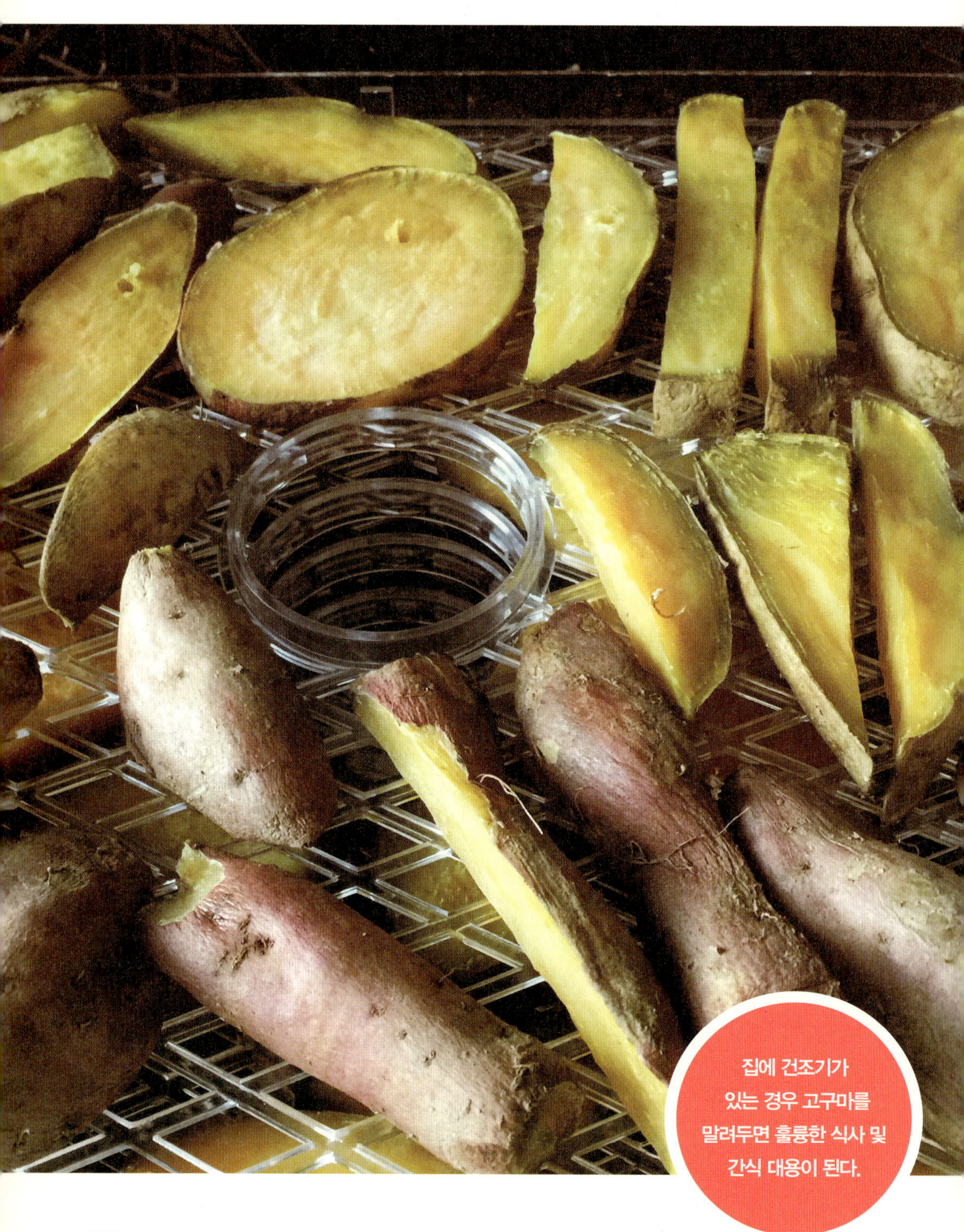
집에 건조기가
있는 경우 고구마를
말려두면 훌륭한 식사 및
간식 대용이 된다.

살이 단단한 근육형 지방 유형인 데다 다소 덩치가 커 고민하고 있다면 위와는 반대로 양질의 탄수화물을 필요한 만큼 섭취하는 식단이 효과적이다.

이미 근육량을 평균 이상 가지고 있어 근육이 더 붙으면 현실적으로 '옷발'이 잘 받지 않고 여성스럽지 않은 덩치를 지니게 된다. 따라서 전체적인 사이즈를 줄이면서 슬림 라인을 원한다면 단백질보다는 자신의 활동량을 고려해 탄수화물을 효과적으로 섭취하는 것이 좋다. 단백질은 몸에서 합성되어 근육이 되는데, 과하게 섭취했을 때에는 잉여 칼로리가 되어 지방으로 전환되기 때문이다.

■ 추천 식단 1

'정글래미밥 두 끼 과일 한 끼'와 '정글래미밥 한 끼 과일 두 끼' 중 활동량을 고려해 택일한다.

과일을 한 끼 식사로 생각하고 기분 좋은 포만감이 들 정도로 먹는다.

정글래미밥 150g에 단백질을 더해주기 위해 바짝 볶은 마른 멸치 또는 마른 잔새우를 한 스푼 넣어 주먹밥 형태로 먹거나 비벼 먹는다. 30대부터 더욱 필요한 칼슘을 공급받으면서 단백질도 과하지 않게 섭취할 수 있다. 흰살 생선을 100g 추가할 수도 있다.

■ 추천 식단 2

과일로 두 끼를 먹는다.

한 끼는 정글래미밥 150g에 단백질을 더하고 풍미를 내기 위해 모차렐라 치즈를 한두 큰술 넣어 전자레인지에 데워 먹는다.

말랐기에 탄력과 볼륨이 필요한 2% 부족형과, 말랐지만 지방이 많은 마른 허당 몸으로 나뉘지만 크게 하나로 정리했다. 왜냐하면 말랐을 경우 어쨌든 꾸준한 운동과 양질의 식사로 근육량을 늘려 나가면서 날씬하면서도 에너지 넘치는 몸을 만들어야 한다는 공통점이 있기 때문이다.

먼저 2% 부족형의 경우에는 통통한 사람들이 보기에는 배부른 소리 한다고 생각할 수도 있다. 보기에도 그리 나빠 보이지 않는다. 그러나 정작 마른 이들의 하소연을 들어보면 탄력과 볼륨에 대한 욕구가 절실함을 알 수 있다. 마른 사람들은 근육량이 적당하고 몸매도 일반적이지만 운동과 다이어트를 병행하면서 좀 더 탄력 있고 볼륨감 있는 몸을 만들어 보고자 하는 유형에 해당한다. 말랐지만 지방이 많은 마른 허당 몸은 사실 가장 최악의 몸 상태다. 말라 보이지만 잘못된 식습관 패턴과 운동 부족으로 체지방은 오히려 높기 때문이다. 타고나길 살이 안 찌는 체질이라고 생각하면 오산이다. 언제 훅 갈지 모르는 시한폭탄을 안고 있으므로 위기의식을 느껴야 한다.

■ **추천 식단 1**

아침과 점심: 정글래미밥 100g과 달걀 2개로 만든 스크램블

간식: 사과 하나 또는 바나나 하나

저녁: '고구마 100g+저지방 부위의 고기구이 100g' 또는 '흰살 생선 150g+구운 채소 한 접시'

■ **추천 식단 2**

아침과 점심: 정글래미밥 100g, 흰살 생선 100g, 채소 한 접시와 오일 비니거 드

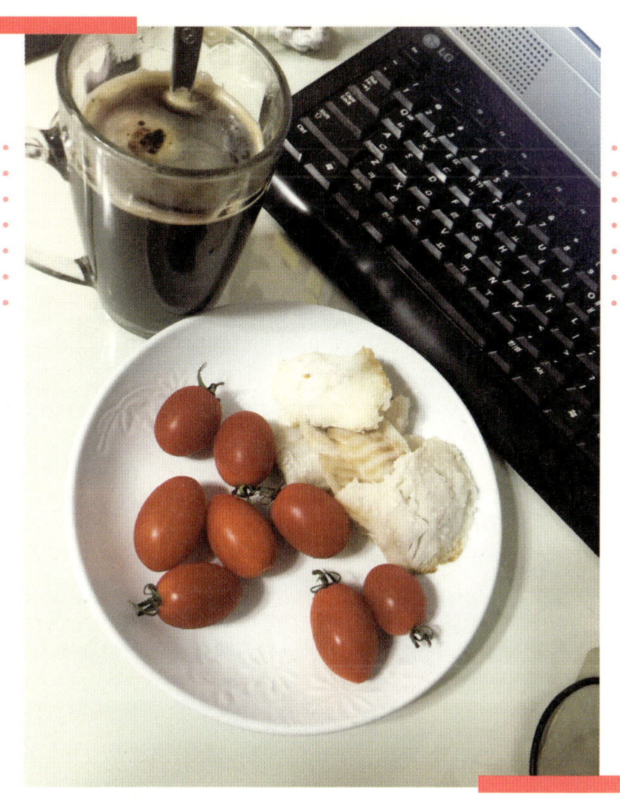

레싱으로 2회 식사

저녁: 고구마 100g 또는 정글래미밥 100g, 흰살 생선 150~200g, 채소구이 한

접시

간식: 저지방 우유 한 잔 또는 두유 1개

면역력을 높이는 식재료

건강과 다이어트를 위해서 면역력 강화가 새롭게 떠오르고 있다. 몸의 체온을 1도만 높여도 바이러스나 질병에 방어하는 몸의 기능을 강화할 수 있으며, 당연히 지방도 잘 탈 수 있는 상태가 된다. 기후변화건강포럼에 따르면 우리 몸의 체온은 36.5도를 유지해야 하는데 1도만 떨어져도 면역력이 30%나 떨어지며, 반대로 1도만 올라가도 면역력은 5배나 높아진다.

체온 1도를 올리기 위해서 혈액순환을 개선하고 신진대사를 증진시키는 음식을 골고루 먹어야 한다. 인스턴트식품이나 염분, 당분, 식품 첨가물, 기름기 많은 식품, 패스트푸드는 피하는 대신 미네랄과 비타민이 풍부한 음식을 먹는 식습관이 무엇보다 중요하다.

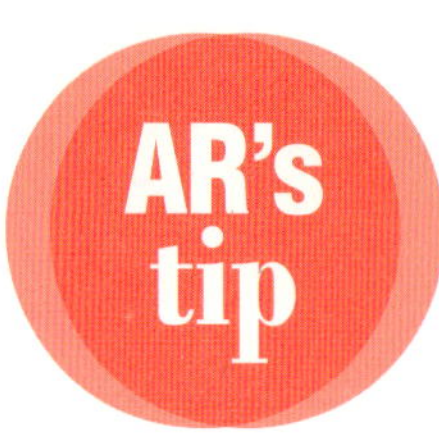

대표적으로 생강을 꼽을 수 있다. 몸을 따뜻하게 해주는 성질을 지닌 대표주자다. 생강 속 성분이 감기로 인한 발열, 두통, 가래 등을 가라앉히고 몸을 따뜻하게 해준다. 또 생강은 혈중 콜레스테롤을 내리고 해독, 통증, 염증 제거에도 효능이 있다. 생강을 평소 쉽게 먹기 위해서는 따뜻한 성질을 가진 홍차와 꿀을 넣어 차로 마시면 좋은데 아침에 생강차 한 잔을 마시며 하루를 시작하는 것도 좋은 아이디어다. 아침에 뭘 먹기 부담스러운데 속이 차서 힘들 때, 공복에 꿀을 넣은 생강차 한 잔으로 아침을 대체하면 속도 따뜻해지고 꿀에 들어 있는 당분이 에너지로 활용될 수 있다.

마늘도 좋은 식재료다. 항피로 비타민으로 불리는 비타민B1이 많고, 면역 기능과 세포 분열에 중요한 아연이 풍부한 데다 매운맛을 지닌 알리신이 뛰어난 살균 능력을 지녀 항균, 항바이러스 효능이 탁월하므로 감기 예방 및 치료에 좋다. 또 알리신은 항산화 · 항암작용도 한다. 아데노신이라는 성분은 심장병 예방에도 도움을 주는 것으로 알려져 있으므로 음식을 조리할 때 마늘을 충분히 사용하면 건강과 다이어트

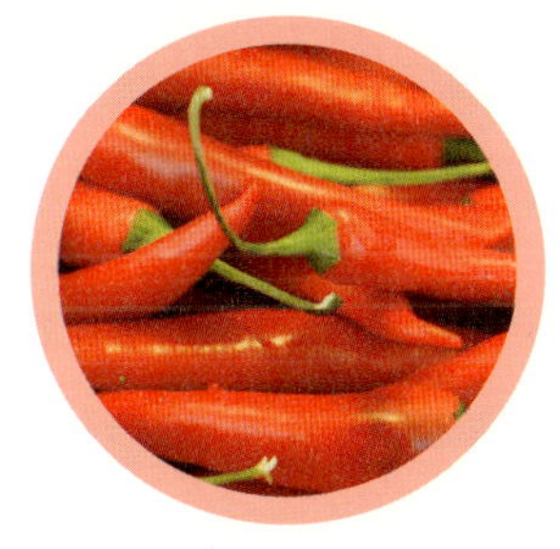

를 다 잡을 수 있다. 닭가슴살 같은 담백한 단백질에 마늘을 구워서 곁들이거나 샐러드에 얇게 썰어 기름에 익힌 마늘칩을 올려서 먹으면 간편하게 마늘을 섭취할 수 있다.

발열작용을 하는 것으로는 고추를 빼놓을 수 없다. 고추에는 비타민C가 많이 함유되어 있어 항산화 및 감기 증상 완화에 도움을 준다. 고추 속 캡사이신이라는 매운 성분은 비타민의 산화를 막아주고 에너지 대사를 증진시키고 내장 기능을 활성화해 면역 기능에 도움을 주는 다이어트 아군이다. 몸매 관리를 하고 싶다면 고추장이 아닌 고춧가루나 청양고추를 충분히 활용하면 좋다. 고추장에는 아무래도 당분과 탄수화물이 들어 있으므로 고춧가루의 깔끔한 맛을 즐기자! 또 다이어트 시 저염식에 적응하기 힘들 때도 매운맛을 잘 사용하면 허전함을 달랠 수 있다.

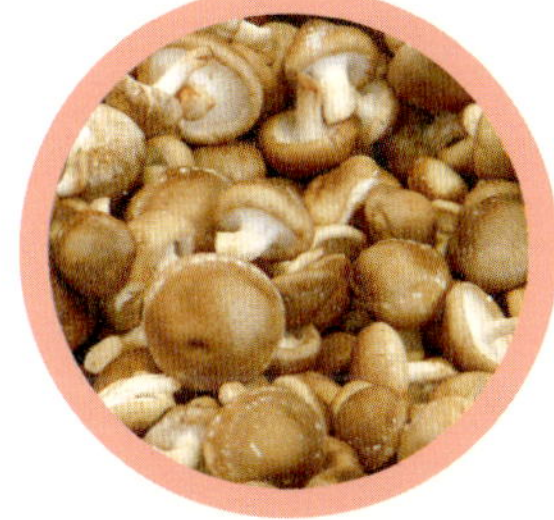

표고버섯도 좋다. 다당류 수용성 식이섬유인 '베타글루칸'의 함량이 높은데 특히 표고버섯의 렌티난이라는 물질은 면역력을 강화시키는 성분이다. 또 표고버섯의 에리타데닌 성분은 혈액순환을 촉진하고 콜레스테롤을 낮춰 혈압 강하에도 도움을 준다. 다이어트 요리를 할 때는 궁합이 맞는 좋은 단백질 돼지고기와 함께 활용해본다. 100~200g을 구워서 표고버섯 구이와 함께 먹으면 간편한 건강 다이어트식이 된다.

해조류도 면역력을 높여주는 식재료다. 김, 미역, 다시마 등의 해조류에 다량 함유된 포피란 및 퓨코이단 등의 다당류는 바이러스 등에 대한 인체의 면역 기능을 증강하는 효과가 크며, 항암효과도 있다. 간단하게 먹을 수 있는 방법이 많은데 김의 경우 구워서 두부에 싸 먹으면 편하고 맛있는 다이어트식이 된다. 또 미역국에 소고기나 참치를 넣고 심심하게 끓여서 먹거나 수프처럼 건더기 위주로 먹어도 매우 효과적인

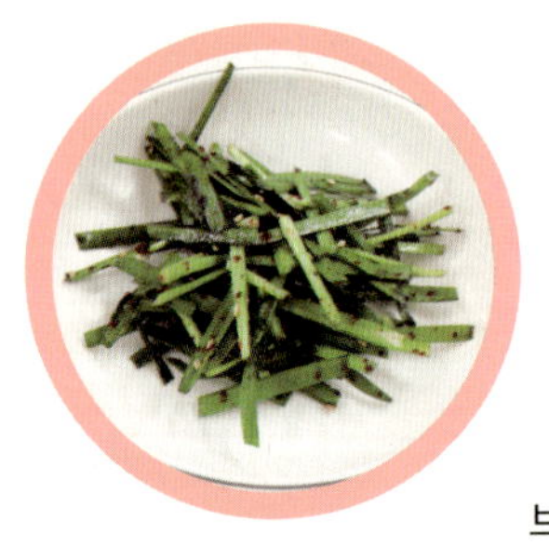

다이어트를 할 수 있다.

이외에도 인삼, 양파, 강황, 부추, 김치, 홍삼 등이 몸을 따뜻하게 하고 면역력을 높이는 데 도움을 준다. 사과, 토마토, 당근, 시금치, 브로콜리 등의 과일과 채소는 비타민과 미네랄이 풍부하여 감기 예방과 면역력 강화에 좋다. 꽁치, 굴, 꼬막, 전복 등에도 다양한 영양소가 풍부하여 겨울철 피로 회복과 면역력 강화에 좋다. 이러한 식품들이 모두 건강과 다이어트에 도움이 되는 음식들이므로 채소와 과일, 그리고 겨울철 해산물의 조합으로 내 취향에 맞고 면역력도 높여주는 다이어트 식단을 짜보자. 면역력을 높이기 위해서는 먹는 음식뿐 아니라 생활 리듬이 깨지지 않도록 건강한 라이프스타일을 만들어나가야 한다. 손도 깨끗이 잘 씻고 스트레스 관리를 스스로 잘 해나가면서 가벼운 운동과 햇볕 쐬기를 충분히 해준다면 면역력을 높이는 데 도움이 된다. 건강해지고 살도 빼고 싶다면 면역력을 높이고 체온을 1도 높이는 것을 목표로 삼아보자.

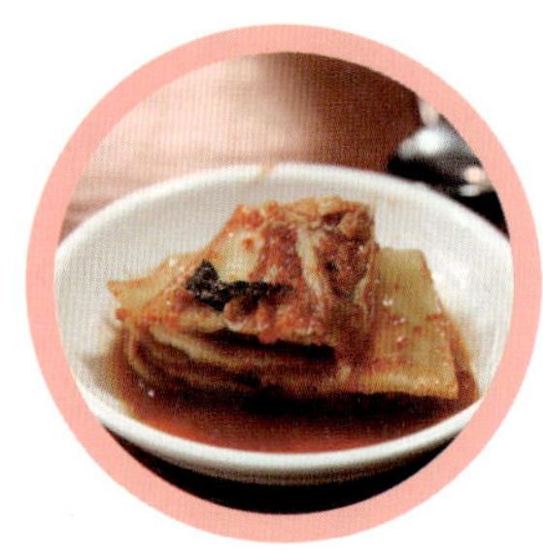

나만의 레토르트밥 만들기

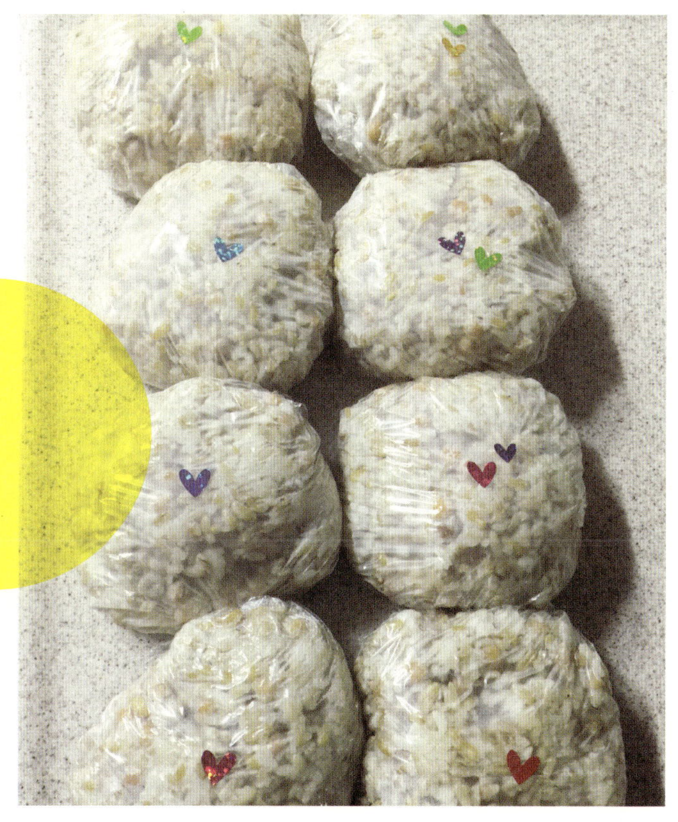

시간이 없다면 즉석밥을 사 먹을 수밖에 없지만 자신의 몸과 사랑하는 이의 몸을 사랑하는 이라면 일주일에 한 번 정도 잠깐 시간을 내서 레토르트밥을 만들어두는 것이 좋다. 현미를 베이스로 각종 잡곡을 넣어 많은 양을 한 번에 지은 뒤 여성용은 100~150g, 남성용은 200~250g 덜어 랩에 넣어 동그랗게 말면 된다. 포장 후 냉동실에 넣었다가 먹을 때 해동하거나 전날 상온에 미리 꺼내놓으면 끝! 한 번의 수고로 건강한 하루가 시작될 수 있다.

이보다 강력할 수 없다, 흰살 생선 다이어트

앞에서도 이야기했지만 2015년 9월 전 세계에서 몸 좋다는 이들이라면 누구나 꿈꾸는 무대인 미스터 올림피아 비키니 부문에 출전할 수 있는 기회를 얻었다. 이미 대중들에게 잘 알려진 '몸짱' 대회들이 외국 사설단체의 라이선스를 사와 개최하는 것과는 달리 IFBB는 세계적으로도 공신력을 자랑한다. 한국에서도 대한체육회 소속 대한바디빌딩협회의 승인을 받아 대표선수로 출전하게 된 것이니 일단 체험을 할 수 있다는 것 자체가 무한한 영광이 아닐 수 없었다.

문제는 내게 주어진 시간이 너무 짧았다는 것! 몇 달을 준비해도 모자랄 대회이건만 본격적인 준비 기간은 3주도 채 남아 있지 않았다. 하루도 지체할 겨를이 없었던 나는 확실한 다이어트가 필요했다.

본래 하던 대로 닭가슴살 위주의 식단을 구성했지만 완벽한 다이어트를 위해서는 좀 더 강력한 무언가가 절실했다. 2012년에 처음이자 마지막으로 3개월 동안 실시했던 닭가슴살과 고구마 위주의 '죽음의 다이어트'를 함께한 선생님에게 바로 SOS를 청했다.

세상에서 단기간에 가장 빨리 지방을 걷어내는 사람들은 바로 바디빌더들이다. 흔히 덩치가 큰 근육질의 몸만 연상하는데, 사실 그들만큼 살 빼는 데 전문가도 없다. 그들은 마음만 먹으면 몇 주 만에 지방을 걷어낸다. 그 선생님과 함께했던 2012년 3개월 동안, 20대 초반 이후 몸무게는 물론 체지방까지 가장 낮았으니 신뢰가 갈 수밖에 없었다(물론 강력한 운동도 병행되었으니 전적으로 식단 덕분이라고는 할 수 없지만 다이어트에서 식이요법을 빼놓고 결과를 논하는 것은 불가능하다).

"쌤!! 큰일 났어요. 저 올림피아 나가는데 시간이 없어요!!"

"음… 그럼 이렇게 해야 할 것 같아요. 해보니까 확실히 효과가 빠르고 좋더라고요!!"

내가 선택한 것은 바로 흰살 생선이었다. 결론부터 이야기하자면 흰살 생선의 도움으로 3주 만에 7kg의 지방을 덜어내는 데 성공했다. 신의 한 수를 던져준 바디빌더 설동근 님에게 엄청난 감사를 전하고 싶다.

그렇게 흰살 생선 다이어트를 하면서 그동안 강력한 다이어트의 해답은 무조건 닭가슴살이라고 생각했던 내 생각에도 많은 변화가 생겼다. 일단 닭가슴살보다 칼로리가 낮고 심지어 조리 방법까지 매우 간단하다. 시중에 판매하고 있는 냉동 흰살 생선포를 구입해 허브 가루나 후추를 솔솔 뿌려 찌거나 올리브유를 살짝 두른 팬에 익히면 끝이다. 비리지 않기 때문에 귀찮을 때는 그냥 전자레인지에 돌려 먹기도 했는데, 그만큼 조리 방법이 쉽고 조리 시간이 짧다는 것은 다이어트 식단을 준비하는 이에게는 굉장한 장점이다.

또 식감이 부드러워 질겅거리는 닭가슴살을 씹으며 사각턱을 걱정할 필요도 없고, 소화에도 부담이 없었다. 맛이 담백해 오히려 덜 질리면서 가격도 저렴하니 흰살 생선을 어찌 사랑하지 않을 수 있으리오!!

게다가 흰살 생선 다이어트는 채식주의자에게도 가능하다. 물론 완전 채식만 하는 비건(Vegan)에게는 맞지 않지만 요즘 늘고 있는 페스코 베지테리어(Pesco-vegetarian)에게는 충분히 좋은 다이어트 음식이 될 수 있다. 극단적인 채식주의보다 달걀, 생선, 유제품은 섭취하는 페스코 베지테리언식 다이어트가 인기 있는 이유는 생선과 채소 위주의 식사를 하면 다이어트 효과가 크면서 몸은 더 좋아지기 때문이다.

현재까지 입증된 흰살 생선의 장점은 내가 체험한 바 그대로다. 지방 함량이 5% 이하로 낮으니 다이어트에는 아군 인정! 또 살이 연해서 소화가 잘되는 식재료라 일반 성인뿐 아니라 아이들과 노약자, 환자들에게도 영양식으로 권장된다. 게다가 등푸른 생선에 비해 비린내가 덜하면서 맛은 담백하다.

피부 미용, 콜레스테롤 수치 감소, 성인병 예방, 간의 해독작용에도 도움을 주니 걱정 없이 흰살 생선을 다이어트와 건강의 동반자로 맞이해도 좋다. 대표적인 흰살 생선으로는 대구, 명태, 조기, 민어, 광어, 가자미, 도미, 복어, 농어, 갈치, 아귀 등이 있다.

아귀의 간, 은어, 명란, 대구의 간에는 비타민A가 풍부해 시력을 보호해주고 저항력을 키워주며 생식 기능을 좋게 해준다. 가자미, 도미, 명란에는 비타민B1이 풍부해 각종 뇌질환을 예방하며 각기병, 멀미, 현기증 등을 방지하는 효과가 있다. 염증에도 강력한 힘을 발휘하는데 가자미, 도미, 농어, 잉어 등에는 비타민B2가 풍부하다. 설염이나 구내염, 질염 등 각종 염증을 예방·치료해주며 성장·발육을 도와준다.

이처럼 흰살 생선은 정글래미밥과 함께 완벽한 건강 다이어트 식단이 될 수 있으니, 이제 망설이지 말고 함께하자!

3주에 7kg 감량을 가능케 한 정아름식 흰살 생선 다이어트 실전 구성

미리 강조하자면 7kg이 빠질 수 있었던 것은 강도 높은 운동이 병행되었기 때문이지만 분명 흰살 생선이 있었기에 3주 만에 원하는 수준의 감량이 가능했다. 일단 내가 실제로 실시한 3주 식단은 다음과 같다. 내가 짠 식단은 단기간에

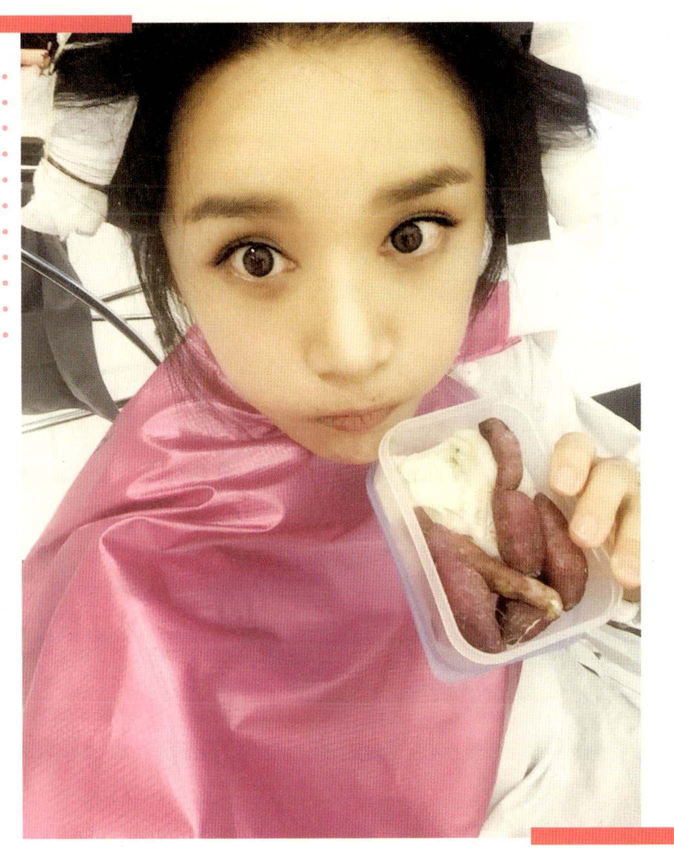

살을 빼기 위해 조금은 극단적으로 구성한 감이 있으니 참고로만 삼길 바란다.

■ 실제 정아름의 3주 흰살 생선 다이어트 식단과 운동량

하루 4회 흰살 생선 100g, 고구마 100g 4시간 간격

웨이트 트레이닝 1시간과 유산소운동 1시간

앞서 언급했듯이 내 식단은 상황상 매우 극단적이었다. 지속하기 힘들고 스트레스를 받으니 장기적으로는 불가능한 다이어트다. 평소 실천하기에 무리가

없으면서도 건강하고 가벼운 상태를 만들 수 있는 다이어트를 하고 싶다면 다음과 같이 먹어 보자. 대신 생선은 간을 거의 하지 않거나 간장과 와사비 정도로 매우 가볍게 하는 것이 좋다.

■ 당신을 위한 흰살 생선 다이어트 식단

정확한 양을 위해서는 조리 전 무게를 먼저 재고 조리하면 된다. 냉동이라면 120g, 생물이라면 110g 상태에서 조리한 것이 1회 100g 분량이다.

아침: 흰살 생선 100g, 정글래미밥 100~150g, 나물 한 종류

점심: 흰살 생선 100g, 정글래미밥 100~150g, 샐러드 한 접시(오일 비니거 드레싱)

저녁: 흰살 생선 100g, 정글래미밥 또는 고구마 100g, 생채소 한 접시

　　　운동 전 바나나 1개

쉽고 간단한 흰살 생선 조리법

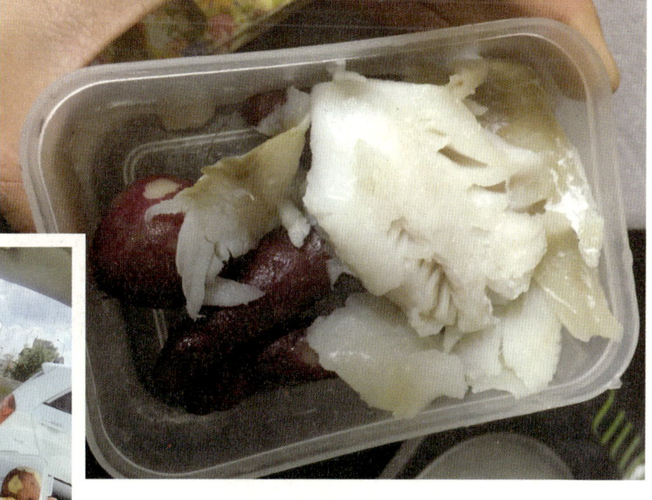

흰살 생선은 마트나 시장에서 아주 쉽고 간편하게 준비할 수 있고 냉동 보관도 가능하니 여러모로 편하다. 먼저 대구나 동태, 명태 등 흰살 생선을 포 형태로 만든 것을 구입한다. 냉동되어 제사를 지낼 때 생선전을 부치는 데 쓰이는 녀석들이다. 대구가 동태와 명태보다는 약간 더 비싸다. 냉동 상태라면 조리 전 그램 수를 120g에 맞추고, 냉장 상태이거나 냉동된 것을 녹였다면 110g을 조리하면 1회 분량이다. 프라이팬을 이용할 경우 팬에 올리브유를 살짝 두르고 생선을 올린 뒤 파슬리 가루, 허브 가루, 후춧가루를 기호에 맞게 뿌려서 살짝만 구우면 완성이다. 전자레인지를 이용할 경우에도 적당히 향신료를 추가한 뒤 돌리면 되는데, 보통 1~2분이면 충분히 익는다. 강력한 다이어트를 원한다면 그냥 먹고, 간이 너무 없어 괴롭다면 간장에 와사비를 살짝 추가해서 먹도록 한다. 참고로 나는 그냥 먹는다.

40대 이후를 준비하는 똑똑한 다이어트

현재 20대나 30대라도 언젠가 40대를 맞이한다. 현재 40대라고 해도 우울해할 필요는 없다. 지금이라도 정신을 차리고 잘 관리한다면 다가올 미래를 조금 더 밝힐 수 있으니 말이다. 여성의 노화가 진행되면서 함께 따라오는 다이어트는 무조건 똑똑해져야 한다. 40대 이후 몸매 관리는 20대와는 차이가 있다. 인정하고 싶지 않지만 언젠가 찾아오게 될 갱년기!!!! 이 갱년기를 잘 보내려면 건강한 다이어트는 필수다. 40대 이후는 여성형 비만에서 남성형 비만이 되는 시기다. 이 시기를 우리는 흔히 살이 쪘다고 이야기한다. 피하지방이 많이 쌓이는 것과는 다른 형태로 비만이 생기기 쉬운데 40대 전이 아랫배, 허벅지나 엉덩이 주변에 지방 침착이 많은 여성형 비만이었다면 40대 후는 윗배가 나오고 피하지방뿐 아니라 안 보이는 내장 지방이 증가하는 남성형 비만으로 바뀐다. 이에 따라 심혈관 질환 위험성도 증가할 수밖에 없으므로 몸이 변화하는 만큼 운동도, 식단도, 생활도 변화를 주어야 한다.

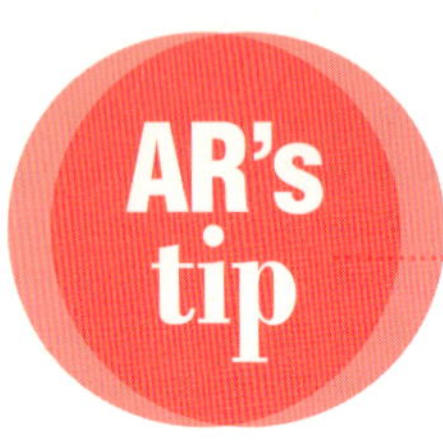

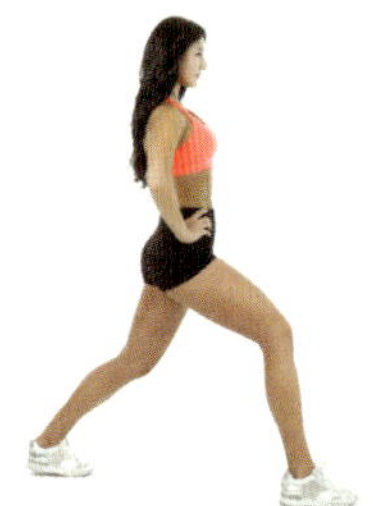

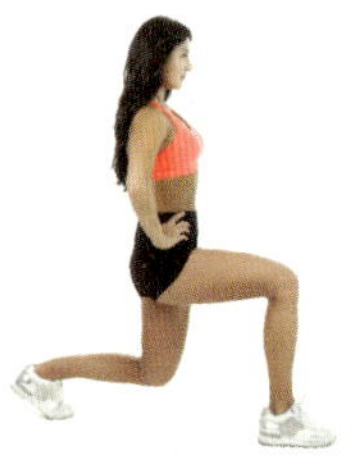

40대에 지방이 너무 없어도 문제! 여성호르몬의 원료는 콜레스테롤!

사실 여성호르몬의 원료는 콜레스테롤이다. 특히 폐경 전에는 여성호르몬을 만들어 쓰느라 콜레스테롤이 안 높던 것이 이제 안 만들어내니 갑자기 남게 되면서 고지혈증 위험이 갑자기 몇 배 상승하고, 안면 홍조 증상이 심해진다. 그렇다고 무턱대고 지방을 줄이는 게 답이냐고 묻는다면 단호하게 '노!' 40대 이후에는 지방이 없어도 문제다! 무조건 체중을 빼는 것은 좋지 않다. 엄마가 이런 말 하는 걸 들어본 적 있을 것이다. '나이 들어서 너무 마르면 없어 보여.' 건강상으로도 무조건 체중이 빠지는 건 피해야 한다. 체력과 회복력을 키우기 위해 하루 섭취 영양소에서 지방을

44% 정도 섭취해주고 운동을 병행한다. 혹독한 다이어트 후 갑자기 늙어 보이는 경우가 있는데, 이런 패턴의 다이어트를 할 경우 40대 이후부터는 외모가 쉽게 망가질 수 있다. 솔직히 나이를 먹을수록 한번 맛이 가면 회복이 안 된다!

내가 정말 싫어하는 단어 중 하나가 체지방 0%다. 가끔 기사를 보면 연예인 누가 살벌하게 몸을 만들어서 체지방 0%의 몸을 만들었다는 내용을 볼 수 있는데 체지방 0%는 불가능하다. 구운 닭가슴살도 지방이 0%일 수 없거늘 어찌 사람의 몸이 체지방 0%일 수 있을까. 무조건 낮은 체지방을 맹신하고 체중을 줄이려고 애를 쓰는 게 나이를 더 들어 보이게 만들 수 있으므로 현실적인 몸 관리에 대해 생각할 때다. 현실에서는 지방이 극단적으로 없는 날씬한 사람보다는 살집이 조금 있지만 활동을 잘하고 잘 움직이는 사람이 오래 살고 건강하게 삶을 영위할 수 있다.

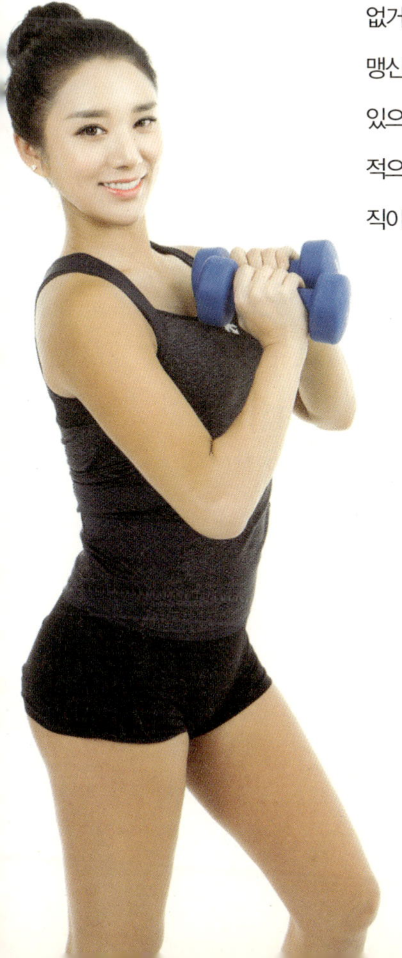

Epilogue

오늘도 나는 어김없이 다이어트 중이다. 스무 살 겨울, 첫 다이어트에 성공한 이후로도 다이어트 중이었고 현재도 정말 맹렬히 다이어트를 하고 있다. 평생 정아름으로 살아가는 동안은 계속 될 나의 다이어트. 예전과 지금, 그리고 앞으로의 다이어트는 대체 뭐가 다른 것일까? 그것은 바로 방식과 마인드의 차이다.

사실 여러분이 알고 있는 나의 이미지인 글래머러스함은 철저한 계획에 따라 만들어진 것이다. 2015년 9월 이전까지는 운동과 다이어트를 괴롭게 하고 싶지 않았으며, 그로 인해 만들어지고 유지되는 결과물은 나름 딱 그 고유의 이미지를 고수하는 정도였으면 했다. 운동과 다이어트가 괴로워지지 않게 하는 것, 그것이 내게는 매우 중요한 부분이었다. 가장 힘들었을 때 그리고 지금도 마음이 괴로울 때면 운동과 다이어트는 내게 살을 빼고 몸을 만드는 수단이 아닌 힐링이 되어주기 때문이다. 내 몸에 애정을 갖는 동안은 스스로 상처를 어루만지는 기분이 든다. 물론 운동과 다이어트를 수단으로 먹고살지만 이 두 가지는 내게 직업을 떠나 나 자신의 건강과 무리 없는 삶을 위한 동반자 개념이었다. 그래서 스물한 살 때 미스코리아가 된 이후 긴 세월을 마른 몸을 예찬하는 분위기와 싸우며 치이고 마음을 다치면서 깨닫게 되었다.

사회적 편견과 억지스러움에 맞추지 말고 Just be myself. 희한하게도 그러한 마인드를 장착했던 20대 후반부터 사람들은 '정아름'을 알아봐주기 시작했다. 체중과 사이즈가 매력과는 그리 큰 상관이 없다는 사실을 느끼며 그렇게 나는 지금의 이미지에 맞게 운동을 하고 다이어트를 했다.

심지어 한창 맹렬히 방송을 하던(지금의 트레이너 열풍과 비슷했던 시기) 2011년과 2012년 이후에는 미디어 활동에 대한 회의감과 혼란스러움을 겪으며 다이어트를 하지 않던 시기도 있었다. 내 스스로도 정체성 확립과 행복에 대한 기준을 잡고자 했던 2013년이 그러했다. 그렇다고 폭식을 하거나 먹지 않던 음식을 탐닉하지는 않았지만 일반적으로 먹고 운동하고 일상적인 삶을 살았다. 그러면서 내내 몸과 건강에 대한 내면적 의미에 대한 고민에서 헤어날 수 없었다. '빡쎈' 다이어트를 하지 않고 있었으므로 '미디어적', '대중적인' 시각에 적합한 마른 듯한 몸은 아니었으나 그러는 외중에도 나는 그런 내 몸이 좋았다.

그러나 굉장히 객관적인 인간인지라 언제나 나는 잘 안다. 예나 지금이나 내 상태에 따라 나는 '덩치'와 '건강미'를 오간다는 사실을. 그 결과 항상 나를 바라보는 시각이 둘로 나뉜다는 것을. 한쪽은 건강하고 섹시하다는 평과 또 다른 한쪽은 육덕지고 과하는 평이다. 안다, 나도 다 알아. 하하하.

솔직히 미니 사이즈로 태어나지 않은 이상, 먹고 싶은 것을 다 먹고 운동을 적당히 하는 정도의 일반적인 관리만으로는 마른 듯한 몸을 가질 수 없다. 물론 지금은 운동을 통해 근육량이 확연히 늘어서 예전보다 살이 붙지는 않지만 그래도 타고난 것은 어쩔 수 없다. 깡마르게 타고나지 않은 이상 어느 정도의 볼륨은 있을 수밖에. 고로 근육량이 지금보다 적었던 이전에는 북극곰마냥 적정량의 지방을 유지하고 있는 수순이 내가 무리하지 않고 건강하게 먹고 움직이면서 유지할 수 있는 정도였다는 뜻이다. 누군가는 그리 생각하기도 했을 것이다. 쟤는 맨날 운동을 한다고 하면서 왜 저렇게 '뚱뚱'하지?

살을 빼는 것은 쉽다. 정말 빼고자 죽음의 노력을 한다면 살이 빠지지 않을 수 없다. 빠지게 되어 있다. 그리고 무너지고 찌는 것도 한순간이다. 한 방이다. 꾸준한 운동과 함께 자신의 몸을 알아가면서 예전보다 발전되고 있음을 느끼며 나름의 다이어트를 하는 삶을 살아가는 이라면 누구나 공감할 것이다. 고로 누군가에겐 내가 치열한 다이어트를 하지 않고 있었음이 핑계처럼 들릴 수 있겠지만 내 이론은 이러했다. 전문가라면 특히나 더 쉽게 다이어트를 하고 몸을 만드는 방법을 알고 있어 실천만 하면 되고 만들었다가 망가지는 것 역시 생활 패턴이나 의지, 습관에 의해 '도로아미타불'이 될 수도 있다. 자신의 의지의 문제이지 방법을 모르는 게 아니다. 쪘다 빠졌다를 반복할 수 있는 의미 없는 껍데기로 평가받고 승부하고 싶지 않았다. 그래서 근본적인 마인드와 생활습관과 인식의 변화를 줄 수 있는 사람답게 대중들도 내가 하는 방식을 무리 없이 따라 할 수 있어야 한다고 생각했다.

그래서 하루 세 끼를 건강하게 먹고 30분 정도 운동해도 충분히 날씬해질 수 있다고 대중에게 쉽게 말한다는 것이 양심상 허락되지 않았다. 그래서 방송을 하면서도 늘 갈등에 휩싸였다. 그깟 양심 따위 좀 버렸으면 어쩌면 나는 더 빨리, 더 많이 브라운관에 등장하고, 지금보다 유명해졌을지도 모른다. 그러나 나는 최대한 있는 그대로, 사실 그대로 나도 그들도 가능한 방식의 노멀한 다이어트를 하고 싶었다. 즉 내가 추구하는 방식에서 최선의 몸은 마른 듯한 상태가 아닌 글래머와 육덕을 오가는 상태였으므로, 그 안에서의 식이와 운동의 미세한 조절만이 최선이었다. 건강하다고 하는 식품들을 먹고, 즐겁고 올바른 방식의 웨이트 트레이닝과 유산소운동을 병행하면서 만들어진 자연스러운 몸. 다시 한 번 강조하건대 나는 원래가 납작하고 깡마르게 태어난 종자가 아니었다. 그게 베스트였다.

그렇게 조금 쪘다가 다시 반짝 빼기를 어느 정도 반복하다가 2014년 여름부터는 극심한 정신적 고통과 스트레스로 인해 예민해져서 다행히 식욕을 완전히 잃었다. 고로 때론 운동을 하고도 잘 챙겨 먹지 않아 자연스럽게 몸이 조금 작아져서(?) 지속적인 스트레스성 식욕 감퇴와 불면의 덕을 보며 자동 다이어트를 하고 있는 차였다.

2015년 8월, 마음을 바꾸고 다이어트에 돌입했다. 우연찮은 기회에 아주 짧은 시간을 남기고 미국 라스베이거스에서 열리는 올림피아 이벤트 비키니 대회에 참가하게 된 것을 계기로 당시 내 나이 서른다섯, 이제는 아름다움에 대한 열망이 정신과 영혼을 지배할 수 있음을 거울 앞에서 깨달으며 변화를 해보기로 결심했다. 그동안 고수했던 자연스러운 방식을 버리고 대중에게 여과 없이 '빡쎈' 다이어트와 운동을 통한 관리된 몸을 보여주는 것도 예의라는 생각이 들었다. 더 늦기 전에 내 인생 최고의 리즈 시절을 만들고 싶은, 여성으로서의 개인적인 욕망과 함께 의지도 점점 불타올랐고, 사랑을 받는 만큼 많은 사람들이 내 이야기에 귀를 기울여주고 믿어주는 만큼 눈으로도 노력하고 있다는 모습을 보여주고 싶었다. 그래서 정확히 2015년 8월 24일부터 일반인은 따라 하기 힘든 방식의 다이어트와 몸 만들기에 돌입했다.

스무 살의 겨울, 초심으로 돌아가다

사실 내게 지금 큰 변화와 도전이란 무의미할 수도 있다. 객관적으로 못하면 마이너스, 잘해도 본전치기다. 게다가 가만히 있어도 여기저기에서 찾아주며 바쁜 일상을 보낼 수 있으므로 굳이 간절하게 무언가를 하지 않아도 나름 만족스럽게 살 수 있었다.

그러나 다시 초심으로 돌아가고 싶었다. 간절하고 또 간절하고, 바라고 또 바라던 그때로. 새벽 4시, 두툼한 점퍼를 껴입고 헬스장 문을 따던 스무 살의 겨울로 돌아가고 싶었다.

그래서 하루에 한 번 자연스럽게 운동했던 방식 대신 강도 높은 웨이트 트레이닝과 함께 역시 강도 높은 유산소운동을 꼬박꼬박 하기 시작했다. 평소 나는 상체 운동은 잘 하지 않았는데 상체를 그리 만들 필요가 없어서 주로 하체에만 집중했고, 가끔 등 운동을 하는 정도였다. 어깨나 팔, 가슴은 손도 대지 않았다. 그러나 8월 24일부터 다시 상체를 만들기 위해 덤벨과 바벨을 들어올리기 시작했다. 시간이 허락하면 하루 두 번 운동했지만 문제는 일이 너무 많다는 게 함정이었다. 기존에 하고 있던 방송과 기타 스케줄들을 다 소화하기 위해 모든 미팅과 촬영들은 최대한 밤으로 미루고 오전 일찍 평택으로 출발해서 본격적인 몸만들기를 위한 웨이트 트레이닝을 하고, 서울로 돌아와서 나머지 일정을 마무리하는 식이었다. 대회를 위해 출국하기 전날에도 밤 12시 넘어서까지 촬영장에 있었고, 짐을 싸고 거의 밤을 새운 후에 다음 날 아침 녹화장에서 녹화를 하고, 바로 비행기를 타러 갔다.

지금은 그때보다 더 스케줄이 많아져서 평균 수면시간 2시간, 때론 운동을 하지 못할까 봐 걱정이 되어서 새벽 3시 헬스장에 가서 운동을 한 뒤 하루 일과를 소화하기도 일쑤다. 이제는 누워도 잠이 오지 않는다. 내일은 내일의 태양이 뜨리라며 의지를 불태우던 스칼렛 오하라처럼 내일 뜨는 태양을 기다리며 잠시 눈을 붙였다가 벌떡 일어나곤 한다. 상황은 앞으로도 크게 변하지 않겠지만 어쩔 수 없다. 그래서 규칙적이고 여유 있는 운동 루틴과 숙면을 취하는 것은 어느덧 나의 로망이 되어 버렸다. 몸을 만들고 살을 빼기 위해서는 휴식이 매우 중요한 부분을 차지하는데, 평소 거의 잠을 자지 못하는지라 노력만큼 결과가 자꾸 성에

차지 않는다. 핑계를 대려면 관두는 게 낫다.

섹시한 40대를 기다리며 오늘도 다이어트, 그리고 운동

식이요법을 말하자면 손수건이 필요할 수도 있다. 눈물부터 좀 닦고 시작하자. 올림피아 대회 전 20일도 채 남지 않은 상태에서 대대적인 다이어트에 돌입했다. 그것이 8월 24일이고 그때부터 지금까지 나는 계속 비슷한 상태의 식단을 유지하며 다이어트 중이다. 대회까지 남은 시간이 워낙 짧아서 닭가슴살 대신 단백질은 풍부하면서도 칼로리는 낮은 흰살 생선을 선택했고, 한 번 식사 때마다 생선 100g과 고구마 100g을 먹었다. 그렇게 4회의 식사를 2주간 했고 2주가 지나면서부터 한 끼를 추가했다. 추가한다고 해봤자 흰살 생선 100g에 방울토마토 8개였다. 방울토마토 10개도 아니고 8개. 하하하하. 8월 24일부터 올림피아 대회가 끝난 9월 19일까지 내가 먹은 음식은 흰살 생선, 막판에 닭가슴살, 고구마, 방울토마토가 전부였다. 보충제도 먹지 않았고 물과 커피만 마셨다. 운동 강도를 생각하면 터무니없는 양이었고 먹고 싶은 욕구를 참는 것보다 내게 더 힘든 것은 먹는 시간을 맞추는 일이었다. 늘 불규칙한 스케줄 탓에 4시간 간격으로 챙겨 먹자니 노이로제에 걸렸다.

미팅을 하다가도, 방송을 하다가도 밥시간이 가까워오면 불안하다. 다이어트에서 가장 중요한 것은 안 먹는 게 아니라 정확한 양을 정해진 시간에 넣어주는 것이다. '넣어주는 것'이지 먹는 게 아니다. 먹는다고 생각하면 힘들어진다. 세상엔 맛있는 게 너무 많고, 유혹도 많으므로 그냥 포기하고 나는 이것밖에 못 먹는 사람이라고 인지하면 편하나.

성격이 약간 이상한(?) 나는 다이어트를 할 때 먹고 싶어서 배가 고파서 힘들어하는 편은 아니다. 내가 정해진 것을 하지 못하면 견디지 못하는 못된 성향 때문에 오히려 스스로 만드는 강박관념이 더 견디기 힘들다. 어느 날인가는 바빠서 음식 준비를 하지 못할까 봐 고구마 10kg과 생선 30kg을 한 번에 다 조리해서 냉동실에 얼려둔 적도 있다. 아무튼 참지 못해 먹고 후회하는 것보다는 나을 수 있으니 다행이라고 생각한다. 30대가 되고 나서 이렇게 오랫동안 일반 음식을 먹지 않는 것도 처음이고, 다이어트를 이토록 대대적으로 해보는 것도 생소한 일이었다. 25일가량을 오로지 그렇게만 먹은 결과 체지방만 4kg을 덜어냈다. 근육량은 현저히 늘었으며, 지금도 계속 다이어트를 하며 체중 감량을 진행 중이다. 그 과정 중에서 발전하는 몸의 상태와 인고의 과정을 통해 또다시 많은 것을 배우고 느낀다. 배에는 복근이 새겨졌다. 웃긴 얘기지만 다이어트를 하면서 내 배에 이렇게 선이 선명하게 있을 수 있다는 것을 여태껏 몰랐다. 그동안은 복근이 그리 필요치 않았다. 적당한 라인만 있으면 그만이었다. 복근을 선명하게 가지는 것은 낮은 체지방을 의미하는 것이고, 잘못해서 생리를 하지 않거나 몸에 무리가 갈까 봐 하고 싶지 않았다. 생긴 대로 살면서 최대한 노력만 하는 방향으로 가고 싶어서 복근에 대한 니즈도 없었다. 그런 내가 내 배에서 선을 본 거다. 하하하. 그리고 그 선은 이제 섬세하게 그려지기 시작했다. 소중한 깨달음과 배움이 아닐 수 없다. 이 과정을 통해 나는 굉장히 성장하고 있음을 느낀다.

왜 근육량을 늘려야 하는지, 왜 근육량이 늘어나면 살이 빠지는지, 근육량이 는다고 몸이 커지는 건 아니라는 것 등등 이론으로만 지껄이던 것들을 내 몸 전체로 다시 한 번 느끼면서 운동에 대한 새로운 깨달음을 매일 얻어가고 있다. 실제로 시도하고 지속하고 있던 것들이 탄력을 받자 하는 족족 모두 내 것이 된다. 이렇게 나의 치열한 다이어트는 계속될 예정이다. 선명한 복근과 갈라지는 마른 몸을 만들고 더욱 섹시한 36세를 맞이하고 그렇게 발전하고 아름다워진 모습으로 멋진 엄마, 섹시한 40대가 되고 싶다. 물론 밤을 새우더라도 평소대로 운동을 하러 갈 것이고, 몸이 부서져라 웨이트를 해야 할 것이다. 중간에 내가 이 짓을 왜 하고 있나 문득문득 생각할 수도 있다. 그러나 정했으면 가는 거다! 이렇게 완전히 내가 정한 목표를 향해 달려가는 동안 좀 더 많은 사람들이 쉽고 효율적으로 할 수 있는 운동과 식단들에 대한 정확한 지식과 아이디어도 퐁퐁 샘솟을 테니 내 몸으로 부딪쳐 땀을 흘려 얻는 배움만큼 소중한 것은 없다.

사랑하는 그와 마주 앉아 기울이는 한 잔의 소주가 너무나 그립다. 요즘 술이 너무 당긴다. 평소에도 술을 많이 마시는 건 아니었지만 남자친구와 함께 마시기 시작하면서 술맛을 알게 된 나는 내 안에 음주 유전자가 강력하게 살아 있음을 느낀다. 뭔가를 배 터지게 마구마구 먹고 싶기도 하다. 종류에 상관없이 배가 터지게 게으름뱅이처럼 뒹굴며 먹고 싶다. 대회가 끝나도 불편한 마음과 다시 시작해야 한다는, 이제 시작이라는 마음 때문인지 제대로 먹지 않고 다시 다이어트를 시작했고, 닭과 고구마, 생선, 방울토마토와 함께 하다가 요즘에는 더 진격적인 방법을 고심 중이다.

나날이 바빠진다. 아, 정말 환장하겠다. 그러나 직진. 후퇴는 없다. 얼마나 설레는가. 아름답고 찬란한 나의 36세가! 아낌없이 포기할 것들은 버릴 수 있겠다. 오늘도 더 몸이 좋아지고 살이 빠졌으면 좋겠다. 육덕진 아름이는 안녕! 쫄깃한 아름이 어서 와!

My Life and Diet Keep going on!

HotBody
Mentorir

10만 네티즌을 열광시킨
정아름의 화제의 운동법!
QR코드 수록

허벅지 탄력 업 셀룰라이트 제로 PT

허벅지를 위한 운동을 하기 전에 많은 사람들이 잘못 생각하는 부분부터 한 가지 짚고 넘어가려 한다. 보통 허벅지 살을 빼기 위해 많이 하는 동작 중 하나가 런지다. 그러나 내가 지금 하고 있는 방법이 허벅지를 위한 런지인지 힙을 위주로 하는 런지인지 잘 구분을 하지 못하는 경우가 대부분이다. 허벅지를 위한 런지 동작을 할 때 기억해야 할 것은 무게중심을 앞에 두는 것! 무게중심을 앞에 두고 움직이면 허벅지에 좀 더 자극이 되는 허벅지 위주의 런지 동작이 될 수 있다. 간격 또한 중요하다. 한 발 앞으로 내디디라는 기준, 참 애매하다. 적당히 한 발 앞으로가 대체 어느 정도란 말인가! 그럴 때는 아예 무릎을 대고 시작한다. 무릎을 지면에 대고 앞뒤 다리를 90도로 만들어준다. 그다음 발바닥으로 지면을 밀어 올라오는 방식으로 런지를 하면 늘 일정한 간격을 유지할 수 있다.

극세사 허벅지를 위한 지그재그 스프링 PT

지나치게 굵은 허벅지의 소유자로 극세사 허벅지를 갖고 싶은 이들에게 추천하는 동작이다. 실제로 나도 스물한 살, 처음 다이어트에 성공했을 때 99를 입던 어마어마했던 허벅지 사이즈를 이 동작을 무한 반복하며 줄였다. 보기에는 우습고 쉬워 보이지만 저강도에 고반복 운동이어서 나도 모르게 가는 허벅지를 만들어준다. 손은 골반 위에 올려도 되고, 양팔을 모아 어깨 높이로 겹쳐 올려도 된다. 허벅지 바깥쪽과 안쪽은 물론 전체적인 라인을 다 잡아주는 동작이다.

- **지그재그 스프링 동작(모든 방향 각 20회/5세트 반복)**
  ① 다리 폭을 넓게 벌리고 발은 바깥쪽으로 향하게 한 후, 무릎을 살짝 구부려 자세를 잡는다.
  ② 그 자세에서 털어주듯이 위아래로 반동을 준다. 20회 반복.
  ③ 바깥으로 향했던 발을 8자로 만들고 무릎을 안쪽으로 향하게 한 다음 빠르게 반동. 20회 반복.
  ④ 발을 11자로 만들어서 위아래로 반동. 20회 반복.
  ⑤ 사선으로 발을 틀고 발뒤꿈치를 들어서 다시 반동. 반대쪽도 반복. 20회 반복.

허벅지 안쪽 살을 잡아주는 다이아몬드 PT

말 그대로 다리로 다이아몬드를 그리면 된다. 허벅지 안쪽 살을 강력하게 자극하는 동작으로 허벅지 안쪽 살 때문에 고민하는 이들을 위한 운동이다. 이 동작을 제대로 하면 다음 날 걷기가 힘들 만큼 허벅지 안쪽이 많이 쓰인다.

발끝 모양에 따라 허벅지가 자극되는 부위가 미세하게 달라지는데 발가락을 몸 쪽으로 바짝 당긴 플렉스 상태를 하면 허벅지 뒤쪽까지 당기는 게 느껴진다. 허벅지 앞쪽과 뒤쪽에 모두 자극을 줘 허벅지 라인은 물론 탄력을 주는 데 도움이 된다.

- **다이아몬드 동작 1(각 15회×2번 = 1세트/5세트 반복)**
  ① 누운 상태에서 발끝을 바깥쪽으로 두고 높게 뻗어 올린다.
  ② 다리를 사이드로 벌렸다가 다이아몬드를 그려주며 내리는데 이때 발가락 끝

을 모아준다.

③ 발끝을 모은 상태에서 다시 높게 위로 쭉 뻗어 올린다.

■ **다이아몬드 동작 2(각 15회×2번=1세트/5세트 반복)**

① 누운 상태에서 발목을 꺾어 발가락을 내 몸 쪽으로 당겨준다(허벅지 뒤쪽
자극).

② 다리를 사이드로 벌렸다가 발뒤꿈치를 붙인 채 다이아몬드를 그린다.

③ 발뒤꿈치를 붙인 상태에서 다리를 위로 다시 높게 쭉 뻗어 올린다.

02

속 근육까지 쭉 끌어올려주는
바디 리프팅 PT

어릴 때는 모르지만 나이가 들수록 리프팅에 목을 매게 된다. 나 또한 '처지는 것'은 곧 죽음이라는 이미지를 머릿속에 담고 산다. 실상 피부 노화에만 신경 쓰고 몸은 아예 뒷전인 경우가 많지만 의외로 얼굴 피부 노화만큼 몸의 노화도 무시무시하다. 얼굴에만 하는 투자는 No, 몸에도 투자해야 한다.

여성들이 꼽는 위시 바디 리프팅 세 가지 부위는 바로 목주름, 아랫배, 처진 엉덩이다. 나이가 들어갈수록 왜 이 부위들이 꼽혔는지 절대 공감하게 된다. 살도 처지고, 기분도 처지고 그렇게 늙어가는 거다.

노화와 함께 살이 처지는 이유는 간단하게는 지구 중력과 세포의 노화 및 퇴화 때문이다. 지구의 중력 때문에 피부도 밑으로 당겨지고 탄력성이 떨어진다. 잡아줄 수 있는 근육도 탄력이 없으니 계속 흘러내릴 수밖에 없다. 근육량이 적은 순서부터 주름이 생기고 살이 처지는데 얼굴, 엉덩이, 배, 팔뚝, 허벅지, 가슴 순이다. 최근에는 잘못된 다이어트로 인해 젊은 나이부터 탄력이 떨어지고 처져서 고민하는 처자들이 많다. 나 또한 스물한 살 때 3개월 만에 25kg을 덜어냈지만 그때도 그렇고 지금까지도 단 한 번도 처짐으로는 고민을 해본 적이 없다. 많은 운동과 충분한 단백질 섭취를 병행한 다이어트였기 때문이다. 그 이후에는 내게 맞는 운동법을 찾아 고군분투하며 몸이 상하지 않을 정도의 영양 공급을 해준 것이 비결이다.

특히 첫 다이어브 때는 고기를 정말 많이 먹었다. 무조건 닭가슴살만이 아니고 돼지고기 위주로 먹었는데 삼겹살, 보쌈, 수육 가리지 않았다. 하루에 600g을 최고 기준으로 두고 섭취했다. 아침, 점심은 채소와 과일만 먹고 저녁에 고기를 푸짐하게 섭취하는 대신 짜게 먹지 않는 식이었으며, 공복 시간은 5시간이 넘지 않도록 했다. 즉 처짐의 공포에서 벗어날 수 있는 다이어트법은 영양 공급과 운동뿐이라는 이야기다.

그렇다면 먼저 목주름부터 살펴보자. 25세가 넘으면 목의 피하지방이 급격히 감소하고 근육과 조직이 위축되어 피부가 느슨해지면서 목주름이 생기기 시작한다. 흔히 목주름은 수술이 불가능하여 목의 주름으로 나이를 알아볼 수 있다는 말들을 하는데 잘못된 생활습관이나 역시 급격하게 굶어서 뺀 다이어트 등 후천적인 원인으로도 충분히 생길 수 있다. 목주름을 잘 생기게 하는 습관으로는 휴대폰이나 책 같은 걸 내려다보는 자세를 꼽을 수 있다.

목은 피부도 얇고 받쳐주는 근육이 없기 때문에 내려다보는 습관이 오래되면 그만큼 더 빨리 쉽게 주름이 생긴다. 다행히도 목덜미에는 주름이 없다. 목 앞쪽보다는 뒤쪽에 있는 근육들이 더 힘이 좋다 보니 계속 잡아당겨주므로 목 뒤에는 그나마 주름이 없다.

목주름을 예방하고 관리하기는 의외로 쉽다. 얼굴처럼 목에도 정성스럽게 발라주는 것이다. 수분크림이나 영양성분이 있는 제품들을 손에 힘을 빼고 톡톡 두들겨서 바르고 귀 뒤의 움푹 파인 곳을 꾹꾹 눌러주면서 목 아래에서 위로 쓸어주면서 바르면 노폐물도 빠지게 도와주고 목주름을 예방하는 데 도움이 된다.

베개의 높이 역시 목주름과 관련이 있다. 많은 이들이 베개를 벨 때 뒤통수에 베개가 닿도록 해서 눕는다. 잘못된 방법이다. 그리고 무조건 높은 베개를 베고 자면 목주름이 생긴다는 생각도 옳지 않다. 베개의 높이와 주름은 크게 상관이 없는데 지나치게 낮은 베개를 쓸 때도 오히려 턱이 들리고 승모근이 긴장되어 목뼈가 일자가 되는 거북목이 될 수 있으니 상황에 따른 올바른

306

방법으로 베개를 베는 것이 좋다.

　높은 베개의 경우는 뒤통수에 베개를 두면 목에 힘이 들어가서 좋지 않다. 뒤통수가 아니라 경추, 즉 목 뒤에 두면 높은 베개라도 목주름 걱정을 할 필요가 없다. 중간 높이의 베개도 뒤통수가 아니라 목 뒤에다가 둬야 한다는 점이 중요하다. 즉, 포인트는 베개의 높낮이가 아니라 어떻게 베고 자느냐다. 옆으로 누워 잘 경우에는 베개의 가장 높은 부분을 베고 자야 한다. 그래야 어깨가 눌리지 않고 목에 힘도 덜 들어가서 편안한 숙면을 취할 수 있고, 주름도 예방할 수 있다. 본인한테 가장 잘 맞는 베개는 누웠을 때 어깨와 목이 수평이 되는 것이다. 내 경우는 수건을 말아 가장 적당한 높이를 찾는 경제적인 방법을 사용한다. 자는 습관 하나만으로도 목주름을 예방할 수 있으니 잘 때도 신경을 써야 한다.

　두 번째로 여자들이 원하는 바디 리프팅 부위는 아랫배다. 목주름처럼 보이지는 않지만 고민거리다. 아랫배가 처지는 이유는 노화와 함께 활동량이 줄어들면서 장기를 받쳐주는 근육이 힘을 잃기 때문이다. 아랫배를 처지게 하는 습관은 구부정한 자세다. 등에 중력이 많이 작용하면서 복부는 자연스레 처지게 되므로 늘 바른 자세를 유지하는 것이 아랫배의 처짐을 조금이라도 막는 길이다. 호흡을 통해 생활 속 아랫배 탄력을 끌어올릴 수 있는 방법도 있다. 먼저 양반다리로 앉아 양팔을 엉덩이 뒤에서 짚은 채 호흡을 한다.

숨을 크게 들이마시며 복부를 부풀리고 5초간 숨을 내쉬며 복부를 수축시켜준다. 배꼽을 등에 붙인다는 생각으로 조여주는 것이다. 그런 다음 엉덩이 뒤에 짚은 양손을 중심으로 이동시켜 상체를 뒤로 빼낸 후 처음 방법과 동일하게 호흡을 해준다. 마지막으로는 다리를 펴고 편안하게 누운 다음 두 손은 45도 정도로 벌린다. 두 무릎을 접고 숨을 들이마시며 엉덩이를 높이 들어 올리고 10초간 정지해준다. 누워서 엉덩이를 들어 올리는 간단한 동작을 수시로 해주면서 처지는 아랫배를 끌어올려보자.

여자들이 원하는 바디 리프팅 부위에는 엉덩이도 들어간다. 엉덩이가 처지면 기분도 인생도 처진다는 지론을 가진 나는 늘 엉덩이를 끌어올리는 것을 강조한다. 엉덩이가 처지는 이유는 엉덩이가 한 덩어리로 이루어진 가장 무거운 근육이기 때문이다. 나이가 들면서 중력의 영향을 더 많이 받게 되므로 자연히 밑에서 잡아당기는 힘을 가장 많이 받을 수밖에 없다. 엉덩이를 처지게 하는 습관으로는 팔자걸음이나 잘못된 걸음걸이를 꼽을 수 있다.

발이 밖으로 벌어진 채 걸으면 골반이 벌어지면서 틀어지기 시작하고 엉덩이가 처질 수 있다. 운동량 부족과 지나치게 오래 앉아 있는 생활 패턴 역시 문제다. 엉덩이가 처졌거나 납작한 이들은 수술을 고려하는 경우도 있는데, 가능은 하다. 보형물을 넣을 수도 있고 지방 이식 힙업 수술이라고 살이 잘 빠지지 않는 부위에서 지방을 채취해 납작한 엉덩이 볼륨을 키우는 수술도 있지만 가슴과 엉덩이는 그 성격이 다르다. 가만히 있을 때 무빙이 없는 가슴과는 달리 엉덩이는 늘 움직이는 부위다. 수술도 가능하지만 부자연스러움이 있을 수 있고 근육의 성질상 인위적인 보형물이나 억지로 주입한 지방이 자연스럽게 운동을 통해 만들어진 엉덩이보다 아름답기란 불가능하다는 것이 필자의 견해다. 그리고 엉덩이 수술을 했다가 살이라도 붙는 날엔 그냥 바로 도널드덕이 된다.

엉덩이는 유형별로 나눌 수 있다. 크게 네 종류로 나눌 수 있는데, 가장 매력적이고 섹시하다고 평가받는 하트형이 있다. 위는 가늘고 허벅지 위의 엉덩이 아래는 넓은 형으로, 허리가 가늘고 아래로 가면서 볼륨감이 있는 형태다. 사각형 엉덩이는 한마디로 남자 엉덩이다. 허리부터 힙까지 사이즈가 동일한 스타일이다. 오리 엉덩이는 자칫 좋다고 오해할 수 있는데 오리 엉덩이의 경우 엉덩이 자체의 볼륨감 때문이 아니라 골반의 경사가 뒤로 지나치게 기울어져 있어서 예뻐 보일 가능성이 있다. 골반을 뒤로 빼서 튀어나와 보이는 엉덩이는 바른 골반각을 잡게 되면 잘못된 자세에서 볼 수 있었던 볼륨감이 사라지기도 한다. 자신의 엉덩이 스타일이 뭔지 생각해보는 것도 문제 해결을 위한 방법이 될 수 있으니 거울을 보고 체크체크!!!

엉덩이는 눈으로 볼 수 없으므로 어떤 상태인지 가늠하기가 힘들다. 그럴 때는 침대나 소파, 짐볼에 엎드려서 다리를 들어 올리는 간단한 자가 테스트를 해본다. 편하게 엎드려 누운 자세에서 짐볼일 경우 손으로 지면을 짚고 두 다리를 뒤로 들어 올린다. 이때 두 다리의 간격이 지나치게 벌어지지 않고 자연스럽게 골반이 벌어진 정도까지만 벌어지게 한다. 15초 동안 버티기를 실시했을 때 아예 들어 올려지지 않거나 혹은 15초를 버티기 힘들다면 엉덩이 근육이 약한 상태라고 이해해도 좋다.

힙의 처짐을 방지할 수 있는 동작으로는 스쿼트와 함께 간단한 런지를 꼽을 수 있다. 하지만 역시 힙을 운동하는 날은 철저하게 힙에 충실해야 한다. 런지를 할 때는 허벅지를 메인으로 한 런지인지 힙을 위주로 하는 런지인지를 구분하는데, 복습을 해보자면 허벅지는 무게중심이 앞에 있고 엉덩이 런지의 경우 체중을 뒤로 실어서 뒷무릎을 굽혔다 펴주면서 엉덩이를 계속 쥐어짜주는 방식으로 해야 한다.

처진 엉덩이 3cm 볼륨 업 PT

프런트 백사이드 런지 동작이다. 볼륨감이 없고 처진 힙을 업시키고 옆으로 퍼진 엉덩이를 모아주는 것뿐 아니라 모양을 다듬어주는 데 효과가 있는 동작이다.

■ **프런트 백사이드 런지(오른쪽 왼쪽 각 15회×5세트)**

① 양 손바닥을 엉덩이 위에 올린다.

② 다리를 앞으로 높게 끌어올려준다. 5회 반복.

③ 다리를 다섯 번째 끌어올린 후, 그대로 뒤로 90도로 무릎을 꺾어 런지 자세를 취한다.

④ 뒤로 런지 동작을 한 후, 이어서 앞으로 90도 무릎을 꺾어 런지 자세를 취한다.

⑤ 다리를 앞으로 높게 끌어올려준다. 5회 반복.

⑥ 다리를 90도 직각으로 만들어 옆에서 높게 끌어올려준다.

⑦ 옆으로 끌어올려준 다리를 그대로 지탱하고 있는 다리 뒤로 크로스한다.

⑧ 크로스한 상태 그대로 무릎을 꺾어 런지 자세를 취한 후 다시 돌아온다.

처진 엉덩이를 업시키는 포인트는 힙 근육을 가장 많이 움직이게 하는 것이다. 다리를 끌어올리면서는 힙 근육이 최대한 수축과 이완하게 하고 다리를 높게 올릴 때는 힙 근육을 많이 움직이고, 런지를 하면서는 힙 근육을 다각도로 자극해준다. 동작을 할 때는 엉덩이에 손을 올리고 계속 느끼면서 하라. 엉덩이 근육에 자극이 오는 걸 바로 느낄 수 있기 때문에 좀 더 효과적이다.

03

특별한 날 돋보이는 바디를 만드는 PT

여자라면 누구나 특별한 날 돋보이고 싶다. 요즘에는 시도 때도 없이 모임이나 파티도 많고 결혼식장에 갈 일도 많으니 특별한 날 누구보다 돋보이는 바디와 스타일을 갖고 싶은 것도 여자들의 로망이다. 파티룩을 입을 때 제일 강조하거나 신경 쓰는 스타일의 완성 조건 세 가지가 있다. 바로 쇄골 라인, 등 라인, 엉밑 라인이다. 여자의 마음이란 게 특별한 날이면 왠지 노출도 감행하고 싶고 패셔너블해 보이고 싶지 않은가! 그렇다면 제일 신경 쓸 수밖에 없는 부위다. 쇄골 라인과 등 라인, 엉밑 라인만 잘 관리해도 돋보일 수 있다.

먼저 쇄골의 경우 쇄골과 목 근육 사이에 옹달샘이라 불리는 골이 있다. 그곳의 움푹 파인 모습은 우아함과 여성성을 드러내줄 뿐만 아니라 건강을 가늠하는 잣대가 되기도 한다.

**쇄골 라인과 등라인, 엉밑 라인만
잘 관리해도 돋보일 수 있다.**

쇄골을 보면 몸속 림프의 순환 정도를 알 수 있다. 도드라진 일자 쇄골은 림프 순환이 잘되는 상태를 의미한다. 살 찐 사람일수록 쇄골이 없고 말라야 쇄골이 도드라진다고 생각하는 것도 오해다. 살과 쇄골의 상관관계를 설명하자면 말랐어도 쇄골이 묻힌 사람이 있고 살이 쪘어도 쇄골이 잘 드러난 사람이 있으며 아예 없는 경우도 있다. 승모근이 올라오고 어깨가 말려 있으면 쇄골도 예쁠 수 없다. 특히 쇄골이 올라가거나 V자 모양이면 구멍이 좁아져 노폐물 배출에 방해가 된다. 신장, 방광, 순환기 계통이 좋지 않은 사람은 대부분 쇄골이 그리 예쁘지 않다.

운동을 한 여자와 안 한 여자들의 차이도 분명히 있다. 상대적으로 운동 안 한 여자들을 보면 몸이 구부정하고 어깨가 말려 있는 경우가 많다. 반면 운동 한 여자들의 쇄골을 보면 어깨에서부터 쇄골까지의 라인이 살아있을 확률이 높다. 쇄골은 어깨에서부터 연결돼 있으므로 우람한 어깨를 가진 여자들은 파티룩을 입을 때 어깨와 쇄골 둘 다를 신경 써야 한다. 미운 쇄골의 조건이자 '옷발' 망치는 최고의 주범은 승모근이다. 어깨뼈에 걸쳐 있는 마름모 모양의 얇은 근육으로, 조금만 잘못 운동해도 과하게 발달하기 쉬우며 여자들에겐 공포의 대상이다. 승모근이 올라오는 이유는 근육에 피가 몰려 한 부위가 뭉쳐 경직되기 때문인데, 잘못된 자세로 하는 운동은 승모근을 더욱 솟아오르게 만든다.

쇄골만 드러낸다고 해서 파티룩이 완성되진 않는다. 승모근이 과하게 발달되어 있으면 뒤태가 망가진다. 어깨가 말리지 않고 펴져 있어야 승모근도 도드라지지 않고 쇄골도 일자로 예쁘게 보이므로 바른 자세를 강조 또 강조해본다. 현재 쇄골이 예쁘지 않다 해도 걱정할 필요는 없다. 몸은 관리해주는 만큼 좋아지기 때문이다! 쇄골이 있는 곳에 림프관이 많아서 자세도 안 좋아지고 노폐물이 안 걸러지게 되면 라인도 드러나지 않는다. 꾸준히 마사지를 해주고 관리해주면 예쁜 쇄골 라인을 보여줄 수 있으니 희망을 버리지 말자.

일상에서 쇄골이 도드라져 보이는 호흡법을 해보는 것도 좋다. 바르게 앉거나 선 자세에서 어깨를 으쓱으쓱 하는 것만 자주 해줘도 승모근이 뭉쳐 있고 올라와 있는 걸 풀어줄 수 있다. 코로 숨을 들이마시면서 어깨를 올려주고 입으로 내뱉으면서 어깨를 툭 떨어뜨리면 된다. 지금 내 쇄골이 과연 예쁜가도 즉석에서 테스트해볼 수 있다. 예쁜 쇄골 자가 진단법! 어깨를 살짝 움츠려 보면 쇄골이 보이는데 쇄골이 시작하는 꼭짓점과 어깨 라인을 봤을 때 어깨가 꼭짓점보다 위로 올라와 있어서 쇄골의 빗변이 얼굴처럼 V라인이라면 어깨가 올라와 있으므로 예쁜 쇄골이 아니다. 거울을 보고 내 쇄골이 예쁜지 체크해보자.

특별한 날을 돋보이게 해주는 또 다른 부위는 바로 날개뼈 라인이다. 날개 뼈 라인 역시 쇄골 라인 못지않게 중요하다. 요즘은 등이 파인 백리스 스타일의 의상들이 많지만 등이 예쁘지 않은 여자들에게는 '넘사벽'이다. 날개뼈란 등의 위쪽에 있는 한 쌍의 뼈로, 몸통의 뒤쪽과 팔을 연결하는 역삼각형 모양의 넓적한 뼈를 말한다. 여자들이 파티룩을 입을 때 날개 뼈 라인을 강조하거나 신경 쓰는 이유는 날개 뼈 라인이 관리하는 여자라는 점을 어필할 수 있기 때문이 아닐까 싶다. 자신이 있어야 강조하는 법. 등의 경우 운동이나 생활 속에서 잘 관리하지 않으면 멋진 라인을 가지기 힘든 부위이므로 날개 뼈 주변이 예쁜 여자를 보면 왠지 관리하고 있는 것 같은 인상을 준다.

날개 뼈와 함께 숨 막히는 뒤태를 완성하는 것은 기립근이다. 척추 주변을 둘러싸고 척추를 지지해주고 있는 근육으로, 기립근이 쭉 뻗은 일자 홈 파인 듯한 골은 여성과 남성 모두에게 로망이다. 훅 파인 기립근과 날개 뼈 주변의 군살 없고 잔 근육이 발달한 등이야말로 예쁜 등이라고 할 수 있다. 매끈한 뒤태를 망치는 주범은 등의 셰이프뿐 아니라 피부가 되기도 하는데 등에 여드름이 나는 건 피부가 선천적으로 유분기가 많은 경우도 있고 호르몬적인 영향도 크다. 등에 여드름이 있다거나 등 쪽이 안 좋다는 건 쇄골과 마찬가지로 등의 순환이나 선강이 안 좋다는 뜻이기도 하니 날개 뼈를 비롯한 등 라인에 신경을 써야 한다.

등에 살이 찌는 이유는 역시 자세의 영향이 가장 크다. 자세가 안 좋으면 등 운동을 아무리 해도 살이 안 빠지는데, 여자들이 등 운동을 할 때 대부분 등이 아니라 팔에 힘을 주고 있는 것을 볼 수 있다. 등을 구부리고 있으면 등에 움직임을 줄 수 없어 지방이 쌓인다. 생각해보라. 손가락이나 손등에 살이 쪄서 고민하는 사람은 없다. 많이 사용하지 않는 부위에 지방이 끼는 것이다. 등 같은 경우는 자세가 구부정하면 똑같은 팔을 움직이더라도 등은 안 움직이게 되므로 계속 지방이 쌓여만 간다.

아름다운 날개 뼈를 만들 수 있는 일상의 스트레칭은 아주 간단하다. 뒷짐을 진 상태에서 포개어져 있는 손을 가로로 八자를 그리면 된다. 이 움직임을 계속 해주면 날개뼈 주변에 자극이 간다. 좀 더 성의가 있다면 수건을 활용해본다. 기립근의 경우는 의식적으로 운동으로 자극할 수밖에 없지만 날개 뼈 주변 등 군살의 경우 스트레칭으로 수시로 풀어주면 좋다. 수건을 잡고 쭉 잡아당기면서 들어 올려준다거나 위에서 아래로 끌어당기는 움직임이다. 수건을 팽팽하게 잡고 머리 위로 들어 귀 뒤로 넘겨준다. 이때 수건이 많이 넘어가지 않는다고 왜 내 등에 군살이 많은가를 이상하게 생각할 필요 없다. 일을 하면서 2시간 정도 앞으로만 움직였다면 5분 정도는 뒷짐을 지고 8자를 그리거나 수건을 이용하거나 해서 뒤로 움직임을 주는 노력을 해본다.

특별한 날 돋보이기 위해 관리해야 할 마지막 부위는 바로 엉밑 라인이다. 쉽게 얘기하면 '뒷벅지', 즉 허벅지 뒤다. 허벅지 뒤편 근육과 힘줄을 햄스트링이라고 하는데 이 햄스트링은 엉밑 라인에서 매우 중요하다. 햄스트링이 예쁘게 발달되어 있으면 미니 기장의 하의가 두렵지 않다. 하이힐의 마법도 바로 햄스트링에 있다. 여성들이 비주얼을 위해 선택하는 하이힐, 신으면 다리가 예쁘고 얇아 보이고 길어 보이며 섹시해 보인다. 하이힐을 신으면 햄스트링이 발달된 것처럼 보여서 일명 '꿀벅지'가 되고 몸의 전체적인 태가 살아나게 된다. 즉 우리는 일상에서 운동화를 신었을 때도 하이힐을 신은 듯한 뒷벅지 라인을 만들기 위해 노력해야 한다. 엉밑 라인은 요즘 각광받는 뒤태를 완성시키는 데에도 빼놓을 수 없다.

최근에는 마른 다리보다 탄탄한 엉밑 라인을 선호하는 추세다. 슬림하면서도 살짝 볼륨감이 있으면서 잔근육이 약간 있는 뒷벅지가 대세! 그러나 군살과 셀룰라이트가 쉽게 붙는 부위이기도 하다. 몸이 차가워 잘 되지 않는 혈액순환과 부종이 다리를 못 생기게 만드는 원인이다. 그리고 힐을 신으면 종아리에만 무리가 가는 줄 아는데 허벅지에도 같이 무리가 와 허벅지도 관리가 필요하다. 허벅지 뒤는 잘 보이지 않으므로 앞에 비해서 운동도 소홀해지기 쉬우므로 늘 체크해야 한다. 또 햄스트링 자체는 타이트해지면서 계속 유연성이 떨어질 수 있는 부위이므로 일상에서 스트레칭을 많이 해주는 것도 필요하다. 운동으로는 힙까지 자극하여 라인을 잡아주는 스테퍼나 계단 오르기 등의 운동이 효과적이니 일상에서 계단을 사랑하자. 또 평소 앉을 때 항상 무릎을 붙이는 습관을 들여야 한다. 허벅지 앞의 경우 살이 찌는 건 지방이 축적돼서 두꺼워지는 것인데 키가 작은 여성이나 하이힐을 즐겨 신는 여자들이 허벅지 앞쪽 근육이 과도하게 발달된 경우가 많다. 뒤꿈치를 자주 들거나 높은 힐로 인해 체중이 앞으로 쏠려 걸을 때나 서 있을 때 앞쪽 근육을 많이 쓰게 되기 때문이다.

허벅지 뒤 라인이 신경 쓰인다면 스타킹을 똑똑하게 선택하는 것도 방법이다. 스타킹은 컬러가 어두울수록 날씬해 보이는데 압박의 정도를 말하는 데니아가 중요하다. 가장 섹시해 보이는 다리를 연출하고 싶다면 30~40데니아의 스타킹이 좋고, 굵기 자체를 가늘게 보이게 하고 싶다면 압박 스타킹을 착용하되 저가의 제품은 압박의 정도가 일정치 않아 오히려 부종을 생기게 할 수 있으니 조금 비싸더라도 질이 좋은 제품을 구입하자. 나는 하지정

맥류 환자들이 사용하는 의료용 블랙 압박 스타킹을 종종 신는데 가격이 비싼 의료용 제품들은 부위별로 압박 정도가 달라 몸의 순환을 망치지 않는다.

일상에서 제대로 걷는 것도 엉밑 라인 관리에 매우 중요하다. 올바른 자세로 걷기만 해도 뒷벅지가 가늘어지고 균형 있는 몸매를 가꿀 수 있다. 특히 걸을 때 의식적으로 무릎을 앞으로 세워 직각을 만들면 허벅지 뒤쪽의 근육이 당겨지면서 군살이 붙기 쉬운 허벅지 뒤쪽이 매끈해진다.

예쁜 날개 뼈 만들기 PT

이 동작은 볼품없던 등에 탄탄한 잔근육은 물론, 계곡이 흐르는 예쁜 등골을 만들어준다. 먼저 워밍업 동작으로 손바닥을 정면으로 보게 해서 팔을 옆쪽으로 벌려준 다음 호흡을 들이마시고 내쉬면서 팔꿈치로 허리를 찌르듯이 당겨준다. 이렇게 하면 날개 뼈가 위아래로 움직이면서 펴지게 되는데 운동을 시작하기 전에 이렇게 충분히 긴장을 준 상태에서 시작하면 훨씬 더 효과를 많이 보게 되고 여자들이 운동할 때 느낌을 잘 찾지 못하는 부위인 등을 자극해서 좀 더 제대로 운동을 할 수 있게 해준다. 본격적인 운동은 헬스장에서 등 근육 운동으로 많이 하는 기구 운동인 랫풀 다운 동작을 변형한 동작이다.

- **짐볼 랫풀 다운(15회×5세트)**
  ① 짐볼에 엎드린 채 시작한다.
  ② 양손에 물통을 들고 허리를 위로 들었다 숙였다 한다. 5회 반복.
  ③ 자세를 유지한 채 물통 든 손을 위로 뻗은 뒤 알파벳 W를 그리듯이 끌어 내려준다. 5회 반복.
  ④ 이어서 팔꿈치를 위로 놓은 상태에서 알파벳 M을 그리듯이 당겨준다. 5회 반복.

　알파벳 W를 그리듯 끌어 내려주는 동작은 날개 뼈 양 옆에 자극을 주고, 알파벳 M을 그리는 동작은 날개 뼈를 기준으로 아래쪽 광배근에 자극을 준다. W와 M을 그릴 때, 주의할 점은 팔꿈치가 몸에 닿지 않도록 하는 것이다.

　짐볼에 엎드렸을 때 중심은 몸의 가운데 쪽에 두면 되는데 버티는 자체도 운동이 된다. 물통이 없다면 당장 맨손으로 해도 좋다. 특별히 날개 뼈를 중심으로 운동을 하는 이유는 날개 뼈 주변에 갈색 지방이 분포되어 있기 때문이다. 갈색 지방은 살이 찌지 않게 도와주는 지방이다. 어릴 때는 많았다가 성인이 되면서 점차 사라지는 갈색 지방을 생성시키기 위해 날개 뼈 주변을 자극해줘야 할 필요가 있다. 이 부위가 발달하면 갈색 지방의 활성화로 인해 전반적으로 슬리밍 효과를 기대해볼 수 있다. 등은 정말 노력하지 않으면 답이 없다. 열심히 꾸준히 하면 모두 매력적인 날개 뼈의 소유자가 될 수 있다.

04

10분 속성 부기 킬링 PT

단 10분만에 부기를 싹 다 없애주는 방법으로 부기 관리만 제대로 해줘도 3kg 감량효과를 볼 수 있다. 매일 아침 단 10분만 투자하면 부기와도 이별하고 한 사이즈 작은 옷도 입을 수 있는 일석이조의 효과를 볼 수 있다. 부은 날에는 무조건 10회만 먼저 하고 하루를 시작하자. 금방 홀쭉해진 얼굴 발견 가능!

부기 킬링을 위한 슈퍼버피 테스트

① 양손으로 땅을 짚고 두 다리를 뒤로 쭉 뻗어 플랭크 자세를 취한다.

② 다리를 다시 몸 쪽으로 끌어당겨와 스쿼트 자세를 취한다. 3회 반복.

③ 마지막에 와이드 스쿼트로 다리를 넓게 벌린 후 제자리에서 두 번 가볍게 뛴 후 엉덩이가 뒤로 빠지지 않도록 하여 스쿼트 동작을 해준다. 스쿼트 동작 2회 반복.

④ 점프와 함께 두 손을 머리 위로 높게 들어준다.

버티면서 다리를 끌어당겨 플랭크 자세와 스쿼트 자세를 반복하면, 버티는 동안 코어와 팔이 자극되면서 하체를 같이 쓸 수 있다. 와이드 스쿼트에서 계속 점프 스쿼트를 하기 때문에 하체와 전신 근육을 좀 더 효과적으로 사용할 수 있다. 마지막 하이 점프까지 들어가기 때문에 몸을 부스팅하면서 부기를 빼는 데 도움이 되는 동작이다. 부기 정도에 따라서 반복 횟수에 변화를 준다. 극단적으로 부은 날은 이 동작을 30번 하고, 약간 눈 정도만 부었다 하면 15번, 오늘 별로 붓지는 않았지만 좀 더 슬리밍을 원한다면 10번. 이렇게 나눠서 맥시멈 30번부터 미니멈 10번까지 반복해보자.

05

바디 디톡스, 클렌즈 바디를 위한 PT

바디 클렌즈란 한마디로 세척한다는 뜻이다. 체내에 쌓인 독소를 배출한다는 의미로 많이 쓰이는데, 최근에는 디톡스나 클렌즈 등 비워내고 깨끗한 상태로 만들어주는 것이 건강과 다이어트의 새로운 트렌드로 떠올랐다. 무턱대고 살을 빼기 위해 몸을 혹사시키기 전에 몸을 청소하는 개념으로, 안에 쌓인 독소와 노폐물이 배출되지 못하면 몸속 균형이 깨지고, 체중 조절 시스템이 망가져 점점 살이

목속에 정체되어 있던 쓰레기들을 빼주면 몸의 시스템은 안정화되면서 모든 대사가 원활하게 돌아가게 된다.

찌는 몸으로 변해버린다. 따라서 살을 빼고 싶다면 몸속을 깨끗이 비우는 것이 먼저다. 몸속 구석구석에 쌓여 있는 독소와 노폐물을 말끔히 배출시키면 자연스레 살도 빠진다.

몸속에 정체되어 있던 쓰레기들을 빼주면 몸의 시스템은 안정화되면서 모든 대사가 원활하게 돌아가기 시작한다. 체내 순환이 막힘없이 흐르기 때문에 당연히 요요도 없다. 체중 감량뿐 아니라 해독으로 인해 몸에 활력이 생기고 컨디션이 좋아진다. 여성들이 가장 원하는 베이비 피부, 즉 맑고 깨끗해진 피부도 가질 수 있다. 우리 몸에 독소가 쌓이는 이유는 폭식과 과식, 그리고 인스턴트식품에 함유된 화학 성분과 스트레스 때문이다. 이런 요인들이 체내에 독소를 쌓이게 하고, 체내에서 정화되지 못하거나 체외로 배출되지 못한 독소로 인해 인체의 원활한 신진대사가 어려워진다. 환경오염이 심해지고 각종 식품 첨가물이 다량으로 함유된 음식물에 둘러싸인 데다 끊임없는

스트레스에 노출된 현대인들은 스스로 해독할 수 있는 능력 이상의 독소가 몸 안에 쌓이는 경우가 흔하다.

맑은 클렌즈 바디를 만들기 위해선 제일 중요한 세 가지가 있다. 바로 저지방, 트러블 제로, 쾌변이다. 이 세 가지 조건이 완벽히 갖춰줘야 깨끗하고 맑고 자신 있는 바디 상태가 완성된다. 사실 저지방은 조금 어폐가 있지만 의미적으로 지방이 적은 날렵한 이미지를 떠올려보기 위해 사용한 말이다. 지방에도 여러 종류가 있는데 체지방에 주로 독소들이 많이 쌓인다. 지방에 독소가 쌓이면 혈액순환도 잘 되지 않을 뿐 아니라 신진대사가 저하되면서 비만이 더 심해진다. 클렌즈 바디를 만들기 위해선 몸의 체지방을 낮춰주는 것이 중요하다. 저지방 상태를 만들기 위해서는 운동이 필수지만 먹는 것도 그에 못지않게 중요하다. 최대한 자연식에 가깝게 음식을 고르고 조미와 가미가 덜 된 음식을 사랑해보자.

저지방 바디를 위한 PT

■ 저지방 바디 만들기(20회×5세트)

① 다리를 최대한 넓게 벌려준 상태에서 팔을 몸 가까이 두고 푸시업. 10회 반복.

② 다음으로 ①보다는 조금 더 좁게, 어깨 너비보다는 넓게 다리를 벌린 상태에서 스쿼트 자세. 이때 양 팔꿈치로 허벅지를 벌려주면서 완전히 앉되 상체를 펴준다.

③ 무릎을 펴고 엉덩이를 위로 높게 들고 발은 몸 쪽으로 돌린 후 스트레칭 해준다.

④ ②번 동작과 ③번 동작을 10회 반복.

천천히 동작들을 하다 보면 허벅지 안쪽에 자극이 어마어마하게 오는 걸 느낄 수 있다.

 이 동작을 푸시업 10번, 스쿼트 자세와 스트레치를 10번, 이렇게 20번씩 5세트를 해주면 허벅지 안쪽부터 시작해서 힙은 물론 셀룰라이트가 고민되는 허벅지 뒤쪽까지 모두 다 자극이 가기 때문에 꽁꽁 숨어 있는 지방을 깨끗하게 없앨 수 있다.

06

요요 제로 맞춤 바디 PT

호환마마보다 더 무서운 것이 다이어트 후 찾아오는 요요다. 우선 요요 현상에 대해 이야기하기 전에 그 개념부터 제대로 알아야겠다. 무조건 다이어트를 한 후 체중이 느는 것을 요요라고 생각하는 이들이 많은데, 그것은 과한 운동량과 절제된 식단 후 운동량이 자연스럽게 감소하고 먹지 않던 음식들이 들어와서 생기는 현상일 뿐이다. 체중이 늘었다고 무조건 요요라고 볼 순 없다. 요요 현상이란 다이어트 이후 빠른 속도로 감량한 체중, 혹은 그 이상 체중이 늘어나는 것을 말하는 것이므로, 다이어트 이후 일상으로 복귀하는 과정에서의 자연스러운 체중 증가까지 요요 현상이라고 생각하며 패닉에 빠질 필요는 없다.

> 다이어트를 한 후 체중이 느는 것을
> 요요라고 생각하는 이들이 많은데,
> 그것은 과한 운동량과 절제된 식단 후
> 운동량이 자연스럽게 감소하고 먹지 않던
> 음식들이 들어와서 생기는 현상일 뿐이다.

제대로 된 다이어트는 다이어트 이후 최소한 6개월 이상 잘 관리한 상태를 말한다. 길게는 2, 3년까지도 뺀 상태를 유지하면서 관리를 해야 진정한 내 몸이 되는데, 대부분은 무작정 살을 빼놓은 후 다이어트가 끝남과 동시에 자유를 외치며 그동안 먹지 못했던 음식들을 흡입하기 시작한다.

요요 현상을 피하기 위해서는 다이어트를 위한 다이어트가 아닌, 건강한 라이프스타일로의 변화가 필수다. 요요를 막기 위한 첫 번째 요소는 식욕의 컨트롤이다. 식욕이 당기는 이유는 바로 가짜 배고픔 때문이다. 다이어트를 할 때는 평소 본인이 먹던 양보다 더 줄여서 먹기 마련인데 그런 상태가 계속되면 몸에 필요한 에너지가 부족하게 되고, 그렇게 되면 뇌에 배고픔이라는 신호를 보내 음식을 먹도록 유도하게 된다. 그래서 배가 고프다고 느낄 때, 식욕이 당길 때는 물을 한 컵 마셔보는 것이 도움이 된다. 우리 몸은 수분 부족을 일시적인 허기로 인식하기도 하기 때문이다.

건강한 간식을 만들어두는 것도 좋다. 다이어트가 끝나고 나면 몸에 좋지 않고 살을 찌우는 음식들에 대한 욕망을 갖고 있다가 폭식으로 이어지는데,

이에 대비할 수 있는 응급 음식을 만들어놓는 것이다. 뭔가를 먹고 싶을 때 쉽게 먹을 수 있도록 소량의 견과류나 스틱 채소 등을 내 주변에 챙겨놓자. 그러나 백날 간식을 준비하고 물을 마셔도 결국 식욕 억제는 멘탈이 가장 큰 문제다. 궁극적으로 멘탈을 컨트롤하지 못하면 식욕을 조절할 수 없다. 식욕은 신체적인 부위들이 컨트롤해주는 게 아니라 뇌에서 작용하는 것이다. 나만의 멘탈 컨트롤 방법에 대해 진지하게 생각해보자.

요요 현상이 찾아오면 제일 먼저 티가 나는 부위는 바로 배다. 다이어트에 돌입하면 우리 몸은 위급할 때를 대비해서 에너지를 모아두려는 경향이 있다. 이때 비상식량을 지방의 형태로 저장하는데 가급적 조용하고 안전한 부위를 선호한다. 그래서 움직임이 없는 부위를 찾아서 지방을 저장하는데 이때 가장 적합한 부위가 바로 배다. 가장 근육이 약하고 움직임이 적기 때문이다.

요요를 피하기 위한 필수 요건은 다들 예상한 대로 운동이다. 근육이 생겨야만 기초대사량이 올라가고, 계속 지방을 태울 수 있는 몸 상태를 만들 수 있다. 근육량이 많아야 체지방 분해가 활발하기 때문에 요요가 오는 걸 방지할 수 있다. 근육량이 줄면 기초대사량과 활동대사량 역시 떨어지기 때문에

살이 잘 안 빠지고 정체기가 온다.

기초대사량이란 신체를 유지하는 데 필요한 기본적인 에너지양이다. 움직임 없이 가만히 있을 때에도 체온 유지, 혈액순환, 호흡 활동 등을 위해 사용되는 에너지양으로 연령, 성별, 체중, 질병 등 다양한 이유로 개인마다 다르다. 같은 음식, 같은 양을 먹어도 더 살찌고 덜 살찌는 사람이 있다는 말은 기초대사량의 차이 때문이다. 기초대사량이 높은 사람은 가만히 있어도 다른 사람보다 많은 열량을 소모하고 지방이 덜 축적된다. 기초대사량이 낮은 사람은 기본적으로 소모하는 에너지가 적으니 살이 쉽게 찌는 것이다. 다이어트 성공 후 요요랑 마주치고 싶지 않다면 무조건 기초대사량을 늘려야 한다.

기초대사량을 높이는 방법은 식습관에도 있다. 좀 더 몸의 구성 성분이 되어줄 수 있는 단백질 위주로 섭취하는 것이다. 단백질을 메인으로, 탄수화물을 서브로 바꾸자. 생선구이를 먹을 때 우리는 보통 밥 한 공기가 메인이고 생선구이는 서브라고 생각하지 않는가. 외국처럼 생선 요리를 다 먹고 밥은 우리 신체 활동에 필요한 정도만 먹는 방식으로 식사 패턴을 바꾸면 기초대사량을 높이는 데 도움이 된다.

운동과 식단 외에 기초대사량을 높일 수 있는 방법으로는 갈색 지방의 활성화도 꼽을 수 있다. 갈색 지방은 쇄골과 척추 근처, 목 뒤나 어깨에 위치하고 있으며 백색 지방을 에너지로 연소시키는 역할을 하여 비만을 예방하고 체내의 열을 생성한다. 갈색 지방은 일부 성인만 갖고 있는 것으로 나타났는데 음식 섭취량에 비해 살이 덜 찌거나 마른 체형, 혈당이 낮은 사람은 갈색 지방을 가지고 있을 확률이 높다. 갈색 지방을 활성화시키면 기초대사량이 증가해 체지방이 분해되면서 살이 빠지는 효과가 있다. 갈색 지방을 활성화시키기 위해서는 우선 운동이 필요하며, 음식을 통해서도 약간의 활성화

같은 음식, 같은 양을 먹어도 더 살찌고 덜 살찌는 사람이 있다는 말은 기초대사량의 차이 때문이다.

를 기대할 수 있다. 연어 같은 경우에는 오메가3와 DHA가 풍부해 지방 연소에 좋고, 고추의 매운맛을 내는 캡사이신 성분은 지방을 연소시켜 열을 발생하게 하는 갈색 지방 세포에 작용한다. 사과 껍질의 우르솔산 성분도 갈색 지방을 활성화시켜주니 자연스럽게 다이어트 식단이나 일상 식단에 넣어 활용해볼 만하다.

요요 제로! 뱃살 2cm 감소 PT

① 양발을 八자로 넓게 벌려준다.

② 무릎을 바깥쪽으로 굽히고 상체는 앞뒤로 숙여지거나 뒤로 빠지지 않도록 복부에 힘을 주고 일직선 상태를 유지한다.

③ 주먹을 불끈 쥐고 얼굴을 살짝 가려준다는 기분으로 가슴 앞으로 가져온다.

④ 하체는 고정하고 상체만 계속 회전시킨다.

⑤ 팔만 회전하는 것이 아니라 팔과 몸통 전체가 회전해야 한다. 팔과 몸통 전체가 회전해야 자극이 더 많이 되고 몸통 전체가 비틀어지면서 뱃살과 허리살을 빼는 데 도움이 된다.

식단 조절과 함께 마지막으로 필요한 요요 현상 방지를 위한 팁은 바로 생활 속에서 찾을 수 있다. 부지런하고 빠릿빠릿하게 움직이면서 일상에서도 칼로리를 소비해주면 좋다. 날씬한 사람들을 잘 관찰해보면 공통점이 있다. 빨리 걷고, 행동이 민첩하고, 성격이 급한 경우가 많으며 몸을 잘 움직인다. 아직도 나와 같은 사이즈를 입는 우리 엄마가 대표적인 케이스다. 한시도 몸을 가만히 두지 않는다. 어릴 때부터 엄마가 퍼져 있는 모습을 본 적이 거의 없을 정도다. 우리 엄마와 같이 운동은 하지 않으나 일상에서의 칼로리 소모를 높여 일상 다이어트를 유지하는 방법을 니트(NEAT) 다이어트라고 부른다. 가장 쉽게 할 수 있는 게 엘리베이터나 에스컬레이터 대신 계단을 이용하고 지하철이나 버스에서 앉지 말고 서서 가는 것 등이다. 청소를 할 때도 몸을 날려보자. 보통 걸레질할 때 대충 쓱쓱 닦지만 걸레질도 제대로 하면 큰 운동이 된다. 마른 걸레 두 개를 양손으로 짚고 무릎을 꿇고 앉아 양팔을 쭉 앞으로 뻗었다가 강하게 끌어당기면서 제자리로 돌아오는 동작, 원을 그려주는 동작 등이 있다. 이렇게 걸레질을 하게 되면 단순히 팔의 작은 근육들을 쓰던 움직임이 등과 가슴까지 자극하는 운동으로 바뀐다.

정아름의 핫 바디 멘토링

초판 1쇄 2016년 3월 18일

지은이 정아름

펴낸이 노재현
편집장 서금선
책임 편집 조한별
마케팅 오정일 김동현 한아름
제작지원 김훈일
온라인 홍보 이연지

디자인 우진(woojin)
표지 및 본문 사진 촬영 정영주
헤어& 메이크업 고바이(goby) 헤어샵 김규원 · 지여
소품 협찬 코어바디(www.corebody.co.kr)

펴낸 곳 중앙북스(주)
등록 2007년 2월 13일 제2-4561호
주소 (04517)서울시 중구 통일로 92 에이스타워 4층
구입문의 (02)6416-3917
내용문의 (02)6416-3950
홈페이지 www.joongangbooks.co.kr
페이스북 www.facebook.com/hellojbooks

© 정아름, 2016

ISBN 978-89-278-0742-1 13510